Tobias Frank

Thai Yoga

Körper und Seele berühren

HANS-NIETSCH-VERLAG

Inhalt

Teil II: Die Praxis

Persönliche Erfahrungen mit Thai Yoga

„In der heutigen Zeit werden virtuelle Umarmungen und Küsse per Mausklick verschickt – und sind nur in den wenigsten Fällen mit wirklichen Gefühlen verbunden. Umso wertvoller wird echte Berührung von echten Menschen. Als langjähriger Schüler und Lehrer in den Bereichen ‚Yoga' und ‚Thai-Massage' habe ich herausgefunden: Die Prinzipien mitfühlender Berührung gelten für alles, was ich tue. Für mich selbst ist es ungleich viel wohltuender, einen Schüler in der Yoga-Klasse mit Präsenz und Gefühl auszurichten, als wenn ich ihn einfach in eine bestimmte Haltung bringen würde. Die Thai-Massage selbst eröffnet uns durch den heiligen Tanz der Bewegung ein Tor zu tiefen Schichten inniger Verbindung, zu denen wir auf andere Weise kaum Zugang hätten." (David Lurey, Yoga-Lehrer und Musiker; *www.findbalance.net*)

„Müsste ich Thai Yoga mit wenigen Worten beschreiben, so würde ich sagen: Thai-Yoga-Bodywork ist für mich dienende Liebe." (Kerstin Bittruf; Teilnehmerin an der Thai-Yoga-Ausbildung)

„Als Gebender darf ich auf mein Herz hören, liebende Güte schenken, achtsam aus meiner Körpermitte heraus berühren. Als Empfangender darf ich loslassen, annehmen und aufnehmen. Ich durfte lernen, meinem Herzen und meinem Körper wieder mehr und mehr zu vertrauen. Und ich erlebte, dass Berührung nicht falsch sein kann, wenn ich sie mit diesen Qualitäten ausstatte, und habe die Stimmen meines inneren Selbstkritikers und Perfektionisten leiser werden lassen. All diese Erfahrungen nehme ich aus der Massage mit in meinen Alltag und genieße sie auch hier. Ich bin gut geerdet und verwurzelt, in gutem Kontakt mit meinem Herzen und in meiner Mitte, im Hier und Jetzt angekommen." (Andrea Huson; Teilnehmerin an der Thai-Yoga-Ausbildung)

„Thai Yoga hat mir viele neue Möglichkeiten des Hands-On gegeben: Ich gebe viele Pilates- und Yoga-Einzelstunden, und oft kommen Menschen mit Spannungen oder Schmerzen zu mir. Weil sich verspannte Muskeln nicht wirklich trainieren lassen, habe ich mein Konzept verändert. Oft beginne ich mit einer kleinen Sequenz, um Schultern und Hüftmuskulatur zu lockern. Der Erfolg gibt mir recht Im gelassenen und entspannten Zustand findet dann das eigentliche Training statt." (Naomi Röck; Teilnehmerin an der Thai-Yoga-Ausbildung)

„Jemand anderen zu berühren oder zu massieren ist ein Geschenk, das mein Herz weich macht und mir Mitgefühl und Dankbarkeit schenkt." (Barbara Weik; Teilnehmerin an der Thai-Yoga-Ausbildung)

„Thai Yoga hat mir bei der Arbeit mit meinen Krebspatienten sehr geholfen. Die Klienten berichteten mir, dass sie durch Thai Yoga die Chemotherapie besser verkraften konnten." (Barbara Gründel; Teilnehmerin an der Thai-Yoga-Ausbildung)

„Im Moment bereichert Thai Yoga vor allem meine Yoga-Klassen. Es gibt Handgriffe, die ich wunderbar integrieren kann, vor allem in kleineren Gruppen. Aber auch über den Yoga-Unterricht hinaus wird es zunehmend ein wichtiger Teil von mir. Ich nehme Menschen und ihre Körperhaltungen anders wahr. Ich kann ihnen etwas geben." (Silke Schuster; Teilnehmerin an der Thai-Yoga-Ausbildung)

„Es ist wunderschön, berührt zu werden und zu berühren wundervoll, den anderen zu spüren: seine Energie, seine Wärme und irgendwie auch sein Herz. Gerade zu Beginn, wenn ich die Augen schließe und den ersten Kontakt zum Empfangenden suche, meine Hände auflege, spüre ich eine harmonische Verbundenheit. Und am Ende schließt sich der Kreis, wenn der Empfangende mich dankbar und glücklich lächelnd ansieht." (Petra Hatzfeld; Teilnehmerin an der Thai-Yoga-Ausbildung)

„Gerade in die Yoga-Stunden mit kleineren Gruppen lasse ich immer wieder Thai-Yoga-Elemente einfließen. Das können ganz einfache Dinge sein, wie die Korrektur in der Kindshaltung oder dass ich die Schultern in der sitzenden Position mit leichtem Druck durch Handballen oder Unterarme lockere. Meiner Erfahrung nach genießen viele Teilnehmer es einfach, dass sich jemand um sie kümmert und sie spüren können, dass er für sie da ist. Ich nehme dann wahr, dass sie sich in meiner Yoga-Stunde noch aufgehobener fühlen." (Nadine Zoll; Teilnehmerin an der Thai-Yoga-Ausbildung)

„Für mich ist Thai Yoga eine hervorragende Möglichkeit, meine natürliche Fähigkeit zu spüren, Raum zu geben. Berührung allgemein und Thai Yoga im Speziellen sind für mich eine sehr klare Form, um sich auszutauschen. Dass diese Form der Kommunikation keinerlei Worte bedarf, beeindruckt mich am allermeisten. Auch meine Beziehung wurde von der Technik, weniger zu sprechen und mehr zu berühren, bereichert." (Philipp Groten; Teilnehmer an der Thai-Yoga-Ausbildung)

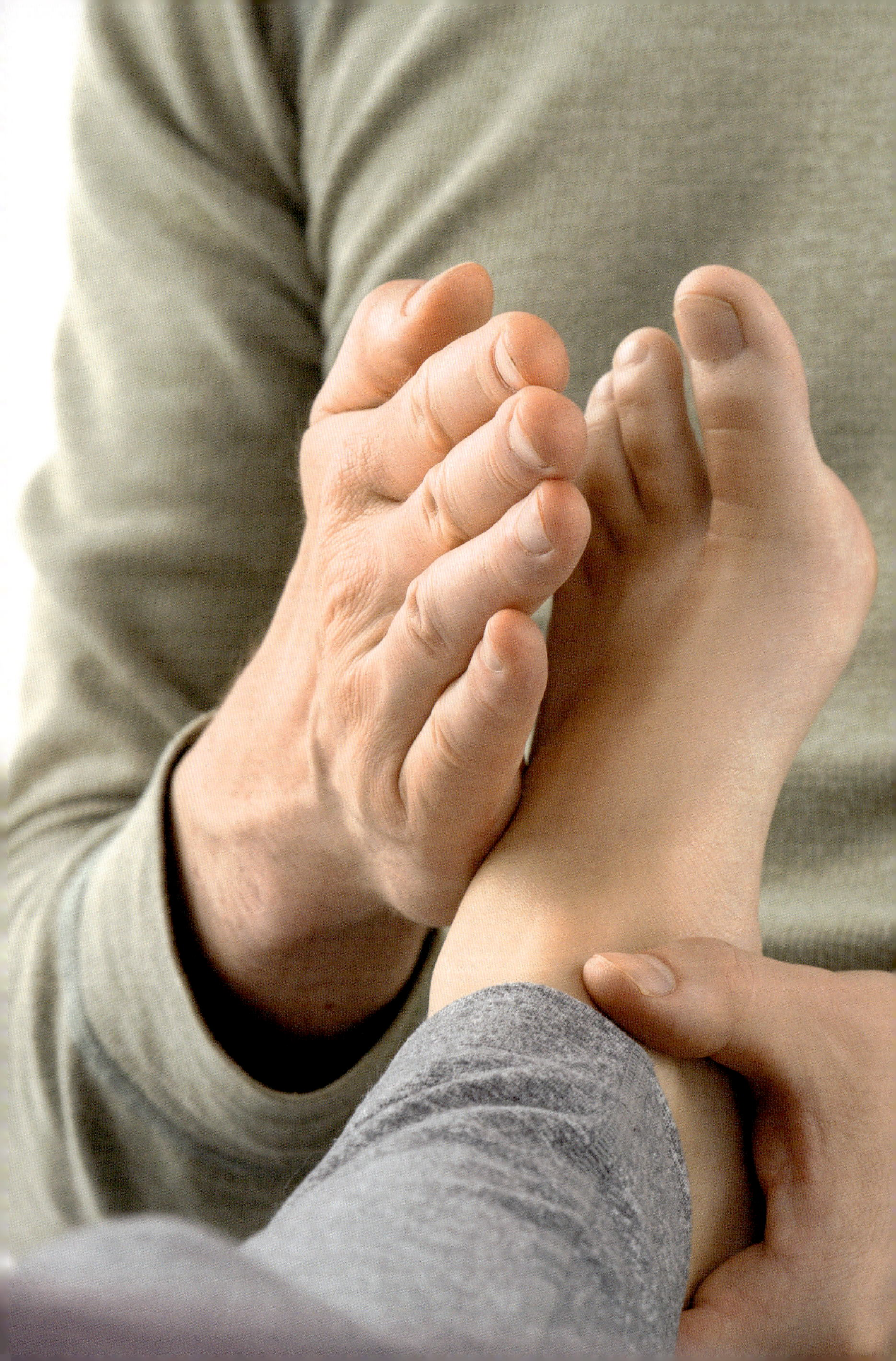

Vorwort

Alles begann mit einer Erfahrung. Sie war das Highlight einer meiner ersten Yoga-Stunden: Während ich in *Savasana*[1] auf meiner Matte lag, spürte ich auf einmal die Hände meiner Yoga-Lehrerin an meinem Hinterkopf. Zuerst war ich überrascht, einfach von ihr berührt zu werden. Wenige Sekunden später ließen mich sanfte Streichbewegungen auf einer Wolke der Entspannung dahingleiten. Für einen kurzen Augenblick hatte ich einen Vorgeschmack auf das absolute Loslassen erhalten. Ich liebte diese kleinen Massageeinheiten und Hilfestellungen im Yoga-Unterricht. Sie hatten einen nicht zu unterschätzenden Anteil daran, dass ich bald zum „Yoga-Junkie" wurde. Manchmal stand ich jeden Tag oder sogar mehrmals am Tag in „Lord Vishnus Couch" in Köln, wo ich später auch meine Yoga-Lehrer-Ausbildung machte, auf meiner Matte.

In dieser Ausbildungszeit lernte ich selbst auch, wie ich meinen Yoga-Schülern ebenfalls kleine Aufmerksamkeiten in Form entspannender Berührungen zukommen lassen konnte. Das Geben fiel mir allerdings wesentlich schwerer, als diese Berührungen zu empfangen. An die damit verbundenen Ängste und Gedanken kann ich mich noch gut erinnern: Fühlt sich das, was ich gerade tue, gut an? Habe ich die richtige Druckintensität? Möchte dieser Mensch überhaupt von mir berührt werden? – Kurzum: Ich hatte die richtige Technik gelernt, hatte jedoch das Gefühl, dass mir etwas Entscheidendes fehlte, um angenehme Berührungen und Massagen zu geben. Meine Neugier war geweckt, und ich wollte mich näher mit dem Thema beschäftigen. Bei meiner ersten Thai-Massage-Ausbildung kurze Zeit später erhielt ich einerseits Antworten, andererseits ergaben sich weitere wichtige Fragen. Die Suche nach dem Wissen, das der Magie der Berührung zugrunde liegt, war noch nicht zu Ende. Insgesamt viermal reiste ich nach Thailand zur Wiege der Thai-Yoga-Körperarbeit und lernte diese weltweit bei mehr als zehn verschiedenen Lehrern.

Was ich von ihnen mitnahm, sind einige der glücklichsten Momente meines Lebens. Augenblicke, in denen ich nach einer Session tiefe Ruhe und Stille in meinem Geist fand. Ich lernte, meine Ängste und Zweifel zu überwinden. Natürlich lernte ich auch, meinen Yoga-Schülern angenehme Hilfestellungen und Gesichtsmassagen zu geben. Was ich erhielt, war jedoch viel mehr als das, wonach ich gesucht hatte. Unerwartet hatte ich einen Schatz gefunden. Ein Gefühl, das mein Leben fortan bereichern und verändern sollte: die tief beglückende Erfahrung des Gebens.

Und so wünsche ich dir nun auch viel Freude und Erfahrungen tiefen Glücks beim Üben und Ausprobieren dieser Methode!

Tobias Frank
im Frühjahr 2016

Teil I

Theoretische Grundlagen

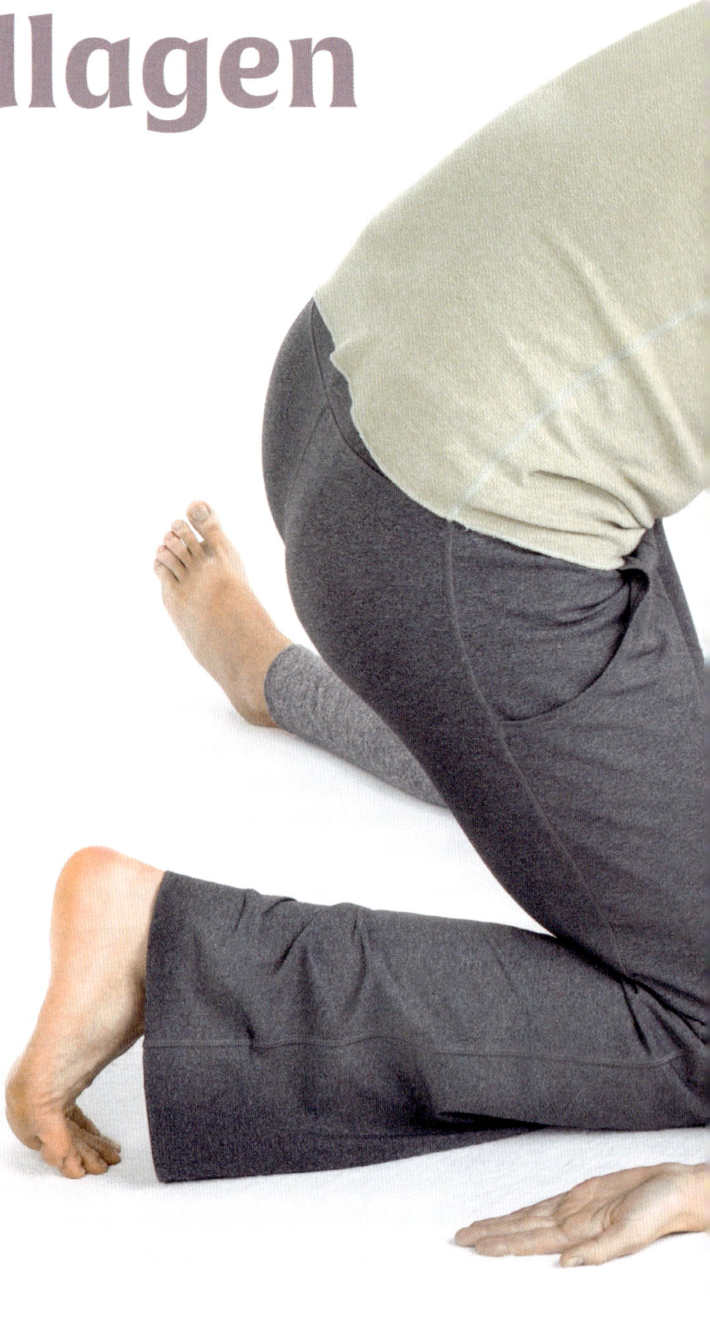

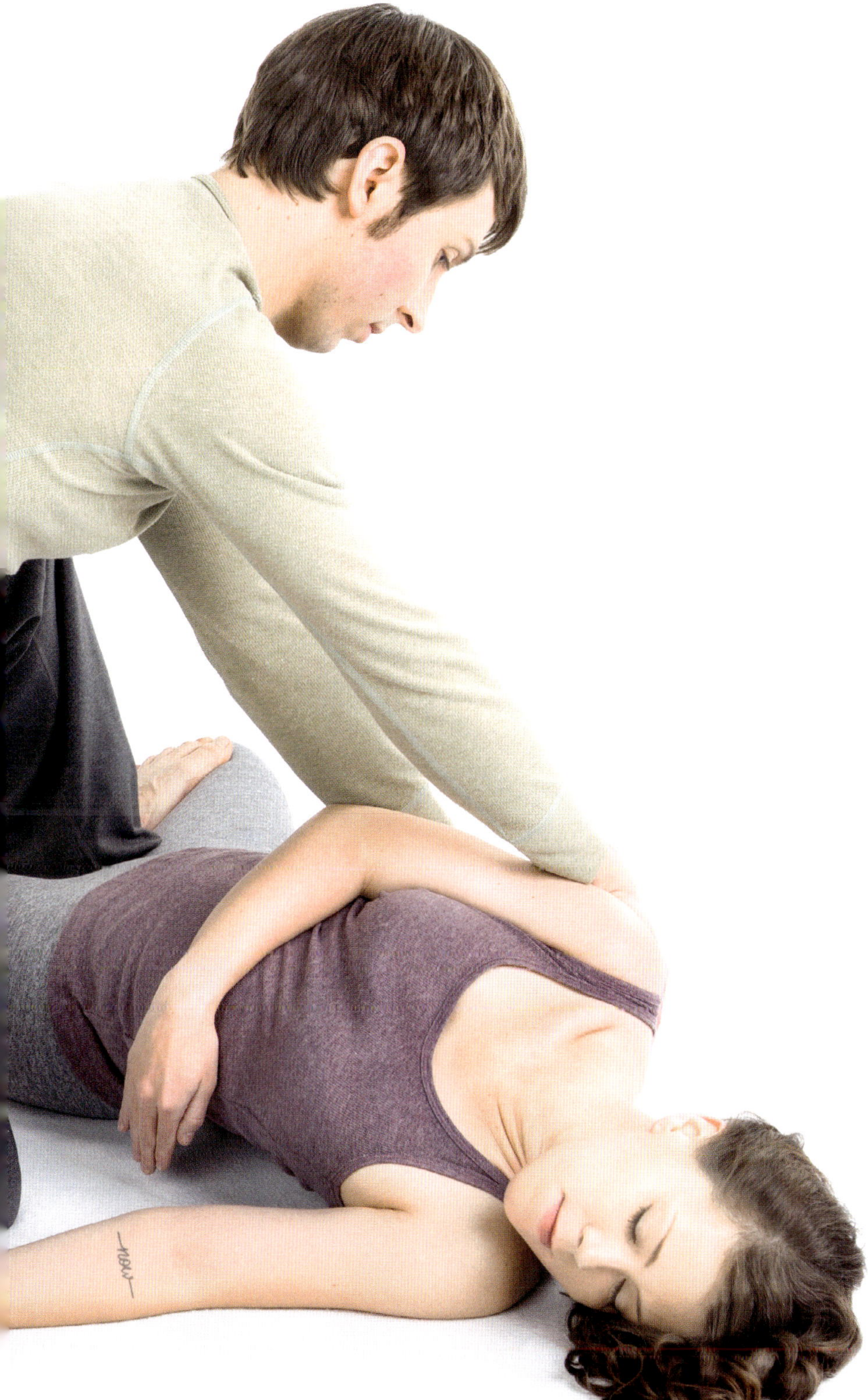

Einführung

Thai Yoga hilft loszulassen

Möchtest du Entspannung auf einer tiefen Ebene kennenlernen? Interessiert dich ein Wundermittel, das Stress reduziert, Glückshormone ausschüttet und erwiesenermaßen Krankheiten heilen kann? Es ist definitiv „bio" und hat keinerlei Nebenwirkungen. Dieses Mittel heißt „achtsame Berührung". Mit *Thai Yoga* möchte ich dir helfen, die Magie deiner Berührung zu entdecken!*

Die Methode des Thai Yoga ist für mich der Königsweg, um achtsame Berührungen zu geben und zu empfangen. Der Königsweg deshalb, weil das Geben einer Thai-Yoga-Session mit keinerlei körperlichen Anstrengungen verbunden ist. Thai Yoga wird häufig auch scherzhaft als „Yoga für Faule" bezeichnet, weil der Gebende den Klienten passiv in verschiedene Yoga-Haltungen (*Asanas*) bringt. Eine Yoga-Praxis ohne Anstrengung sozusagen – nicht nur für den Empfangenden, sondern auch für den Gebenden. Denn durch den geschickten Einsatz der eigenen Körpermechanik kann sogar das Geben zu einer leichten und beglückenden Erfahrung werden.

Durch Thai Yoga lernte ich, dass ich mich jederzeit entspannen kann und ich dazu noch nicht einmal meine Yoga-Matte ausrollen und *Asanas* praktizieren muss. Für mich persönlich war das eine ganz wichtige Lernerfahrung. Denn Nichtstun war etwas, was mir persönlich von Natur aus ausgesprochen schwerfiel.

Irgendwann Anfang zwanzig merkte ich in Zeiten des schlimmsten Stresses, dass ich niemals gelernt hatte, mich zu entspannen. Yoga war *die* Erlösung, weil sie meinem Körper und meinem Geist Wohlbefinden verschaffte. Ich war wie gesagt so begeistert, dass ich bald jeden Tag in eine Yoga-Stunde ging. Erst im Laufe der Jahre realisierte ich, dass auch die im Yoga praktizierten *Asanas* nur Hilfsmittel sind. Im Grunde genommen muss ich nichts tun, um mich zu entspannen – nur loslassen. Genauso, wie es in einer Thai-Yoga-Session geschieht. Diese Form der Körperarbeit zu geben und zu unterrichten ist deshalb so wertvoll für mich, weil ich viele Menschen sehe, die wie ich damals im Modus der Aktivität gefangen sind – im Job, in der Beziehung, in der Familie. Wir haben nicht gelernt, nichts zu tun. Denn unsere Gesellschaft ist eine Handlungs- und Leistungsgesellschaft.

Häufig werde ich gefragt, ob „Thai Yoga" das Gleiche wie „Thai-Massage" sei. Meine Antwort ist „Ja" und „Nein": Thai Yoga bedient sich vieler Elemente der klassischen Thai-Massage, insofern ist die äußere Form ähnlich. Doch wie etwas von außen aussieht, sagt sehr wenig darüber aus, wie es sich *anfühlt*. Thai Yoga ist eine Weiterentwicklung der klassischen Thai-Massage, weil sie bewährte Techniken mit der Qualität der Berüh-

* Berührung erzeugt Nähe und eine persönliche Verbindung. Um dies auch sprachlich authentisch zu vermitteln, habe ich mich in diesem Buch bewusst dafür entschieden, dich, den Leser, zu duzen.

rung und der Geisteshaltung der Achtsamkeit kombiniert. Die wahre Bedeutung von Achtsamkeit lässt sich am klarsten erkennen, wenn sie fehlt. Eine unachtsame Massage fühlt sich schrecklich an und kann im schlimmsten Fall zu Verletzungen und Verspannungen führen. Während meiner Thailand-Aufenthalte passierte es mir manchmal, dass mein Gebender oder meine Gebende während einer Behandlung Handy-Anrufe entgegennahm – das genaue Gegenteil von dem, was ich unter „Achtsamkeit" verstehe.

Ich persönlich mag den Begriff „Thai Yoga" aus verschiedenen Gründen lieber als „Thai-Massage": Der Begriff „Yoga" macht für mich deutlich, dass es sich um eine spirituelle Praxis der Achtsamkeit handelt – eine der Grundvoraussetzungen von Körperarbeit. Und Yoga stellt neben Ayurveda und der Traditionellen Chinesischen Medizin (TCM) eine der drei Wurzeln von Thai-Massage dar. Ein weiterer Grund, warum ich den Begriff „Thai Yoga" dem der „Thai-Massage" vorziehe: Das Wort „Massage" wird im deutschen Sprachgebrauch häufig mit dem Unwort „Wellness" assoziiert. Eine Wellness-Massage ist ein Konsumprodukt, um kurzfristig ein Gefühl körperlicher Entspannung zu erhalten. Thai-Yoga-Bodywork ist jedoch mehr: Es ist ein Berühren von Körper, Geist und Seele. Diese Heil- und Berührungskunst ist in der Lage, Blockaden auf physischer, energetischer, mentaler und emotionaler Ebene zu lösen. Im Idealfall fühlst du dich nach einer Session nicht nur körperlich entspannt, sondern hast gleichzeitig auch das Gefühl geistiger Wachheit und Klarheit.

Ziel ist es – genauso wie im klassischen Yoga –, Blockaden im Energiekörper zu lösen, damit die Lebensenergie (im Yoga *Prana*, in der Traditionellen Chinesischen Medizin *Qi* genannt) frei fließen kann und den Körper ungehindert durchströmt. Dazu sage ich gern: Die westliche Medizin kennt Zehntausende Krankheiten und unterschiedliche Ursachen, die östliche Medizin aber kennt nur eine – blockierte Energie. Die Schulmedizin arbeitet nach dem Prinzip von Ursache und Wirkung. Thai Yoga dagegen hilft dir, deine Energie wieder fließen zu lassen, um Verspannungen zu lösen und gesundheitliche Probleme am besten gar nicht erst entstehen zu lassen.

Wie das Ganze funktioniert, möchte ich dir in *Thai Yoga. Körper und Seele berühren* Schritt für Schritt vermitteln. Doch bevor wir starten, habe ich noch eine Bitte an dich: Betrachte mein Buch nicht als Anleitung, die die alleinige Wahrheit darstellt und der es buchstabengetreu zu folgen gilt. Genauso wie es Dutzende unterschiedliche Yoga-Stile gibt, gibt es Dutzende unterschiedliche Arten und Techniken zu berühren. Und sie alle können sich gut und richtig anfühlen.

Berührung ist für mich magisch. Sie ist für mich mehr als der bloße physische Haut-auf-Haut-Kontakt. Und so ist auch Thai-Yoga-Bodywork mehr als eine reine Aneinanderreihung sehr wirkungsvoller Techniken. Es ist ein stiller und zugleich lebendiger Dialog von zwei Körpern.

In diesem Dialog gelten andere Gesetze als in der Mathematik. Wenn es um Berührung geht, sind unsere Konzepte von Richtig und Falsch nur begrenzt anwendbar. Wenn ein Mensch einen anderen berührt, dann kann es nur eine angenehme oder unangenehme Berührung in diesem Augenblick für diesen speziellen Menschen geben.

Das Vermitteln von Körperarbeit ist für mich im Grunde genommen ein Paradox. Paradox deshalb, weil ich dir einerseits wirkungsvolle Techniken und Wege der Berührung an die Hand geben werde. Zugleich möchte ich dich aber einladen, nicht allzu angestrengt darüber nachzudenken, was du tust, und stattdessen der Stimme deiner Intuition zu vertrauen und dich von deinem Herzen leiten zu lassen.

Berührung, die von Herzen kommt, funktioniert immer – das ist die gute Nachricht. Du *weißt* im Grunde genommen alles, was du wissen musst. Ziel dieses Buches ist es, dich mit diesem Wissen in Kontakt zu bringen und dir das Vertrauen und die Sicherheit zu geben, dass das, was du tust, gut und richtig ist.*

Von „Buddha" bis „Bangkok" – Die Geschichte des Thai Yoga

Als ich in Thailand zum ersten Mal aus dem Flugzeug stieg, fühlte ich mich auf Anhieb zu Hause. Es waren nicht nur die exotischen Gerüche, die beeindruckenden Tempelanlagen und die Naturerlebnisse, die mein Herz berührten, sondern in erster Linie die Menschen. Zuvor hatte ich mich schon immer für den Buddhismus interessiert. Hier konnte ich erfahren, wie Buddhismus gelebt wurde.

Ein gutes Beispiel dafür ist das Schenken von Metta *(liebender Güte)*: So viel Lächeln, wie mir in Thailand begegnete ... hielt ich zunächst für eine geschickte Fassade, um mich als gutgläubigen Touristen zu täuschen. Dies stellte sich jedoch (mit Ausnahme von einer Handvoll schlitzohriger Straßenhändler) als unzutreffend heraus. Aufrichtige Freundlichkeit und Höflichkeit sind auf jeden Fall etwas, was wir von den Thais lernen können.

Thai-Yoga-Bodywork wurzelt in der Philosophie und der Geisteshaltung des Buddhismus. Später, im Rahmen meiner ersten Massage-Ausbildung, erfuhr ich dann, dass diese Wurzeln älter sind, als ich gedacht hatte. Thai-Massage stammt – anders als der Name vermuten lässt – ursprünglich gar nicht aus Thailand. Die Entstehungsgeschichte dieser Berührungskunst, die die drei Heildisziplinen *Yoga, Ayurveda* und *Traditionelle Chinesische Medizin (TCM)* miteinander verbindet, führt ins alte Indien.

Vor über 2500 Jahren lebte dort ein Mann, so die Legende, der als bester Arzt seiner Zeit galt. Dr. Jivaka Kumar Bhaccha hatte einen solch ausgezeichneten Ruf, dass er bald zum Leibarzt von König Bimbisara ernannt wurde. Jivaka soll in der Lage gewesen sein,

*Unter *www.leserbereich.thaiyoga.de* findest du mehrere Bonusvideos, die dir helfen, das Gelernte umzusetzen, u. a. auch eine Yogasequenz zur Vorbereitung auf die Thai-Massage-Session und eine Selbstmassage, in der du dir selbst durch Berührung Entspannung schenken kannst.

chirurgische Eingriffe am Schädel vorzunehmen. Erwähnung findet er vor allem in den buddhistischen Texten, denn er gilt als Freund von Siddhartha Gautama und soll den historischen Buddha ebenfalls behandelt haben. Die medizinischen Künste erlernte er in Taxila von dem in aller Welt bekannten Arzt Atreya. Bei seiner Abschlussprüfung sollte Jivaka im Umkreis von zehn Kilometern eine Pflanze finden, die keine Heilwirkung hatte. Jivaka suchte lange, doch er konnte keine einzige Pflanze finden, auf die das zutraf. Als er dies Atreya berichtete, war dieser mit der Antwort seines Schützlings hochzufrieden und entließ ihn mit seinem Segen und Geld für die Heimreise zurück in die Welt.[2]

Die Legende von Jivaka inspiriert auch heute noch viele Thai-Yoga-Praktizierende. So wird in Thailand zu Beginn einer Session traditionell ein Gebet zu Jivaka, das sogenannte *Wai Khru*[3] rezitiert. Dass der Vater der thailändischen Medizin und mythische Heiler der tatsächliche Entwickler der Thai-Massage ist, so wie sie heute in Thailand praktiziert wird, darf jedoch bezweifelt werden. Kritiker wie Salguero[4] wenden ein, dass „Massage" in allen Geschichten um Jivaka nicht erwähnt wird. Zudem könne er gar nicht die Möglichkeit gehabt haben, nach Thailand zu reisen und dort zu unterrichten.

Wann, wie genau und in welcher Form Thai-Massage ihren Weg nach Thailand fand, das lässt sich historisch kaum nachvollziehen. Die Ausbreitung des Buddhismus (etwa 200 bis 300 Jahre vor Christus) dürfte dabei jedoch eine wichtige Rolle gespielt haben. Denn in Thailand wurde diese Heilkunst zunächst von Mönchen praktiziert. Die buddhistischen Tempel (*Wat* genannt) dienten gleichzeitig auch als Gesundheitszentren für das thailändische Volk.[5] *Wat Pho,* einer der berühmtesten Tempel, steht im Herzen von Bangkok.

Dort finden sich die ältesten Zeugnisse der Thai-Yoga-Körperarbeit: 60 Steintafeln, die König Rama III. im Jahr 1832 anfertigen ließ. Diese Umrisszeichnungen, von denen 30 die Körpervorderseite und 30 die Körperrückseite darstellen, sind eine komplette Landkarte des menschlichen Energiekörpers. Sie zeigen wichtige Punkte und Linien, die für die Thai-Yoga-Körperarbeit von Bedeutung sind. Es sind die ersten Darstellungen der sogenannten *Sen*-Linien, auf die ich später noch ausführlicher eingehen werde (siehe unter „Sen-Linien – Die Leitbahnen der Energie", Seite 41 f.).

Im Laufe der Jahre wurde Thai-Massage zu einem wichtigen Bestandteil der thailändischen Kultur. Von den Mönchen fand das Wissen seinen Weg zum einfachen Volk und wurde im 20. Jahrhundert nicht nur an professionellen Thai-Massage-Schulen, sondern auch innerhalb der Familie weitergegeben. Auch in der thailändischen Tourismusindustrie spielt Thai-Massage heute eine immer größere Rolle. Doch die zunehmende Verbreitung hat auch ihre Schattenseiten: Durch die Verlockung des schnellen Geldes leidet die Qualität. Nicht alle Praktizierenden geben Massage *mit Achtsamkeit und einem klaren Geist*. In den Rotlichtvierteln wird unter dem Decknamen „Thai-Massage" sogar Prostitution betrieben. Das Ansehen der Praxis leidet.

In den Westen gelangte die Thai-Yoga-Massage in erster Linie durch *Asokananda* (mit bürgerlichem Namen Harald Brust), der in den 1980er- und 1990er-Jahren als einer der Ersten in Thailand die Thai-Massage erforschte, unterrichtete und durch seine Bücher einem breiten Publikum zugänglich machte.[6] Seine beiden wichtigsten Lehrer standen für zwei unterschiedliche Richtungen dieser Körperarbeit: *Chaiyuth Priyasith* pflegte einen fließenden tänzerischen Stil, *Pichest Boonthumme* dagegen einen präzisen und langsamen Stil, der jedoch nicht auf intellektuellen Konzepten, sondern auf seiner genauen Beobachtungsgabe und seiner spirituellen Praxis beruht. Darüber hinaus gibt es viele wunderbare Lehrer, denen meine Hochachtung gilt, deren Wirken zu beschreiben den Rahmen dieses Buches jedoch sprengen würde.

Thai Yoga ist mein eigener Stil dieser Körperarbeit, der im Wesentlichen auf der traditionellen Thai-Massage beruht, daneben aber auch neue Elemente wie Techniken aus Osteopathie, Physiotherapie und dem *Anusara Yoga* umfasst. Einzigartig ist die Philosophie: Diese wird dir helfen, gute und achtsame Bodywork-Sessions zu geben. Zudem wirst du persönlich profitieren, weil dich die vier Qualitäten im folgenden Kapitel unterstützen, ein glücklicheres und sinnerfüllteres Leben zu führen.

Geben macht glücklich – Die vier Säulen der Thai-Yoga-Körperarbeit

„Wer gibt, der empfängt."
Franz von Assisi

Hast du eine Ahnung, was eine gute Thai-Yoga-Session und ein glückliches Leben gemeinsam haben? Auf meiner Suche danach, was die Magie der Berührung ausmacht, bin ich auf vier Qualitäten gestoßen. Interessanterweise reicht ihre Bedeutung weit über die Körperarbeit hinaus. Mir persönlich haben sie sehr geholfen, mein Leben zu verbessern. Meiner Meinung nach sollte sich jeder, der danach strebt, ein nachhaltig glückliches und erfüllteres Leben zu leben, mit ihnen auseinandersetzen. Es sind die vier Säulen des Thai Yoga: Achtsamkeit, Klarheit, Spüren und Hingabe. Diese vier Säulen beeinflussen sich gegenseitig und können letztlich niemals getrennt voneinander betrachtet werden. Das Wunderbare: Jedes Mal, wenn du eine Thai-Yoga-Session gibst, tust du nicht nur dem anderen, sondern gleichzeitig auch dir selbst etwas Gutes. Denn der Akt des Gebens bietet dir die Möglichkeit, innerlich zu wachsen. Manchen Menschen fällt es beispielsweise schwer, allein auf der Matte oder auf dem Meditationskissen, Achtsamkeit oder Hingabe zu kultivieren. Indem du einen Menschen in

Achtsamkeit und aus dem Herzen heraus berührst, hinterlässt du beim anderen nicht nur ein angenehmes Gefühl der Wärme und Entspannung, sondern übst diese Qualitäten auch für dich selbst. Aus eigener Erfahrung kann ich dir sagen, dass sich dadurch dein Leben positiv verändern wird. Unabhängig davon, ob du professioneller Bodyworker bist oder werden möchtest, lohnt es sich also für dich, diese Qualitäten zu kultivieren.

Die vier Qualitäten von Berührung

Achtsamkeit

Deine Fähigkeit, im Hier und Jetzt präsent zu sein.

Klarheit

Dein zielgerichtetes Denken und Handeln. Im Thai Yoga dein bewusster Einsatz der Körpermechanik, um ohne Anstrengung geben zu können.

Spüren

Deine Verbindung zu allen deinen Sinnen und deiner Intuition, die auch als „sechster Sinn" bezeichnet wird. Wenn du mit deinen Gefühlen in Kontakt bist, kannst du die Welt unmittelbar wahrnehmen – ohne den verzerrenden Filter deines Verstandes.

Hingabe

Ausrichtung auf etwas, das größer ist als du selbst. Deine Fähigkeit, dem Leben oder einem anderen Menschen zu dienen und dazu dein Ego ein Stück weit hinter dir zu lassen.

Warum diese vier Qualitäten für ein glückliches und erfülltes Leben unabdingbar sind, werde ich dir im Folgenden erläutern:

Achtsamkeit: Achtsamkeit ist der Schatz, der deinen Alltag verzaubert. Fehlt sie, wirst du unter Umständen viele kostbare Geschenke verpassen, die jeder Augenblick dir schenken kann. Ein Leben ohne Achtsamkeit bleibt an der Oberfläche. Du hastest und stolperst durchs Leben und verpasst dabei nicht nur die kleinen Wunder des Lebens, sondern ignorierst im schlimmsten Fall sogar Warnsignale deines Körpers oder deiner Seele, bis dich Schicksalsschläge im Außen (z. B. eine Krankheit oder ein Unfall) darauf hinweisen müssen, dass etwas nicht mehr stimmt und du etwas ändern musst.

Klarheit: Klarheit macht dich zum Meister deines Schicksals. Nur wenn du dir darüber im Klaren bist, was du willst, sowohl in beruflicher Hinsicht als auch in deinen persönlichen Beziehungen, kannst du Schritte in die richtige Richtung gehen. Wenn du dich selbst nicht ganz klar fühlst, läufst du Gefahr, zum Spielball der Interessen anderer zu werden. Die Werbeindustrie und andere Menschen warten nur darauf, dir ihre Vorstellung von einem glücklichen Leben aufzuzwingen.

Spüren: Deine Intuition und deine Fähigkeit zu spüren, ist meiner Meinung nach einer der Schlüsselfähigkeiten in der modernen Welt. Jeden Tag musst du eine Vielzahl von Entscheidungen treffen und kannst unter Dutzenden Möglichkeiten auswählen. Wenn du dafür keinen inneren Kompass hast bzw. nicht gelernt hast, deiner Intuition und der Stimme deines Herzens zu lauschen, wird es dir schwerfallen, die Entscheidungen zu treffen, mit denen du langfristig glücklich bist.

Hingabe: Natürlich ist es möglich, ein Leben ohne Hingabe zu leben. Doch meiner Meinung nach wird jeder Mensch, wenn er ehrlich mit sich selbst ist, früher oder später an den Punkt kommen, an dem er realisiert, dass alle Anstrengungen, wenn sie lediglich dem eigenen Wohl dienen, kein dauerhaftes Glück schenken können. Spätestens im Angesicht des Todes wird man sich die Frage stellen müssen: „Was wird bleiben, wenn ich diesen Planeten verlasse?" Meiner Meinung nach ist es das tief verwurzelte Bedürfnis eines entwickelten Menschen, anderen zu dienen und einen echten Unterschied in deren Leben zu bewirken. Wenn du diese Chance verpasst, wirst du schmerzhaft erkennen, dass weder Geld noch Besitztümer oder Ruhm diese innere Leere füllen können.

Nach dem kurzen Überblick über die vier Qualitäten möchte ich etwas ausführlicher auf jede einzelne von ihnen eingehen und dir praktische Tipps geben, wie du sie sowohl in deine Thai-Yoga-Praxis als auch in deinen Alltag integrieren kannst:

Achtsamkeit – Jeden Augenblick zur Meditation werden lassen*

„Im Sitzen zu meditieren finde ich persönlich schwierig. Während meiner Yoga-Lehrer-Ausbildung hatte ich damit große Probleme. Nun habe ich mit Thai Yoga eine Form der ‚Meditation in Bewegung' gefunden, die mir wirklich liegt."
Katja Ettl (Teilnehmerin an der Thai-Yoga-Ausbildung)

Willst du deinem Klienten tiefe Entspannung schenken, dann ist es wichtig, dass du selbst vollständig im Hier und Jetzt angekommen bist. „Achtsamkeit" heißt, im Moment zu sein und die Welt ganz direkt durch all deine Sinne wahrzunehmen. In der Thai-Yoga-Körperarbeit umfasst sie deine Fähigkeit, die Bedürfnisse deines Klienten, deine Körperhaltung, deinen Atem und deine Geisteshaltung wahrzunehmen, in jedem Augenblick völlig präsent zu sein.

Das klingt einfach? Ist es in der Praxis jedoch nicht. In der Gegenwart zu sein ist simpel und schwierig zugleich: *Simpel*, weil die sinnliche Form der Wahrnehmung die natürlichste Form der Existenz ist. Genauso wie ein Tier oder eine Pflanze existiert, kannst auch du einfach sein. *Schwierig*, weil dein menschlicher Geist dich durch Gedanken, Urteile und Bewertungen ständig aus dem gegenwärtigen Augenblick entführt. Das menschliche Ego findet tausend Mittel und Wege, sich mit sich selbst zu beschäftigen. Doch solange du dich mit deinen Erwartungen, Meinungen und Urteilen nur um dich drehst, besteht kein Raum, um den anderen Menschen in diesem Moment wirklich wahrzunehmen.

Achtsamkeit in der Thai-Yoga-Körperarbeit

In einer Thai-Yoga-Bodywork-Session zeigt sich die Fokussierung auf dich selbst unter anderem darin, dass du dem anderen meist das geben willst, was du selbst als gut oder angenehm empfindest: Magst du beispielsweise kräftigen Druck, wirst du auch eher kräftigen Druck geben. Bist du sensibel und bevorzugst einen sanften Druck, wird auch deine Berührung zart und sensibel sein. Wenn du nun deine Achtsamkeit schulst – beispielsweise indem du regelmäßig meditierst oder Yoga übst –, bist du in der Lage, von deinen Vorlieben und Bedürfnissen Abstand zu nehmen und tatsächlich wahrzunehmen, was der andere Mensch gerade braucht.

Wenn du präsent bist und die Welt nicht mehr gefiltert durch die Brille deines Verstandes wahrnimmst, bist du in Verbindung. Du betrittst einen Raum, in dem „ich" und „du" nicht mehr existieren. Dein Gegenüber kann sich auf einer tiefen Ebene entspannen, weil es spürt, dass die Berührung ihm gilt, weil du es mit seinen Bedürfnissen wahrnimmst.

* Weitere Achtsamkeitsübungen findest du unter *www.achtsamkeits-uebungen.thaiyoga.de*.

Achtsamkeit heißt im Thai Yoga auch, alles, was du tust, bewusst zu tun: jede Technik, die du ausführst, bewusst auszuwählen und jeden Druck bewusst zu steuern. Achtsamkeit ist das Gegenteil von bloßem Automatismus. Thai Yoga ohne Achtsamkeit ist eine leblose Aneinanderreihung von Techniken, die im besten Fall auf der physischen Ebene ein wenig Entspannung verschaffen werden. Im schlimmsten Fall jedoch können sie deinen Partner verletzen, weil die Druck- oder Dehnintensität zu hoch ist oder du eine Technik auswählst, die für den betreffenden Körper nicht angemessen ist.[7]

Wie Achtsamkeit dein Leben verbessert

Es gab eine Zeit in meinem Leben, da kam mein Kopf gar nicht zur Ruhe. *Monkey Mind*, so nennen die Buddhisten den geschäftigen Verstand, und mein „Affengeist" war so rege, dass ich am Abend meistens noch eine Stunde wach im Bett lag, bevor ich einschlafen konnte. Erst als ich anfing, regelmäßig zu meditieren und damit mehr Achtsamkeit in mein Leben zu bringen, schaffte ich es, diesen Affen zu bändigen.

Achtsamkeit hat so viele Vorteile für die körperliche und seelische Gesundheit eines Menschen, dass es eigentlich im Interesse jeder Krankenkasse sein sollte, kostenlose Seminare in Achtsamkeit anzubieten. Um nur einige dieser Vorteile zu nennen:

- Du empfindest weniger Stress.
- Dein Bewusstsein für deinen Körper nimmt zu.
- Du empfindest mehr Zufriedenheit und Dankbarkeit in deinem Leben.
- Deine Konzentrationsfähigkeit wird gestärkt.
- Achtsamkeit hilft dir, besser mit negativen Emotionen umzugehen, und beugt Depressionen vor.
- Sie unterstützt dich außerdem darin, besser mit chronischen Schmerzen umzugehen.

Und das Wunderbare daran ist: Achtsamkeit hat keinerlei Nebenwirkungen. Wenn Meditieren dir persönlich nicht liegt, gibt es auch verschiedene andere Möglichkeiten, Achtsamkeit zu üben. Im Grunde genommen musst du gar nichts zusätzlich machen, sondern dich „nur" von alten Gewohnheiten verabschieden, die der Achtsamkeit hinderlich sind. Multitasking beispielsweise – das gleichzeitige Erledigen mehrerer Dinge – ist eine solche Gewohnheit, auf die wir im Sinne einer achtsamen Lebensführung gut verzichten können. Vielleicht willst du ja einmal einen Tag lang auf das Handy, den Computer und den Fernseher verzichten und dich dabei beobachten, was dann passiert. Oder du übst achtsames Essen, indem du die Augen schließt, intensiv schmeckst und langsam kaust, ohne dir gleich die Gabel mit dem nächsten Bissen in den Mund zu schieben.

Wenn du manchmal unter Schlafstörungen leidest, habe ich hier noch einen Tipp für dich. Es ist eine sehr einfache und kraftvolle Technik, die ich früher oft genutzt habe, wenn ich vor lauter Gedanken nicht einschlafen konnte: Zähle jeden Atemzug bewusst. Sage in deinem Geist „1" und atme bewusst ein und aus, ohne den Atem willentlich zu beschleunigen oder zu verlangsamen. Zähle so bis 4 und beginne anschließend wieder bei 1. Falls du irgendwann nicht mehr weißt, wo du gerade stehen geblieben bist, oder gedanklich abschweifst, beginnst du einfach wieder bei 1.

Klarheit – Deine Energie auf ein Ziel ausrichten

Aladin rieb an der Wunderlampe. Der Geist erschien und fragte: „Mein Herr und Gebieter, welches Anliegen hast du? Welchen Wunsch kann ich dir erfüllen?" Aladin runzelte die Stirn: „Hmmm. Keine Ahnung. Ich glaube, darüber muss ich erst einmal nachdenken." Und während er grübelte und grübelte, wurde es dem Dschinn langweilig und er verschwand auf Nimmerwiedersehen. Schmerzhaft realisierte Aladin, dass er eine großartige Chance verpasst hatte.

Diese Variante des bekannten Märchens „Aladin und die Wunderlampe" macht deutlich, warum die Qualität der Klarheit wichtig ist. Sie beschreibt die Fähigkeit, zu wissen, was du willst, und deine Energie auf ein Ziel auszurichten. In Bezug auf die Thai-Yoga-Körperarbeit bedeutet „Klarheit", dir die Mechanik deines Körpers zunutze zu machen, sodass das Geben für dich mit keinem oder mit nur minimalem Kraftaufbau verbunden ist. Klarheit umfasst dabei sowohl deine Körperhaltung als auch deine geistige Haltung, d. h. die bewusste Konzentration auf Gedanken und Gefühle, die dich unterstützen und eben nicht behindern.

Klarheit in der Thai-Yoga-Körperarbeit

In der Thai-Yoga-Körperarbeit ist Klarheit an mehreren Stellen wichtig: Zunächst ist es unabdingbar, dass du dir über deine Intention im Klaren bist. Die klare Ausrichtung auf den Wunsch, deinem Empfangenden etwas Gutes zu tun, hilft dir dabei, dich nicht ablenken zu lassen – beispielsweise durch aufkommende Gedanken oder Gefühle (siehe unter „Hingabe – Zu einem Werkzeug der Liebe werden", Seite 26 ff.). Stattdessen meint „Klarheit", dass du deinen Verstand zielgerichtet für einen bestimmten Zweck einsetzt: Beispielsweise kann es sein, dass dein Empfangender Verspannungen im Schulter-Nacken-Bereich hat. Wenn du dir darüber im Klaren bist, hast du dieses Anliegen während deiner gesamten Session im Hinterkopf, hast du eine Vorstellung davon, wie du die Session strukturieren musst, um ihm zu helfen, und wählst in jedem Moment die Techniken aus, die deinem Partner bestmöglich dienen.

Diese geistige Klarheit wird unterstützt durch die körperliche Klarheit – den bewussten Einsatz der Thai-Yoga-Körpermechanik. Um dich nicht anzustrengen, ist es bei den meisten Techniken wichtig für dich, dass du dein Körpergewicht über deine gestreckten Arme überträgst und nicht deine Muskelkraft einsetzt. Mehr über den Einsatz des Körpergewichts und die Körpermechanik erfährst du in Teil II, dort im Kapitel „Mühelos aus der Mitte heraus massieren", Seite 55 ff.

Tipp: Wenn du Thai-Yoga lernst, wirst du erfahrungsgemäß eine Menge neuer Techniken kennenlernen. Diese Informationsflut kann dich leicht überfordern. Nehmen wir an, du willst eine bestimmte Technik ausführen, bist dir aber nicht mehr ganz sicher, wie du diese anzuwenden hast. Geistige Klarheit und drei einfache Fragen können dir dabei helfen, die Verwirrung hinter dir zu lassen und zurück in den eigenen Fluss der Berührung zu kommen:

1. Was ist das Ziel dieser Technik bzw. was möchte ich bei meinem Partner erreichen?
2. In welche Richtung möchte ich Druck oder Zug ausüben?
3. Ist mein Körper dazu schon optimal positioniert oder kann ich meine Körperstellung ein wenig verändern, um es für mich leichter und die Technik effektiver zu machen?

Wie Klarheit dein Leben verbessert

Klarheit macht dich zum Meister deines Schicksals: Hast du eine Vorstellung davon, wo du im Leben hin möchtest, so wird alles einfacher. Dir fällt es leichter, Entscheidungen zu treffen und dich deinem Ziel zu nähern – sowohl durch eine klare positive Geisteshaltung als auch durch aktives Tun. Fehlt dir innere Klarheit, wirst du manipulierbar und zum Spielball der Interessen anderer.

Nicht wenige Menschen fühlen sich durch das moderne Leben, das uns täglich mit einer Vielzahl von Angeboten und Möglichkeiten konfrontiert, schlichtweg überfordert. Und wer kann schon von sich sagen, dass er ganz genau weiß, wo er im Leben hin will? „Klarheit" mag dir daher vielleicht als große Herausforderung erscheinen, doch so schwierig, wie es scheint, ist es nicht. Wenn du die anderen Qualitäten – vor allem „Achtsamkeit" und „Spüren" – kultivierst, bist du in jedem Augenblick in Kontakt mit deinen Gefühlen und deiner inneren Stimme, die dir sagt, was das Richtige für dich ist.

Innere Klarheit ist keine angeborene Fähigkeit, kein göttliches Geschenk und auch kein Zufall, sondern vielmehr das Ergebnis mentaler Disziplin. Indem du Bewusstsein für deine Gedanken entwickelst und dich auf das ausrichtest, was du möchtest, wirst du mehr davon in dein Leben rufen. In der spirituellen Literatur ist hier vom „Gesetz der Anziehung" die Rede. Es besagt, dass der Fokus deiner Aufmerksamkeit schöpferisch ist: Wenn du beispielsweise Dankbarkeit und Wertschätzung übst, wird diese Geisteshaltung entsprechende positive Auswirkungen auf dein Leben haben. Dein Geist sieht eher Chancen als Probleme und das wird dir vieles leichter machen. Auf der anderen Seite können dich negative Gedankenmuster blockieren, wenn sie dich auf Negatives ausrichten, dich dazu bringen, bestimmte positive Aspekte der Realität auszublenden, und so zu einer selbsterfüllenden Prophezeiung werden.[8]

Tipp: Um mehr Klarheit in dein Leben zu bringen, schenke dir morgens 5 Minuten für dich selbst. Bevor du die Zeitung aufschlägst, dein Radio anschaltest oder deinen täglichen Verpflichtungen nachgehst, fragst du dich: „Was möchte ich heute erleben? Was ist wichtig für mich?" Schreibe dir drei Dinge auf, die du tun oder erledigen möchtest, und nimm dir nicht zu viel vor. Indem du für dich Klarheit über deine Prioritäten gewinnst, erschaffst du aktiv, was dir persönlich wichtig ist.

Spüren – Mit deinen Händen sehen lernen

Mein Lehrer Sinchai hatte eine spezielle Art zu unterrichten. Sagte er: „Now you are model", dann durfte man die Techniken am eigenen Körper durch die Hände des Meisters erfahren. Anschließend massierten wir ihn. Ich kann mich an die Techniken, die ich in diesem Kurs gelernt habe, nicht mehr erinnern. Was ich jedoch niemals vergessen werde, ist Sinchais fantastische Art zu berühren: Sie war einfühlsam, wissend, sanft und kraftvoll zugleich. Sinchai hatte gelernt, mit seinen Händen zu sehen, denn er war blind.

Die kinästhetische Wahrnehmung, das Fühlen, ist der erste Sinn, den wir als Babys entwickeln, mit ihm entdecken wir die Welt. Doch gerät dieser Sinn bei vielen Menschen im Erwachsenenalter in Vergessenheit. Wir sind einer solchen Vielzahl von visuellen und auditiven Reizen ausgesetzt, dass wir vergessen zu fühlen. Du kannst das bei dir selbst ganz leicht testen: Wie lang ist es her, dass dich jemand in einer angenehmen Weise berührt hat? Kannst du dich daran erinnern, wann das war? Was tust du, damit sich dein Körper gut anfühlt? Die meisten Menschen sind sehr wählerisch, was ihr Essen, die Filme, die sie sich ansehen, oder die Musik, die sie hören, angeht. So viel Aufmerksamkeit wie den anderen Sinnen wird dem Spüren jedoch meist nicht zuteil.

Die Fähigkeit des Spürens bezeichnet außerdem deine Fähigkeit, die Welt ganz unmittelbar und nicht durch den Filter deines Verstandes verzerrt wahrzunehmen. Das heißt, du siehst, hörst, fühlst, ohne das Wahrgenommene gleich bewerten, beurteilen oder in Worte fassen zu müssen. Kinder besitzen die Fähigkeit, die Welt im Augenblick einfach wahrzunehmen, ohne zu beurteilen, meist noch. Doch mit dem Erwerb der Sprache entwickelt sich dein Verstand, der die Wirklichkeit in Sprache fassen will, in

Subjekt und Objekt trennt. Diese Trennung geht jedoch auf Kosten der unmittelbaren Erfahrung.

Tipp: Um bewusst zu spüren, lade ich dich ein, kreativ zu sein und dir „Fühl-Erlebnisse" zu schaffen: Genieße beispielsweise das Gefühl, im Sommer mit geschlossenen Augen barfuß über eine Wiese zu gehen. Streichele eine Katze und konzentriere dich ganz darauf, was du bei dem Tier wahrnimmst. In gleicher Weise kannst du dich selbst berühren. Schließe die Augen und sei neugierig, wie es sich anfühlt, mit deiner Hand über unterschiedliche Teile deines Körpers zu streichen.

Spüren in der Thai-Yoga-Körperarbeit

In der Thai-Yoga-Körperarbeit ist die Fähigkeit zu spüren eine der wichtigsten Voraussetzungen dafür, eine für den Empfangenden angenehme Behandlung zu geben. Weil du nicht ununterbrochen mit deinem Partner sprechen und dich beispielsweise erkundigen willst, ob der Druck angenehm ist, bist du darauf angewiesen zu spüren, wie der Körper deines Partners auf deine Berührung reagiert. Durch die Berührung bist du im Dialog mit dem Körper des Partners. Du gibst nicht nur Druck oder Zug, sondern spürst gleichzeitig, ob der Empfangende dies als angenehm oder als unangenehm empfindet, ob sich das Gewebe unter deinen Fingern öffnet oder verschließt.

Mit zunehmender Übung wirst du vielleicht in der Lage sein, nicht nur den physischen Körper des Empfangenden zu erspüren, sondern auch Gefühle und Emotionen wahrzunehmen. Präsent mit deinen Gefühlen und deiner Körperwahrnehmung zu sein hilft dir dabei. So kann es passieren, dass du dich während einer Session plötzlich müde oder wütend fühlst. Dieses Gefühl kommt jedoch nicht aus dir selbst heraus, sondern ist etwas, was deine Berührung im Körper des Empfangenden ausgelöst hat.

Wie dir deine Intuition hilft, ein besseres Leben zu führen

Meine Erfahrung ist, dass meine Fähigkeit, zu spüren und intuitiv zu leben, mein Leben enorm bereichert hat. Es gab eine Zeit in meinem Leben als Jugendlicher und junger Erwachsener, da versuchte ich die Welt mit dem Kopf zu begreifen. Bis ich irgendwann realisierte, dass die Wirklichkeit mehr ist, als ich mit meinem begrenzten Verstand jemals erfassen kann.

Über viele Fragen – vor allem über die sogenannten „großen Fragen" des Lebens, etwa die nach dem Tod oder wie man ein glückliches Leben führt – lässt sich vortrefflich philosophieren. Doch alle intellektuellen Konzepte haben mich meinem persönlichen Glück keinen Schritt näher gebracht. Das musste ich irgendwann einsehen, auch wenn ich es zunächst nicht wahrhaben wollte. Dabei hat jeder Mensch ein eingebautes Navigationssystem: Die innere Stimme, die wir „Intuition" nennen und die im Volksmund gern auch als „sechster Sinn" bezeichnet wird.

Eine Intuition, einen inneren Kompass, hat jeder. Das Problem ist nur: Die meisten Menschen schenken der eigenen Intuition keinen Glauben. In unserer Zeit werden wir dazu erzogen, den Verstand und Worte höher zu schätzen als die Intuition: „Denke erst nach, bevor du sprichst", ist ein Leitsatz, den viele Kinder von ihren Eltern hören, wenn das, was das Kind gerade fühlt, nicht ins Weltbild der Eltern passt.

Tipp: Mein Lehrer Kurt Zyprian Hörmann verrät in seinem Buch *Fühlen ist klüger als Denken* ein einfaches Hilfsmittel, das es leicht macht, Entscheidungen intuitiv zu treffen: Nimm dabei deine Hände zu Hilfe: Sie stehen für die beiden unterschiedlichen Alternativen, sind symbolische Vertreter für die verschiedenen Antworten auf deine Frage (z. B. „Soll ich ... tun oder soll ich es nicht tun?"). Deine Intuition wird dir die richtige Antwort geben, indem sie eine Hand schwerer werden lässt als die andere. Winkle nun die Arme auf Bauchhöhe im 90-Grad-Winkel an (so, als würdest du ein Tablett halten), spüre in sie hinein und nimm wahr (ohne nachzudenken und diesen Prozess zu intellektualisieren), ob die linke oder die rechte Hand schwerer wird und nach unten sinken möchte.

Zum Schluss noch ein kurzer Hinweis: Nach innen zu spüren und die eigenen Gefühle wahrzunehmen heißt nicht, dass sich alles angenehm anfühlen muss – im Gegenteil! Häufig wirst du mit scheinbar „negativen" Gefühlen wie Langeweile, Einsamkeit, Wut, Angst oder Traurigkeit konfrontiert. Diese Gefühle zu spüren erfordert Mut und Offenheit dir selbst gegenüber. Sie schlummern in jedem von uns. Die meisten Menschen sind nur sehr erfolgreich darin, unangenehme Gefühle zu verdrängen.[9] Was angenehm erscheint, darf gefühlt und erlebt werden – alles andere versuchen wir auszublenden. Wer stellt sich schon gern der Angst, Verletzlichkeit, Trauer oder dem Schmerz?

Doch gerade die „unangenehmen" Gefühle können für dich zu wichtigen Lehrern werden und dir zeigen, wenn irgendetwas nicht stimmt und du in deinem Leben die Richtung ändern, beispielsweise eine Beziehung beenden oder einen neuen Job suchen solltest. Und langfristig wird unsere Gefühle abzuspalten ohnehin nicht erfolgreich sein. Das ist eine subtile Art der Selbstverletzung, die uns der Liebe und der Lebensfreude beraubt. Du kannst dich nur auf einer tiefen Ebene glücklich fühlen, wenn du es dir gestattest, überhaupt zu fühlen. Auch wenn es mal wehtut, bleib dabei, bleib ganz bei dieser Erfahrung – ohne gleich ein Drama daraus zu machen.

Tipp: Schaffe in deinem Alltag kleine Oasen des Nichtstuns, in denen du dich selbst und deine Gefühle wahrnehmen kannst – auch wenn es nur einige Minuten pro Tag sind. Besonders geeignet sind die Zeiten morgens direkt nach dem Aufstehen oder abends kurz vor dem Einschlafen. Richte deine Aufmerksamkeit nach innen und lausche. Lass alles da sein, was da ist – ohne es zu bewerten oder dich gar abzuwenden, wenn es gerade ein wenig schwierig erscheint. Und erwarte nicht, dass irgendetwas Spektakuläres passiert. Langeweile oder Unruhe beispielsweise sind auch Gefühle, die wahrgenommen werden sollten. Wenn du Geduld hast, kann diese Übung sehr kraftvoll sein und dich interessante Dinge über dich selbst erfahren lassen.

Hingabe – Zu einem Werkzeug der Liebe werden*

„Lokah samasta sukhino bhavantu –
mögen alle Lebewesen glücklich und frei sein
und mögen meine Taten, Worte und Gedanken dazu beitragen"
Indisches Mantra

In einem Interview stellte ich meinem Lehrer Jason vor einigen Jahren die Frage, was für ihn persönlich Thai-Yoga-Körperarbeit so wertvoll mache. Seine Antwort lautete: „Wenn du Yoga übst, bist du in einem Zustand der Achtsamkeit, verbunden mit deinem Atem. Wenn du Thai Yoga praktizierst, geht es nicht mehr um dich, sondern in erster Linie um das Wohl eines anderen Menschen."

Thai Yoga erfüllt ein ureigenes menschliches Grundbedürfnis: das Bedürfnis, anderen Menschen zu dienen. Im Yoga und in anderen spirituellen Strömungen ist häufig vom Loslassen des Ego die Rede. Berührung und Thai Yoga bieten dir die Möglichkeit, das tatsächlich zu praktizieren, indem du dich während der Session ganz auf den anderen Menschen ausrichtest. Dein Wunsch, dem anderen etwas Gutes zu tun, wird im Thailändischen als *Metta* (liebende Güte) bezeichnet.

Liebende Güte ist ein Zustand bedingungslosen Wohlwollens. Es ist eine Liebe, die alles gibt und nicht erwartet, etwas zurückzubekommen. *Metta* gleicht der Liebe einer Mutter, die ihr Kind unendlich liebt – auch und gerade dann, wenn das Kind mal wieder etwas angestellt hat. Dieselbe Liebe kannst du in deinem Herzen allen Menschen gegenüber kultivieren – denen gegenüber, die dir sympathisch sind, und auch denen gegenüber, die dir unsympathisch sind. Du kannst diese Liebe denjenigen zeigen, die du liebst, und denjenigen, die du gar nicht magst.

Tipp: Um die Qualität liebender Güte in deinem Herzen zu stärken, kannst du die *Metta*-

* Weitere kreative Möglichkeiten, Hingabe und Geben zu üben, findest du im Artikel „Glücklich durchs Geben – Fünf einfache Ideen, die dein Leben bereichern", in meinem Blog *www.geben.thaiyoga.de*.

Meditation üben. Finde einen ruhigen Platz, sitze für einige Minuten still und lass Körper und Geist zur Ruhe kommen. Zunächst kannst du liebevolle Güte dir selbst gegenüber kultivieren. Dazu wiederholst du innerlich die Worte:

„Möge ich voll liebender Güte sein.
Möge ich sicher und geschützt sein.
Möge ich gesund sein.
Möge ich in Leichtigkeit und Frieden leben."

Während du diese Worte in deinem Geist wiederholst, spürst du in dein Herz und öffnest dich für die Erfahrung liebender Güte. Wichtiger als der genaue Wortlaut ist das, was du während der Meditation spürst. Wiederhole diese vier Wünsche so lange, bis du liebende Güte dir selbst gegenüber spüren kannst.

In einem zweiten Schritt kannst du die liebende Güte auf andere Menschen ausdehnen. Denke dabei zunächst an jemanden, der dir wohlgesinnt ist, den du liebst und der dir auf eine positive Weise begegnet. Wiederhole die folgenden Sätze:

„Mögest du voll liebender Güte sein.
Mögest du sicher und geschützt sein.
Mögest du gesund sein.
Mögest du in Leichtigkeit und Frieden leben."

Spüre erneut in dein Herz hinein, erfahre, wie sich liebende Güte für dich anfühlt.

Im dritten und letzten Schritt kannst du das Gefühl liebender Güte auf eine Person ausdehnen, bei der es dir nicht so leicht fällt, ihr mit dieser Haltung zu begegnen. Das kann eine besonders interessante Erfahrung sein. Beobachte, ob und was sich nach deiner Meditation im Verhältnis zu diesem Menschen verändert.

Hingabe in der Thai-Yoga-Körperarbeit

Du dienst dem anderen und versuchst, ihm das zu geben, was er braucht – nicht das, was du selbst gern hättest. Das spiegelt sich u. a. in der richtigen Druckintensität und in der Auswahl der Techniken wider (siehe unter „Achtsamkeit – Jeden Augenblick zur Meditation werden lassen", Seite 19 ff.), aber auch darin, dass du mit einer Thai-Yoga-Session keine persönliche Agenda verfolgst. Das heißt, dass du deine Berührung dem anderen als Geschenk überreichst – ohne verdeckte Erwartungen.

Solche Erwartungen können sehr subtil sein: Vielleicht fühlst du dich vom Empfangenden sexuell angezogen und möchtest ihm oder ihr gefallen. Oder du hoffst insgeheim auf ein positives Feedback oder ein Kompliment. Und selbst wenn du nur erwartest, dass sich der andere nach der Behandlung in einem bestimmten Gefühlszustand befindet und dir dafür seine Dankbarkeit zeigt, bist du nicht mehr absichtslos.

Traditionell rezitiert man in Thailand zu Beginn einer Thai-Yoga-Massage ein Gebet zu Dr. Jivaka Kumar Bhaccha, dem legendären Begründer der Thai-Massage: das *Wai Khru*. Darin bittet man, dass man selbst zu einem Werkzeug wird, durch das Heilung im Körper des Empfangenden stattfindet. Das ist ein ganz wichtiger Aspekt: Wenn ich eine Thai-Yoga-Session gebe, habe ich nicht den Anspruch, einen anderen Menschen zu heilen. Ich bin nur das Werkzeug! Heilung ist Gnade und etwas, was im Körper jedes einzelnen Menschen stattfindet.

Mich daran zu erinnern hilft mir, auf dem Teppich zu bleiben. Wenn ein Klient begeistert ist, freue ich mich natürlich über positives Feedback. Gleichzeitig tut es gut, mir von Zeit zu Zeit vor Augen zu halten, dass nicht ich es bin, der dem anderen Wohlbefinden bereitet, sondern dass ich lediglich derjenige bin, der die Blockaden auflöst, die den anderen Menschen daran hindern, diese positiven Gefühle zu empfinden. Und das entspannt mich, weil ich nichts leisten muss, sondern lediglich den Raum dafür schaffe, dass beim Klienten Heilung geschehen kann.

Die Tatsache, dass es nicht um dich geht, dass du vielmehr das Werkzeug bist, kann eine große Kraftquelle sein, wenn du z. B. vor deiner ersten Thai-Yoga-Session aufgeregt bist, weil du Angst hast, etwas „falsch" zu machen. Nimm einfach wahr, dass diese Angst deinem Ego entspringt, versuche nicht gegen deine Ängste, Gedanken oder Erwartungen anzukämpfen, gib ihnen keine zusätzliche Energie und komme einfach immer wieder zurück zu deinem Partner. Auch wenn du während einer Session müde bist oder Langeweile verspürst, konzentriere dich nicht auf deine Unlust, sondern auf deinen Wunsch, deinem Partner etwas Gutes zu tun!

Wie Hingabe dein Leben bereichert

„Du sagst, dir fällt nichts Originelles ein?
Mach dir darüber keine Sorgen.
Töpfere eine Schale, aus der dein Bruder trinken kann."
Rumi

Das moderne Leben lockt mit einer Vielzahl von Möglichkeiten – noch nie gab es so viele Optionen, unterschiedliche Berufe auszuüben, verschiedene Lebensentwürfe zu verwirklichen oder an spannenden Orten auf dieser Welt zu leben. Das kann Stress erzeugen. Und früher oder später taucht die Frage auf: Wozu das Ganze?

Meine persönliche Sinnkrise hatte ich während meiner Arbeit beim Fernsehen. Schon als Kind war es mein Traum gewesen, Journalist zu werden. Als ich dann später Fernsehredakteur war, fragte ich mich irgendwann: „Was macht es für einen Sinn, über dieses oder jenes Thema zu berichten? Haben die Menschen etwas davon, wenn sie von den neuen Eskapaden von Promi XY erfahren? Ist es beispielsweise jedes Gewaltverbrechen wert, Medienthema zu werden?"

In meinem „Zweitjob" als Yoga-Lehrer konnte ich die positiven Wirkungen meiner Arbeit, wenn ich am Ende einer Stunde in die glücklichen Gesichter meiner Teilnehmer blickte, dagegen ganz unmittelbar spüren. Ein ebenso wundervolles Gefühl ist es, dem anderen Menschen am Ende einer Thai-Yoga-Session tatsächlich etwas gegeben zu haben. Geben macht glücklich, das ist meine persönliche Erfahrung.

Und ich bin fest davon überzeugt, dass das der Grund dafür ist, warum immer mehr Menschen eine Yoga-Lehrer-Ausbildung machen. Denn Yoga zu lehren schenkt ihnen etwas, was ihnen der Alltag im Hamsterrad eines Nine-to-Five-Jobs nicht gibt: Sie machen einen positiven Unterschied im Leben eines anderen Menschen.

Thai Yoga bietet dir die Möglichkeit, in kleinem Rahmen Hingabe zu praktizieren. Du musst nicht gleich dein ganzes Leben umkrempeln, aber du kannst dir selbst etwas Gutes tun, indem du jemand anderem etwas Gutes tust.

Tipp: Suche die Verbindung zu allem, was größer ist als du selbst, um mehr Hingabe in dein Leben zu bringen. Vielleicht kannst du dieses Gefühl in der Natur spüren, vielleicht beim Singen von *Mantras*. Mir persönlich hilft mein Altar, mich mit meiner Hingabe zu verbinden. Wenn du nicht an Gott glaubst, keinen Bezug zum Buddhismus oder Hinduismus hast, kannst du einfach Bilder von Menschen aufstellen, die dir wichtig sind – Partner, Familienmitglieder oder Lehrer – oder Bilder, Symbole oder Gegenstände sammeln, die dich daran erinnern, wofür du lebst und was dir wirklich Kraft gibt.

Die Seele mit den Händen berühren

„Als ich einen Freund massierte, der sich wirklich nicht von jedem berühren lässt, ist er eingeschlafen. Tief entspannt. Das hat mich wirklich bewegt."
Silke Schuster (Teilnehmerin an der Thai-Yoga-Ausbildung)

Eine unvergessliche Berührung erhielt ich vor vielen Jahren von meiner amerikanischen Kollegin Jen Yarro: Am Ende der Session legte sie mir ihre Fingerkuppen auf mein Brustbein und ließ sie dort sacht kreisen. Ich fühlte mich in meinem Innern zutiefst berührt. Es war, als würde sie einen Panzer durchbrechen, der mein Herz gefangen hielt. Zunächst fühlte ich einen Schmerz, doch es war ein süßer, angenehmer Schmerz. Bald stiegen mir Tränen in die Augen. Und es fühlte sich gut an. Gefühle, die ich seit Monaten mit mir herumtrug, aber verdrängt hatte, durfte ich nun fühlen und damit sanft gehen lassen.

Dankbar und befreit fragte ich sie später, welche Technik sie angewandt habe, um diese emotionale Blockade zu lösen. Sie antwortete: „Keine Technik. Ich habe lediglich den Raum gehalten. Wir alle sind ‚Raumhalter" (*space holder*). Ich habe den Raum für dich gehalten, genauso wie du den Raum für deine Schüler hältst, wenn du unterrichtest."

Berührung, die von Herzen kommt, berührt nicht nur den Körper. Die wirklich kostbaren Augenblicke entstehen, wenn es uns gelingt, die Seele eines anderen Menschen zu berühren. Was aber macht Berührung so kraftvoll, dass sie bis zu den tiefsten Schichten unseres Inneren vordringen kann? Ich möchte dir nun einen Einblick geben in die Natur von Berührung, wie Berührung funktioniert, warum sie ein menschliches Grundbedürfnis ist und warum viele Menschen einen Mangel an liebevollen Berührungen haben.

Berührung gibt Halt und Sicherheit

„Zu Beginn habe ich meiner Mutter eine Thai-Yoga-Session gegeben, die vorher emotional sehr aufgewühlt war und körperlich auch einige orthopädisch bedingte Einschränkungen hat. Während der Massage spürte ich förmlich, wie sie immer mehr loslassen und empfangen konnte – wie ihr sehr hoher Anfangstonus schnell sank und sie am Ende ganz entspannt und losgelöst nach der Gesichtsmassage einschlief. Als sie dann wieder aufwachte, sah sie mich glücklich an und sagte, dass sie so etwas noch nie erlebt habe – dass sie sich frei und ‚wie in einer anderen Welt' vorgekommen sei – sie hatte Tränen der Freude in ihren Augen."

Petra Hatzfeld (Teilnehmerin an der Thai-Yoga-Ausbildung)

Die große Bedeutung von Berührung ergibt sich aus der menschlichen Entwicklung: Der Tastsinn ist der erste Sinn, mit dem wir die Welt erkunden. Wir erfühlen unsere Umwelt, noch bevor wir sie sehen oder hören. Und nach der Geburt ist der Körperkontakt zur Mutter, *die* Erfahrung in unserem Leben, die uns Kraft und Halt gibt.[10]

Daran kannst du dich sehr wahrscheinlich nicht mehr bewusst erinnern. Aber kannst du dir vorstellen, wie du dich als kleines verwundbares Wesen gefühlt haben musst? Monatelang und bis vor wenigen Augenblicken hast du dich noch im warmen Bauch deiner Mutter befunden. Nun seid ihr getrennt, nun bist du auf dich allein gestellt und auf sonderbare Weise in einer kalten und dir fremden Umgebung gelandet. Was hat eine so fundamentale Umstellung deiner Lebensbedingungen wohl in dir ausgelöst?

Fehlen diese frühkindlichen zärtlichen Berührungen und der körperliche Kontakt, kann das schwerwiegende Folgen für die körperliche und psychische Gesundheit des Kindes haben – sogar bis hin zum Tod. So sterben Frühgeborene, die ihrer Mutter entrissen werden und im Brustkasten landen, statistisch gesehen mit einer höheren Wahrscheinlichkeit als diejenigen, die schon bald Körperkontakt zur Mutter bekommen.[10]

Achtsame Berührungen sind deshalb so kraftvoll, weil sie nicht nur deinen Körper, sondern auch deine Seele berühren. Sie schenken dir Sicherheit und Geborgenheit, weil sie dein Unbewusstes an diesen ersten so wichtigen Kontakt mit deiner Mutter erinnern. Dein Körper reagiert, indem er das Hormon *Oxytocin* ausschüttet, das Gefühle wie Ruhe, Liebe und Vertrauen erzeugt. Durch seine beruhigende Wirkung ist Oxytocin in der Lage, Stress zu verringern. Die Auswirkungen der Stresshormone Adrenalin und Kortisol werden gedämpft.

Berührung führt zu einer erhöhten Ausschüttung der Glückshormone Dopamin und Serotonin – ein wirklich heilsamer Hormoncocktail – und kann die Stimmung aufhellen und Depressionen vorbeugen. Außerdem können angenehme Berührungen chronische Schmerzen lindern, das Immunsystem stärken und den Blutdruck senken.

Wenn Berührung fehlt

Trotz aller positiven Wirkungen auf unsere Gesundheit wird die Bedeutung von Berührungen für unsere körperliche und seelische Gesundheit von vielen Menschen unterschätzt. In der westlichen Welt geschehen die meisten Berührungen nur noch in Paarbeziehungen und in der Familie und häufig nicht einmal da. Bestimmte Personengruppen, wie Singles oder alte Menschen, leben in Berührungsarmut. Viele von uns haben verlernt, zu fühlen. Die anderen Sinne haben den Berührungssinn in den Hintergrund gedrängt. Eine Kultur der Berührung gibt es kaum noch.

Tipp: Nimm dir ausreichend Zeit, um dein Verhältnis zu Berührung zu hinterfragen. Folgende Fragen können dir dabei helfen:

- Wann bist du das letzte Mal auf angenehme Weise berührt worden?
- Wenn es schon länger her ist und du es vermisst: Hast du aktiv etwas getan, um das zu ändern?
- Von welchen Menschen wirst du gern berührt? Von welchen Menschen nicht?
- Welche Menschen berührst du gern? Welche Menschen nicht?
- Wie viel Berührung hast du als Kind in deiner Familie erfahren? Hättest du dir mehr oder weniger Berührung gewünscht?
- Wo lässt du in deinem Leben Berührung nicht zu? Warum?

Die Qualität von Berührung

„Ich hatte eine Session, bei der ich sehr starke Schwingungen empfing und merkte, dass sich sehr viel tat. Die junge Frau kam einige Tage später wieder zu mir und sagte, dass sie während der Massage eine tiefe Eingebung gehabt habe. Sie stehe gerade vor einer wichtigen Entscheidung im Leben – und in der Session habe sie sich mit ihrem tiefsten Inneren verbinden und erkennen können, was der für sie richtige nächste Schritt ist."
Hanna Sturm (Teilnehmerin an der Thai-Yoga-Ausbildung)

Damit Berührung diese heilsame Wirkung entfalten kann, sind zwei Dinge wichtig: Achtsamkeit und Absichtslosigkeit. Fehlt *Achtsamkeit*, so wird Berührung als mechanisch erlebt werden und es kommt zu keiner oder einer sehr geringen Oxytocin-Ausschüttung beim Empfangenden. Auf der seelischen Ebene entsteht vielleicht der Eindruck, dass du als Gebender nicht vollständig präsent bist oder dass die Berührung nicht wirklich deinem Gegenüber gilt, denn es gelingt dir nicht, ihn oder sie zu spüren.

Wenn das Element der *Absichtslosigkeit* fehlt, steht nicht mehr der andere Mensch im Vordergrund. Stattdessen nötige ich ihm oder ihr meinen Willen auf, beispielsweise den Wunsch nach körperlicher Nähe oder Intimität. Der Fluss von *Metta*, von liebender Güte, ist blockiert, weil deine Liebe als Gebender nicht bedingungslos, sondern an Erwartungen geknüpft ist.

Die Qualität der Berührung entsteht in erster Linie durch deine Achtsamkeit und deine klare Intention, deinem Partner zu dienen. Der Empfangende kann sehr deutlich wahrnehmen, ob und welche Gefühle mit der Berührung verbunden sind. Das belegt folgendes Experiment, das 2006 in den USA durchgeführt wurde: Versuchspersonen sollten einem Fremden verschiedene Emotionen wie Dankbarkeit, Ekel oder Liebe übermitteln – allein über ihre Berührung. Dies gelang in 70 Prozent aller Fälle.[11]

Hintergrund dafür sind die sogenannten Spiegelneuronen. Das sind bestimmte Nervenzellen im Gehirn, die beispielsweise dafür verantwortlich sind, dass wir unwillkürlich gähnen, wenn wir jemand anderen in unserer Nähe gähnen sehen. Kommunikation findet immer statt, wenn wir mit anderen Menschen zusammen sind, auch wenn wir keine Worte verwenden. Der Kommunikationspsychologe Watzlawick drückt es so aus: „Man kann nicht nicht kommunizieren."[12]

Deshalb ist die Einstimmung vor jeder Session für den Gebenden so wichtig. Indem er einige tiefe Atemzüge nimmt, kann er sich auf die Gefühle konzentrieren, die er dem Empfangenden schenken möchte: Ruhe, Liebe und Wohlwollen beispielsweise. Wenn er diese klar in seinem Körper spüren kann, wird es dem Gebenden leicht fallen, sie durch seine Hände an den Empfangenden zu übertragen. Nutze also als Gebender deine Hände als Sprachrohr deines Herzens.

Tipp: Du möchtest die Qualität der Berührung erfahren? Dann wähle eine Stelle an deinem Körper aus, an der du dir eine Berührung schenken willst. Schenke dir nun zunächst eine rein mechanische Berührung, indem du Druck gibst oder über die Körperstelle streichst und gleichzeitig an irgendetwas anderes denkst, vielleicht an dein Frühstück oder daran, was du am Wochenende vorhast. Bringe anschließend eine achtsame Qualität in deine Berührung, indem du ganz bewusst die Haut deiner Handinnenfläche wahrnimmst. Spüre jeden einzelnen Finger. Lass es deine Intention sein, dir selbst eine liebevolle Berührung zu schenken und dir Gutes zu tun. Lasse die Hand auf deinen Körper sinken und führe achtsam und langsam dieselbe Berührung wie gerade aus. Spürst du den Unterschied?

Sieben Irrtümer zum Thema „Berührung"

Zu berühren ist eine Fähigkeit, die dir intuitiv gegeben ist. Doch was kann dich daran hindern, sie einzusetzen, um anderen Menschen etwas Gutes zu tun? Woher kommen all die Ängste, Zweifel und auch die Hemmungen, die du vielleicht hast, wenn du einen fremden Menschen berühren sollst? Die Gründe wurzeln fast ausnahmslos in deinem Ego und deinem Verstand.

Je mehr es dir gelingt, aus dem Kopf heraus und in deinen Körper hineinzukommen,* zu fühlen, anstatt zu denken, desto angenehmer werden sich deine Berührungen für den anderen anfühlen. Dazu kann es dir helfen, dich mit Yoga oder Meditation auf eine Session einzustimmen.

Um die sieben häufigsten Irrtümer zum Thema „Berührung" zu wissen mag ebenfalls helfen, im Hier-und-Jetzt zu sein. Hier sind sie aufgelistet:

„Ich kann etwas falsch machen."

Unsere Angst, etwas falsch zu machen, ist leider eine der häufigsten Ursachen, warum Menschen Angst haben, andere zu berühren. Doch das Konzept von Richtig und Falsch wurzelt im rationalen Denken. Eine Berührung, die von Herzen kommt und in Achtsamkeit geschieht, kann niemals falsch sein. In der Mathematik gibt es nur eine richtige Lösung. In der Körperarbeit kann es hundert unterschiedliche Wege geben, einen Körper zu berühren – und alle mögen heilsam und entspannend sein!

* Einige einfache Techniken hierfür findest du im Artikel „Klar & kraftvoll – raus aus dem Kopf in 15 Minuten" in meinem Blog *www.15minuten-meditationen.thaiyoga.de*.

„Ich weiß nicht genug, um anderen etwas Gutes zu tun."

Heilsame Berührung ist eine Fähigkeit, die jedem Menschen gegeben ist. Wenn ein Kind Bauchschmerzen hat, legt die Mutter intuitiv die Hand auf den Bauch des Kindes. Schade, dass viele Menschen erst eine Bestätigung von außen brauchen, bevor sie ihren Fähigkeiten vertrauen.

„Eine gute Technik zu haben reicht aus."

Das ist tatsächlich einer der häufigsten Irrtümer. Die Heilkraft der Berührung entspringt unserer Energie, unserer Achtsamkeit und der Intention, mit der wir berühren. Mit anderen Worten: Das *Wie* ist entscheidender als das *Was*. Wer sich nur auf die Technik konzentriert, massiert wie am Fließband, ohne den anderen Menschen dabei wahrzunehmen. Das fühlt sich nicht nur furchtbar an, sondern birgt auch die Gefahr (z. B. in der Thai-Massage), einen anderen Menschen durch unachtsame Berührung zu verletzen.

„Was mir gefällt, gefällt dem anderen auch."

Wir alle neigen von Natur aus dazu, dem anderen die Art von Berührung zu schenken, die wir selbst bevorzugen. Doch jeder Körper ist anders! Menschen haben unterschiedliche körperliche Bedürfnisse. Beispielsweise ist das subjektive Empfinden von Druck höchst unterschiedlich! Anstatt einfach so zu berühren, wie wir selbst das mögen, gilt es, zu spüren, wie der andere es braucht.

„Je mehr, desto besser ..."

Wir leben in einer Leistungsgesellschaft. In meinen Thai-Yoga-Ausbildungen kann ich beobachten, dass die meisten Menschen dazu neigen, zu schnell zu berühren. Ganz nach dem Motto: „Je mehr ich dem anderen gebe, desto besser." Doch in der Körperarbeit kommt es auf Qualität, nicht auf Quantität an. Eine Berührung, die innerer Unruhe entspringt, wird niemals die Kraft einer langsamen und achtsamen Berührung haben, wenn ich beispielsweise 1 Minute lang einfach nur die Hand auflege – und dabei äußerlich nicht viel zu passieren scheint.

„Berührung soll eine bestimmte Wirkung erzielen."

Berührung kann heilen, entspannen, Freude und Kraft schenken und noch viele andere positive Wirkungen haben. Doch ihr wahres Potenzial kann Berührung erst dann entfalten, wenn sie *absichtslos* erfolgt. Je mehr ich eine bestimmte Wirkung erzielen *will*, insbesondere, wenn ich für mich persönlich etwas vom Empfangenden erwarte (das kann von bloßer Anerkennung bis zu sexuellen Handlungen reichen), desto unpassender wird sich die Berührung anfühlen. Der Empfangende spürt, dass etwas nicht stimmt, auch wenn er nicht sagen kann, was genau das ist.

„Wie es mir bei der Massage geht, ist nicht so wichtig."

Viele Menschen richten beim Berühren oder Massieren ihre Aufmerksamkeit ganz und gar auf den anderen – und vergessen dabei sich selbst. Doch wie ich mich selbst bei der Berührung fühle, das ist ein entscheidender Faktor. Wie schon erwähnt, haben Studien ergeben, dass bei bis zu 70 Prozent der Menschen Emotionen durch die sogenannten Spiegelneuronen via Berührung vom Gebenden zum Empfangenden übertragen werden. Das heißt, wenn ich mich selbst unwohl, gestresst, unsicher oder was auch immer fühle, wird der Empfangende dies mit großer Wahrscheinlichkeit spüren. Bevor ich einen anderen Menschen berühre, nehme ich mir daher immer einen kurzen Augenblick Zeit für mich selbst, um mich mit meiner Ruhe, meiner Entspannung und meiner Intention (liebende Güte zu geben) zu verbinden, weil ich genau das durch meine Berührung übertragen möchte.

Zusammenfassung

Deine Berührung hat das Potenzial, die Seele eines anderen Menschen zu berühren, wenn sie die Qualitäten von Achtsamkeit und dienender Liebe vereint. Wichtiger als die konkrete Technik ist deine Fähigkeit, präsent zu sein und den Empfangenden zu spüren. Entspannung entsteht nicht durch die Quantität unterschiedlicher Griffe und Stretches (Dehnungen), sondern durch die Intention und die Qualität deiner Berührung.

Wie Thai Yoga die Energie wieder fließen lässt

Was ist Energie?

Mein Aha-Erlebnis zum Thema „Energie" hatte ich in China: Als ich zum ersten Mal eine Fußreflexzonen-Massage bekam, waren meine Rückenschmerzen plötzlich verschwunden. Das erschien mir wie Magie. Denn irgendwie mussten die Reflexpunkte in meinen Füßen mit meinem Rücken in Verbindung stehen. Eine Verbindung, die im klassischen Denken der Schulmedizin und in meinem gängigen Konzept von Ursache und Wirkung keinen Platz hatte. Es war eine Erfahrung, die mir sagte, dass die Wirklichkeit mehr sein musste, als mein Verstand zu fassen vermochte.

Thai Yoga ist eine Form der Körperarbeit, die dir helfen kann, schwere Verspannungen zu lösen. Auch wenn intensiv am Körper gearbeitet wird – mit Handballen, Daumen, Knien, Ellbogen oder Füßen –, der physische Körper steht nicht im Mittelpunkt der Arbeit, sondern der Energiekörper.

Ich weiß nicht, welches Verhältnis du zum Begriff „Lebensenergie" hast. Als ich mit Anfang zwanzig zum ersten Mal Qigong praktizierte, konnte ich damit überhaupt nichts anfangen. Die Vorstellung von Lebensenergie passte einfach nicht in mein damaliges Weltbild. Heute weiß ich nicht nur, dass Energie existiert, sondern dass buchstäblich *alles* Energie ist. Energie kann über dein körperliches Wohlbefinden, aber auch über deine Beziehungen und deinen beruflichen Erfolg entscheiden – das ist meine persönliche Erfahrung.

Tipp: Wichtiger als ein intellektuelles Verständnis von Energie ist deine Fähigkeit, sie zu spüren. Dazu kannst du folgende Übung machen. Reibe deine Hände aneinander, bis sie warm werden. Löse dann die Handflächen leicht voneinander, sodass sie sich nicht mehr berühren, du aber dennoch deine eigene Körperwärme wahrnehmen kannst. Experimentiere damit, die Hände aufeinander zu und wieder voneinander weg zu bewegen, aber nur so weit weg, wie du das leichte Kribbeln noch wahrnehmen kannst.

Deine Energie wahrnehmen

Die Fähigkeit, deine Energie wahrzunehmen – beispielsweise durch die gerade beschriebene Übung –, hilft dir auch, die Energie anderer Menschen zu spüren. Das ist weniger schwierig, als du vielleicht denkst. Erwarte nicht, dass sie sich in einer bestimmten Form zeigt, dass du beispielsweise knallbunte Farben siehst, wenn du mit unterschiedlichen Energien in Kontakt kommst. Diese etwas überzogenen Erwartungen könnten dich daran hindern, die feinen Hinweise, die dein Körper und Geist dir bieten, wahrzunehmen.

Der Volksmund kennt viele Redewendungen rund um das Thema „Energie": Wir sagen zum Beispiel, dass wir „viel oder wenig Energie haben", ein Urlaub uns „Energie auftanken lässt" oder ein gutes Essen uns „Energie schenkt". All diese Formulierungen legen nahe, dass jeder Mensch einen intuitiven Zugang dazu hat, Energie zu spüren. Wir dürfen nur nicht allzu angestrengt darüber nachdenken und müssen lernen, unserem Gefühl zu vertrauen.

Je mehr du die Fähigkeit zu spüren schulst, desto besser wirst du für dich selbst sorgen können. So wirst du wahrscheinlich sofort eine Tankstelle ansteuern, wenn du bemerkst, dass die Warnanzeige deines Tanks im Auto leuchtet, und nicht erst dann, wenn dein Tank völlig leer ist, sodass du ohne Benzin auf der Autobahn liegen bleibst. Bedauerlicherweise haben viele Menschen den Kontakt zu ihrem Körper so weit verloren, sodass sie nicht mehr in der Lage sind, die Warnsignale richtig zu deuten und erst beim völligen Burn-out realisieren, dass ihre Energie aufgebraucht ist.

Tipp: Nimm dir häufiger am Tag ein paar Augenblicke Zeit, in denen du die Augen schließt und dich fragst: „Wie steht es um meine Energie jetzt? Fühlt sich mein innerer ‚Tank' voll oder leer an?"– Denke nicht darüber nach, sondern höre auf die erste Antwort, die dein Körper dir gibt. Je mehr du diese Fähigkeit der Körperwahrnehmung schulst, umso leichter wird es dir fallen, deine Energie zu spüren. Eine regelmäßige Yoga- und Meditationspraxis ist ebenfalls eine große Unterstützung, um deine feinstoffliche Wahrnehmung zu schulen.*

Koshas – Die fünf Körperhüllen

Aus der Philosophie des Yoga stammt das Konzept der *Koshas*, der fünf Körperhüllen. Ich finde dies Modell sehr hilfreich, wenn es darum geht, zu beschreiben, was während einer Thai-Yoga-Session passiert.

Die *Kosha*-Lehre spricht von den fünf unterschiedlichen Körpern des Menschen – dem physischen, dem energetischen, dem geistigen, dem intuitiven und dem göttlichen Körper. *Kosha* ist ein Wort aus dem Sanskrit, das übersetzt „Hülle" oder „Schleier"

* Weitere hilfreiche Tipps, um deine Energie wieder fließen zu lassen, findest du unter *www.energietipps.thaiyoga.de*.

bedeutet. „Schleier" deshalb, weil die verschiedenen Körperschichten uns daran hindern, unsere wahre Natur – die Einheit mit dem göttlichen Selbst – zu erkennen.[13] Die fünf *Koshas* sind:

Annamaya Kosha – der grobstoffliche Körper
Pranamaya Kosha – der Energiekörper
Manomaya Kosha – der Körper des Geistes und der Gefühle
Vijnanamaya Kosha – der Körper der Weisheit
Anandamaya Kosha – der göttliche Körper

Im Folgenden werde ich etwas ausführlicher auf jede einzelne Körperhülle eingehen und erläutern, wie Thai Yoga auf die *Koshas* wirkt:

1. Annamaya Kosha – der grobstoffliche Körper

Anna bedeutet, aus dem Sanskrit übersetzt, „Nahrung". *Annamaya Kosha* ist unser physischer Körper. Im Yoga wird dieser materielle Körper als Tempel und Sitz der Seele betrachtet. Du tust gut daran, den physischen Körper weder überbewerten noch ihn abzuwerten. Das heißt, du solltest einerseits Geist und Seele nicht vernachlässigen und deine Aufmerksamkeit einzig und allein auf physische und materielle Bedürfnisse ausrichten. Andererseits macht es genauso wenig Sinn, den Körper und damit deine physische Gesundheit zu vernachlässigen, weil du in diesem Körper lebst und die Erkenntnis des Göttlichen nur durch die Materie möglich ist.

Thai Yoga wirkt auf der grobstofflichen Ebene folgendermaßen: Es

- schenkt tiefe Entspannung;
- senkt das Stress-Level;
- beruhigt das Nervensystem;
- beseitigt muskuläre Verspannungen;
- korrigiert körperliche Fehlhaltungen;
- vertieft die Atmung;
- verbessert die Verdauung;
- bessert die Qualität des Schlafs;
- mobilisiert den Bewegungsapparat und nahezu alle Gelenke;
- stärkt das Immunsystem und die Selbstheilungskräfte;
- stimuliert die Hormondrüsen und stärkt die inneren Organe und
- verbessert die Durchblutung (nie mehr kalte Füße!).

2. Pranamaya Kosha – der Energiekörper

Pranamaya Kosha ist unser Energiekörper, der Sitz unserer Chakren und Energiebahnen. Bis zu 72.000 Energiebahnen sollen unseren Körper durchziehen,[14] wobei für die Thai-Yoga-Massage zehn Hauptlinien relevant sind. Während einer Thai-Yoga-Session werden diese Linien gedehnt und stimuliert, sodass das Fließen der Lebensenergie (*Prana* oder *Qi*) unterstützt wird.

Natürlich gibt es auch andere Methoden, um mit dem Energiekörper zu arbeiten: Yoga, Tai-Chi, Qigong, Meditation und viele andere Bewegungs- und Bewusstseinstechniken können dir helfen, Blockaden in *Pranamaya Kosha* zu lösen und den Fluss der Energie zu stimulieren. Wenn du regelmäßig Thai-Yoga-Sessions gibst, tust du gut daran, eine dieser Techniken für dich selbst zu nutzen. Wenn deine Energie sehr schwach ist, weil du beispielsweise müde, krank oder überarbeitet bist, solltest du keine Sessions geben und dich zunächst um dich selbst kümmern.

Thai Yoga zeigt im Energiekörper folgende Wirkungen: Es

- harmonisiert die eigene Energie, gleicht sie aus;
- baut sowohl Nervosität als auch Müdigkeit ab und
- beseitigt energetische Blockaden.

3. Manomaya Kosha – der Körper des Geistes und der Gefühle

Manomaya Kosha ist der Sitz des Geistes und der Gefühle. *Mana* bedeutet übersetzt „Denken" und „Fühlen". Dieses Kosha ist der Teil unseres Bewusstseins, in dem Erfahrungen stattfinden. Während einer Thai-Yoga-Session können auch Blockaden im *Manomaya Kosha* gelöst werden: So können dem Empfangenden nach einer Session plötzlich neue Einfälle und Einsichten zuteilwerden, oder er kommt mit bislang unverarbeiteten Gefühlen in Kontakt, kann diese erstmals wirklich spüren und dadurch loslassen.

In der westlichen Welt gibt es viele Menschen, die sehr stark mit der geistigen Hülle identifiziert sind. Sie haben intellektuelle Konzepte von sich und der Welt und nehmen die Wirklichkeit in erster Linie durch ihren Verstand wahr. Ihren physischen Körper spüren sie erst, wenn dieser krank wird oder aus einem anderen Grund das gewohnte Funktionieren verweigert. Thai-Yoga-Körperarbeit ist eine großartige Möglichkeit, diese Menschen zurück in ihren Körper und ins Fühlen zu bringen.

Wenn du Thai Yoga praktizierst, ist es hilfreich, *Manomaya Kosha* bewusst wahrzunehmen, ohne dich mit deinen Gedanken und Emotionen zu identifizieren. Es ist hilfreich, wenn du ein rationales Verständnis davon hast, was du tust, welche Technik du warum anwendest und so weiter. Allerdings darf dich dein Intellekt nicht davon abhalten, mit der nächst tiefer liegenden Körperhülle, deinem intuitiven Körper in Kontakt zu sein, intuitiv zu agieren und dich während einer Session leiten zu lassen.

Thai Yoga wirkt auf den geistigen/den emotionalen Körper wie folgt: Es

- schenkt geistige Klarheit und tiefe Gemütsruhe;
- gibt Erfahrung von Nähe;
- kann Gefühle der Einsamkeit und des Getrenntseins heilen;
- öffnet einen Raum für die Erfahrung zu empfangen und loszulassen;
- stärkt das Selbstwertgefühl;
- schenkt Erfahrung von Lebensfreude;
- baut emotionale Blockaden (verdrängte Gefühle) ab und
- löst negative Gedankenmuster und Gewohnheiten auf.

4. Vijnanamaya Kosha – der Körper der Weisheit

Vijnanamaya Kosha ist der intuitive Körper oder der Körper der Weisheit (*Vijnana* bedeutet wörtlich übersetzt „Erkenntnis"). Im Unterschied zu *Manomaya Kosha* geht es hier nicht um persönliche Erfahrung, sondern um überpersönliche Erkenntnisse. Die Botschaften, die du auf dieser Ebene erhältst, stammen nicht mehr von deinem Ego, sondern aus dem reinen Bewusstsein.

Vielleicht hast du schon einmal erlebt, wie du eine Situation spontan intuitiv erfasst und gespürt hast, was sich im Nachhinein als richtig herausstellte? Der Biologe Rupert Sheldrake hat verschiedene Phänomene von Gedankenübertragung und Vorahnungen in seinem Buch *Der siebte Sinn des Menschen* untersucht. Er prägte den Begriff des morphischen oder morphogenetischen Feldes. Und es gibt Techniken, wie das von Kurt Zyprian Hörmann entwickelte „Lesen im morphischen Feld", mit deren Hilfe wir diese universelle Intelligenz nutzen können.

Intuitiv zu sein hat nichts mit Hellseherei zu tun, und ist einfacher, als du vielleicht denkst. Du musst lediglich deinem Verstand (der Stimme deines Ego) erlauben, zur Ruhe zu kommen – beispielsweise indem du Meditation oder Yoga praktizierst. Wenn du innerlich still wirst und dich entspannst, kannst du vielleicht mehr und mehr Botschaften aus deinem Weisheitskörper empfangen. Das hilft dir auch, spontan zu entscheiden, was der Empfangende in einer Thai-Yoga-Session jetzt braucht.

Thai Yoga zeitigt die folgenden positiven Wirkungen in deinem intuitiven Körper: Es

- erleichtert den Zugang zu Intuition und Fantasie;
- synchronisiert die beiden Hirnhälften und
- schenkt spontane Inspirationen in Form von Traumbildern oder Geistesblitzen.

5. Anandamaya Kosha – der göttliche Körper

Anandamaya Kosha wird als „göttliche Hülle" oder als „Sitz der Glückseligkeit" bezeichnet. Es ist der Zustand reiner Freude und reinen Bewusstseins, indem kein „Ich" und kein „Du“ mehr existieren. Diesen Zustand erreichst du, indem du die Identifikationen mit allen vier vorher genannten Hüllen durchbrichst. Im Yoga wird dieser Zustand auch *Sat-Chit-Ananda* genannt. (*Sat* steht für „Sein“, *Chit* für „Bewusstsein“ und *Ananda* für „Freude“.)

Während des Empfangens einer Thai-Yoga-Session kann es Augenblicke geben, in denen du mit diesem wundervollen Gefühl der göttlichen Einheit in Kontakt kommst. Das Beste an dieser Praxis ist für mich, dass auch Menschen diese Erfahrung machen können, die sich zuvor weder mit Spiritualität noch mit Yoga oder Meditation beschäftigt haben. Sie spüren, dass etwas anders ist als zuvor und sich unglaublich gut anfühlt.

Thai Yoga zeitigt die folgenden positiven Wirkungen im göttlichen Körper: Es

- versetzt den Empfangenden in einen meditativen Zustand;
- lässt ihn die Einheit von Körper, Geist und Seele erfahren und
- schenkt ein Gefühl von spontaner und bedingungsloser Liebe und Freude.

Sen-Linien – Die Leitbahnen der Energie

Das Konzept der Energielinien ist für mich persönlich einer der faszinierendsten Aspekte der Thai-Yoga-Körperarbeit. Grundidee ist es, dass Lebensenergie durch ein komplexes System von Kanälen in unserem Körper fließt. Treten an einer oder mehreren Stellen Blockaden auf, können Störungen oder Krankheiten auf körperlicher, geistiger oder seelischer Ebene die Folge sein. Eine Thai-Yoga-Session kann solche Blockaden lösen helfen und den freien Energiefluss im Körper wiederherstellen.

Im Thai Yoga heißen diese Energiebahnen „*Sen*-Linien“, im Yoga bezeichnen wir diese als *Nadis* und in der chinesischen Medizin als *Meridiane*. Es ist gut, diese unterschiedlichen Systeme nicht miteinander zu verwechseln. Es gibt zwar viele Gemeinsamkeiten und Überschneidungen, aber auch deutliche Unterschiede, was die Anzahl der Linien und ihren genauen Verlauf angeht.

In der feinstofflichen Anatomie, die der Thai-Yoga-Körperarbeit zugrunde liegt, gibt es zehn *Sen*-Linien, die auch als „Hauptlinien“ bezeichnet werden. An ihnen wird in einer Thai-Yoga-Behandlung jedoch nicht gearbeitet. Deshalb gehe ich an dieser Stelle auch nicht ausführlicher auf sie ein. Stattdessen sind es die „Arbeitslinien“ (*Sen*-Linien der Füße, Beine, des Rückens, der Arme und Hände) denen wir uns zuwenden – sie sind zum Teil wiederum deckungsgleich mit einzelnen Abschnitten der Hauptlinien und werden in den jeweiligen Kapiteln von Teil II, „Die Praxis“ (Seite 52 ff.), vorgestellt, in denen an ihnen gearbeitet wird.

Meine Empfehlung für deine Thai-Yoga-Praxis ist die folgende: Betrachte die Energielinien nicht als intellektuelles Konzept an, dem man buchstabengetreu folgen muss

Denn intellektuelle Konzepte allein helfen dir auf der Thai-Yoga-Matte nicht weiter, sie lenken dich eher vom Wesentlichen ab und werden zum Stressfaktor. Wichtiger ist deine Fähigkeit, Energie zu spüren, und dass du deine Sensibilität dafür entwickelst, was du unter deinen Händen wahrnehmen kannst.

In diesem Zusammenhang muss ich immer wieder daran denken, was mein erster Thai-Yoga-Lehrer Joachim Schulz einmal sagte. Als ich ihn fragte, ob die Linie an dieser Stelle oder etwas höher liege, antwortete er: „Mach dir nicht so einen Kopf darüber. Der menschliche Körper besitzt 72.000 Energie-Linien. Irgendeine triffst du immer." Allerdings kannst du die Energielinien mit zunehmender Erfahrung immer besser wahrnehmen. Die Lage der Linien im Körper lediglich auswendig zu lernen und darüber nachzudenken, bringt wenig. Auf der Thai-Yoga-Matte helfen dir intellektuelle Konzepte allein nicht weiter.

Ich persönlich finde es bemerkenswert, dass die Arbeit an den Energielinien sehr kraftvolle Auswirkungen auf Körper, Geist und Seele hat, ohne dass wir zum jetzigen Zeitpunkt dafür eine schulmedizinische Erklärung hätten. Möglicherweise würde die genauere Erforschung der Faszien uns eine Erklärung liefern. So stellte Howard Evans in seinem Buch *A Myofascial Approach to Thai Massage* fest, dass es viele Überschneidungen der klassischen Thai-Yoga-Arbeitslinien mit den faszialen Linien gibt.

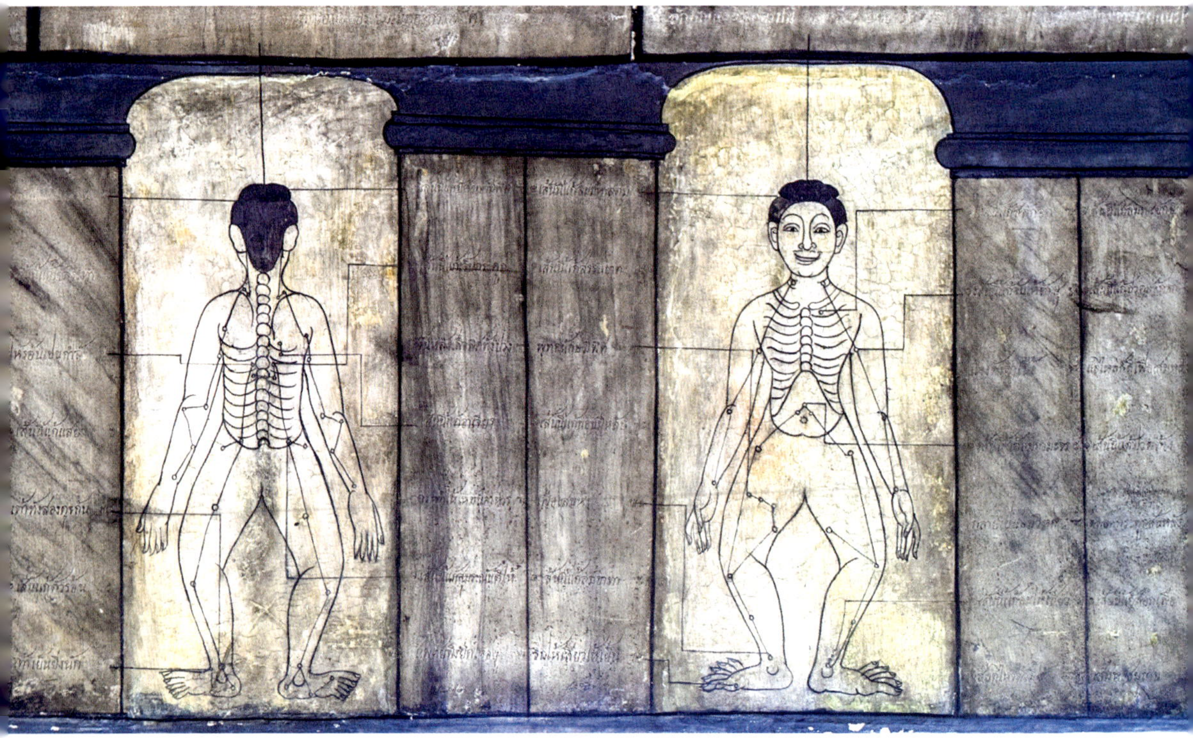

Die Beziehung zwischen Gebendem und Empfangendem

Verantwortung – Die Basis

Das Verhältnis zwischen Gebendem und Empfangendem ist von tiefem Vertrauen geprägt. Als Empfangender vertraue ich mich den Berührungen eines anderen Menschen an. Als Praktizierender möchte ich mit dem Vertrauen, das mir entgegengebracht wird, verantwortungsvoll umgehen. Wenn ich eine Technik unachtsam ausführe oder wichtige gesundheitliche Kontraindikationen missachte, könnte ich dem anderen unbeabsichtigt Schmerzen zufügen und ihm im schlimmsten Fall sogar schaden. Wenn du aber während der Session achtsam bleibst, alle Techniken langsam ausführst oder vorab ein Vorgespräch führst, bist du auf der sicheren Seite. Mir ist es während all meiner Behandlungen glücklicherweise nie passiert, dass es meinem Empfangenden nach einer Behandlung schlechter ging als vorher.

Das Vorgespräch

Basis jeder Thai-Yoga-Session ist das Vorgespräch, das folgende wichtige Funktionen hat:

- Du klärst hierbei Kontraindikationen ab;
- erfragst individuelle Wünsche und Schwerpunkte und
- baust Vertrauen auf.

Zunächst solltest du alle relevanten Kontraindikationen abfragen. Hierzu kannst du einen Klientenfragebogen nutzen. (Einen kopierfähigen Fragebogen findest du auf Seite 50 f.) Außerdem möchtest du im Vorgespräch erfahren, weshalb der Empfangende überhaupt zu dir kommt: Welche Stellen des Körpers sind verspannt und sollen massiert werden? Mag der Empfangende lieber sanften oder lieber festen Druck? Ist eine ruhige Musik gewünscht oder soll die Session lieber in Stille stattfinden?

Und letztlich dient das Vorgespräch auch dem Vertrauensaufbau. Dieser Punkt ist besonders bei Klienten wichtig, die zum ersten Mal bei dir eine Thai-Yoga-Session bekommen. Viele sind dann eher schüchtern und zurückhaltend. Lade den Empfangenden daher dazu ein, auch während der Session mit dir in Kontakt zu bleiben und die eigenen Bedürfnisse zu kommunizieren. Auf diese Weise kann er sich äußern, wenn eine Technik unangenehm ist oder der Druck stärker oder schwächer sein sollte.

Respekt dem Empfangenden gegenüber

Respekt zeigt sich in vielen kleinen Dingen: beispielsweise in sauberer Kleidung, Körperhygiene und einem gepflegten Auftreten. Wasche dir vor und nach jeder Behandlung gründlich die Hände und sorge dafür, dass deine Nägel kurz geschnitten sind. Der Raum, in dem du massierst, und alle Hilfsmittel, die du verwendest, sollten ebenfalls sauber sein. Begegne deinem Empfangenden freundlich und höflich. Du willst ihm das Gefühl geben, dass du ihn mit all seinen Wünschen, Bedürfnissen und Ängsten ernst nimmst.

Respekt dir selbst gegenüber

Genauso wichtig wie der Respekt dem Empfangenden gegenüber ist der Respekt dir selbst gegenüber. Das heißt beispielsweise, dass du keine Session geben solltest, wenn du krank bist, wenn es dir schlecht geht oder du dich schwach fühlst. Verschiebe in diesem Fall lieber den Termin, statt dich selbst und deine Bedürfnisse zu übergehen. Respekt dir selbst gegenüber heißt auch, dass du klare Grenzen ziehen solltest, falls der Empfangende dir unangemessen begegnet, und dass du niemals eine Behandlung geben solltest, wenn es sich für dich selbst nicht gut anfühlt.

Mit Erwartungen umgehen

Als Bodyworker wirst du mit den unterschiedlichsten Erwartungen konfrontiert werden. Grundsätzlich ist die Wirkung einer Thai-Yoga-Session komplex: Es kann sein, dass sich der Empfangende danach wach, erholt und energiegeladen fühlt. Manchmal tauchen aber auch Müdigkeit oder in Einzelfällen verdrängte Gefühle wie Wut oder Traurigkeit auf. Falls dies der Fall sein sollte, brauchst du keine Angst zu haben. Du hast alles richtig gemacht!

Thai Yoga kann Blockaden auf energetischer und emotionaler Ebene lösen. In diesem Prozess des Loslassens können beim Empfangenden kurzfristig auch „negative" Gefühlszustände auftreten: Sollte er sich nach einer Session müde fühlen, ist es wahrscheinlich, dass er ein schnelles Leben lebt und sich Schwäche, Müdigkeit und Langsamkeit im Alltag nicht erlaubt. Sollten negative Gefühle auftauchen, dann vermutlich, weil sie zuvor verdrängt wurden. Durch die Körperarbeit können diese Gefühle noch einmal erlebt und damit losgelassen werden.[15]

Hat der Klient Erwartungen, die sich auf Heilung beziehen, oder macht er sich romantische bzw. sexuelle Hoffnungen, kann ich dir folgende Empfehlungen geben:

Heilerwartungen

Wenn du professionell Sessions gibst, werden Menschen zu dir kommen, die erwarten, dass sie sich nach der Session besser fühlen. Dagegen ist zunächst auch nichts einzuwenden. Verantwortungsvoll damit umzugehen heißt für mich, meinen Klienten keine Heilversprechen zu machen. Ich weiß, dass Berührung heilsam für jeden Menschen ist und daher auch therapeutische Wirkung hat. Rein rechtlich betrachtet sind therapeutische Massageanwendungen in Deutschland jedoch Ärzten, Heilpraktikern und Physiotherapeuten vorbehalten. Entspannungs- oder Wellness-Massage hingegen darf jeder anbieten.

Erinnere dich daran, dass nicht du es bist, der jemandem Heilung bringt, dass durch deine Berührung vielmehr ein Raum erschaffen wird, indem im anderen Heilung geschehen kann. Oder wie es ein Bodyworker einmal so schön ausdrückte: „Dein Körper ist nicht dein Auto und ich bin nicht dein Automechaniker." Viele Menschen vergessen leider, dass sie für ihren Körper selbst verantwortlich sind, und geben die Verantwortung dafür gern an andere Menschen (beispielsweise Ärzte) ab. Auch wenn du Thai-Yoga-Sessions gibst, solltest du deine Klienten daran erinnern, dass sie stets für sich selbst die Verantwortung übernehmen.

Romantische und sexuelle Erwartungen

Viele Menschen sind hungrig nach Berührungen. Berührungen, die zur Entspannung und zum Heilen gedacht sind, können daher manchmal erotische Stimulationen und Fantasien auslösen oder dahingehend missverstanden werden. Ulf Pape plädiert hier für therapeutische Distanz:[16] Als Bodyworker stehe ich vor der Herausforderung, achtsam und einfühlend zu berühren und dem Empfangenden zugleich so wenig Projektionsfläche wie möglich zu bieten.

Die Qualität der Klarheit kann für dich hier sehr hilfreich sein: Angefangen damit, wie du deine Massageangebote bewirbst, welchen Text und welche Bilder du verwendest, bis hin zu deiner Geisteshaltung während der Session. Wenn du dir sehr klar darüber bist, was du als Gebender tust und was nicht, wird es dir nur selten passieren, dass du in unangenehm zweideutige Situationen kommst.

Solltest du während einer Behandlung bemerken, dass du selbst mit deiner sexuellen Energie in Kontakt kommst, Erregung verspürst oder der Empfangende für dich sehr attraktiv wird, nimm dir einen Augenblick Zeit, besinne dich auf deinen Fokus liebevoller Güte und bedingungslosen Gebens und fahre dann fort mit der Session.

Kontraindikationen

Thai-Yoga-Sessions sollten grundsätzlich nur am gesunden Körper ausgeführt werden. Insbesondere, wenn du mit Körperarbeit gerade erst beginnst, tust du gut daran, dich an diese Empfehlung zu halten. Wenn bestimmte Kontraindikationen vorliegen, solltest du in einigen Fällen gar keine Sessions geben. In anderen Fällen ist eine Session mit Einschränkung möglich, was jedoch besondere Achtsamkeit und Erfahrung voraussetzt. Im Zweifelsfall solltest du die betreffende Person bitten, zunächst Rücksprache mit einem Arzt zu halten.

Wichtig ist zudem, dass man einige Erkrankungen, die zu den Kontraindikationen zählen, nicht von außen erkennen kann. So habe ich die folgende Liste für dich zusammengestellt, die keinen Anspruch auf Vollständigkeit erhebt. Sie beginnt bei den inneren Erkrankungen, dann folgen die äußeren Erkrankungen des Bewegungsapparats und abschließend findest du die Sonderfälle. Es ist also tatsächlich wichtig, vorliegende Erkrankungen im Vorgespräch abzuklären.

Hier die wichtigsten Kontraindikationen für dich im Überblick:

Infektionskrankheiten

Ist dein Klient an Grippe oder anderen Infektionskrankheiten erkrankt, sollte er keine Behandlung bekommen. Zum einen aufgrund des Ansteckungsrisikos. Zum anderen, weil durch die Thai-Yoga-Körperarbeit die Durchblutung angeregt wird und sich dadurch Krankheitserreger im Körper leichter verteilen können, was eine Verschlimmerung der Symptome zur Folge haben kann.

Bluterkrankheit

Bei der *Hämophilie* oder Bluterkrankheit ist die Blutgerinnung gestört. Solche Klienten solltest du nicht behandeln. Durch die Druckeinwirkung könnte es zu gefährlichen inneren Blutungen kommen. Die Einnahme blutverdünnender Medikamente kann eine ähnliche Wirkung haben wie die Bluterkrankheit. Deshalb solltest du immer fragen, ob und wenn ja, welche Medikamente der Empfangende einnimmt.

Gefäßerkrankungen und Krampfadern

Gib keinen direkten Druck auf Krampfadern! Dadurch könnten sich Blutgerinnsel lösen und es besteht Thrombosegefahr. Die entsprechenden Stellen aussparen. Bei allen anderen Gefäßerkrankungen sollte Rücksprache mit dem betreffenden Arzt gehalten werden, sodass klar wird, ob eine Session möglich ist.

Krebs

Bei einer vorliegenden Krebserkrankung kann eventuell Thai Yoga gegeben werden. Davor sollte jedoch immer Rücksprache mit dem betreffenden Arzt gehalten werden.

Wenn eine Session möglich ist, sollte diese in jedem Fall sanft sein. Vermeide intensive Drucktechniken und Stretches (Dehnungen).

Herzkrankheiten

Vor einer Thai-Yoga-Session sollte im Falle von Herzkrankheiten immer Rücksprache mit dem betreffenden Arzt gehalten werden. Eine leichte Bearbeitung der Energielinien und sanfte Dehnungen sind in der Regel möglich. Blutstau und Umkehrhaltungen unbedingt vermeiden!

Hoher Blutdruck

Hier sind ebenfalls Blutstau und Umkehrhaltungen zu vermeiden.

Bandscheibenvorfall

Ein akuter Bandscheibenvorfall muss von einem Arzt behandelt werden. Bei nicht akuten Fällen vermeide Techniken, bei denen die Wirbelsäule gestreckt, gebeugt oder gedreht wird, d. h. keine Kobra, Brücke, Pflug, liegender Twist (Drehbewegung der Wirbelsäule) etc. Besondere Vorsicht ist bei der Hals- bzw. der Lendenwirbelsäule geboten – je nachdem, wo der Bandscheibenvorfall vorliegt.

Künstliche Gelenke

Vorsicht bei der Arbeit mit älteren Klienten, die ein künstliches Knie- oder Hüftgelenk haben. Hier gilt es, alle Dehnungen zu vermeiden, die möglicherweise Druck auf das entsprechende Gelenk ausüben. Linienarbeit mit Handballen und Daumendruck ist jedoch eventuell möglich.

Arthrose

Behandlungseinschränkungen ähnlich wie bei künstlichen Gelenken. Bei Kniearthrose sollten beispielsweise keine entsprechenden Stretches (Dehnungen) angewandt werden. Da knien oder der Schneidersitz für den Klienten nicht möglich ist, müssen die sitzenden Positionen auf einem Stuhl ausgeführt werden.

Osteoporose

Osteoporose, auch als Knochenschwund bezeichnet, ist eine Krankheit, die den Knochen anfälliger für Brüche macht. Bei Klienten mit Osteoporose musst du sehr vorsichtig bei allen Techniken sein, die Druck auf Knochen ausüben können. Das gilt besonders für die Arbeit im Halswirbelbereich und im Brustraum.

Rheuma

Rheumatisch erkrankte Gelenke solltest du nicht berühren oder bewegen. Bei schweren Formen von Rheuma – wenn etwa alle wichtigen Gelenke betroffen sind –, solltest du keine Session geben. Bei leichteren Formen und nach Rücksprache mit dem Arzt kann eine Thai-Yoga-Session Muskelverspannungen lösen und das allgemeine Wohlbefinden steigern.

Entzündungen

Rötung, Schwellung, Wärme oder Schmerz können Anzeichen einer Entzündung sein. Die Behandlung sollte durch einen Arzt erfolgen. Diese entsprechende Körperstelle solltest du nicht dehnen oder mit Drucktechniken bearbeiten, weil die mechanische Reizung die Entzündung (beispielsweise in einem Gelenk) verschlimmern könnte.

Operationen

Bitte behandle andere nicht nach Operationen, weil dadurch die Wundnähte wieder aufbrechen könnten und sich der Heilungsprozess verzögert. Zwei bis drei Monate Abstand sollten nach der Operation verstrichen sein.

Offene Wunden und Schnitte

Vermeide direkten Druck auf die entsprechende Körperstelle. Sei außerdem vorsichtig, nicht die umliegende Haut zu dehnen, weil dies zum Aufbrechen der Wunde führen könnte.

Hauterkrankungen

Arbeite nicht an infizierten Hautstellen. Bei Fußpilz sollte der Empfangende aufgrund der Ansteckungsgefahr Socken tragen.

Menstruation

Während der Menstruation solltest du keine Umkehrhaltungen und keinen Blutstau ausführen – ansonsten kannst du eine normale Session geben. Eine Bauchmassage kann Bauchkrämpfe lindern.

Schwangerschaft

Mit Schwangeren zu arbeiten erfordert besondere Fähigkeiten seitens des Praktizierenden. Anfänger sollten sich an eine solche Behandlung also nicht heranwagen. Vermeide alle Techniken, die potenziell Druck auf den Bauch geben. Durch die Hormonausschüttung vor der Geburt ist der Körper der Schwangeren weicher und dehnbarer als sonst. Daher besteht eine erhöhte Gefahr für Überdehnungen und Verletzungen. Folgende Dinge gilt es zu beachten:

- Gib keine Bauchmassage;
- verwende keine Blutstautechniken;
- keine Twists (Drehbewegungen der Wirbelsäule) und Umkehrhaltungen;
- praktiziere keine Akupressur des Punktes *Hegu* und der Punkte der Geschlechtsorgane;
- vermeide intensive Drucktechniken (Daumen und Ellbogendruck) sowie intensive Stretches (Dehnungen);
- die Schwangere sollte nicht auf dem Bauch und
- nicht zu lange auf dem Rücken liegen, weil das Baby dabei auf die Aorta, die Hauptschlagader im Bauch, drückt – ein Kissen unter den Knien ist in jedem Fall notwendig;
- am besten geeignet für die Arbeit mit Schwangeren ist die Seitenlage.

Klientenfragebogen

Name: ____________________

Datum: ____________________

Adresse: ____________________

____

____

Festnetznummer: ____________________

Handynummer: ____________________

E-Mail: ____________________

Geburtsdatum: ____________________

Beruf: ____________________

Empfohlen durch: ____________________

____

Zurzeit eingenommene Medikamente: ____________________

____

____

Aktuelle Krankheiten? ____________________

____

____

Zutreffendes bitte ankreuzen:

- ☐ Infektionskrankheiten
- ☐ Bluterkrankheit
- ☐ Gefäßerkrankungen & Krampfadern
- ☐ Krebs
- ☐ Herzkrankheiten
- ☐ Hoher Blutdruck
- ☐ Bandscheibenvorfall
- ☐ Künstliche Gelenke
- ☐ Arthrose
- ☐ Osteoporose
- ☐ Rheuma
- ☐ Entzündungen
- ☐ Operationen
- ☐ Offene Wunden & Schnitte
- ☐ Hauterkrankungen
- ☐ Menstruation
- ☐ Schwangerschaft
- ☐ Sonstiges:

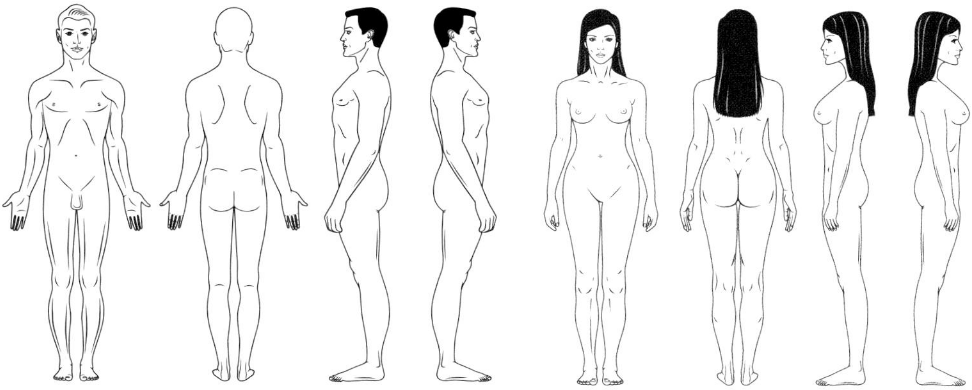

Bitte kreisen Sie in der Skizze Problembereiche ein und definieren Sie, ob es sich um Verspannungen oder Schmerzen handelt.

Notizen des Behandelnden

Name des Klienten: ______________________________

Datum: ______________________________

Dauer der Behandlung: ______________________________

____

Kontraindikationen: ______________________________

____

____

____

Verlauf der Behandlung: ______________________________

____

____

____

Vorlieben des Klienten: ______________________________

____

____

____

Abneigungen des Klienten: ______________________________

____

____

____

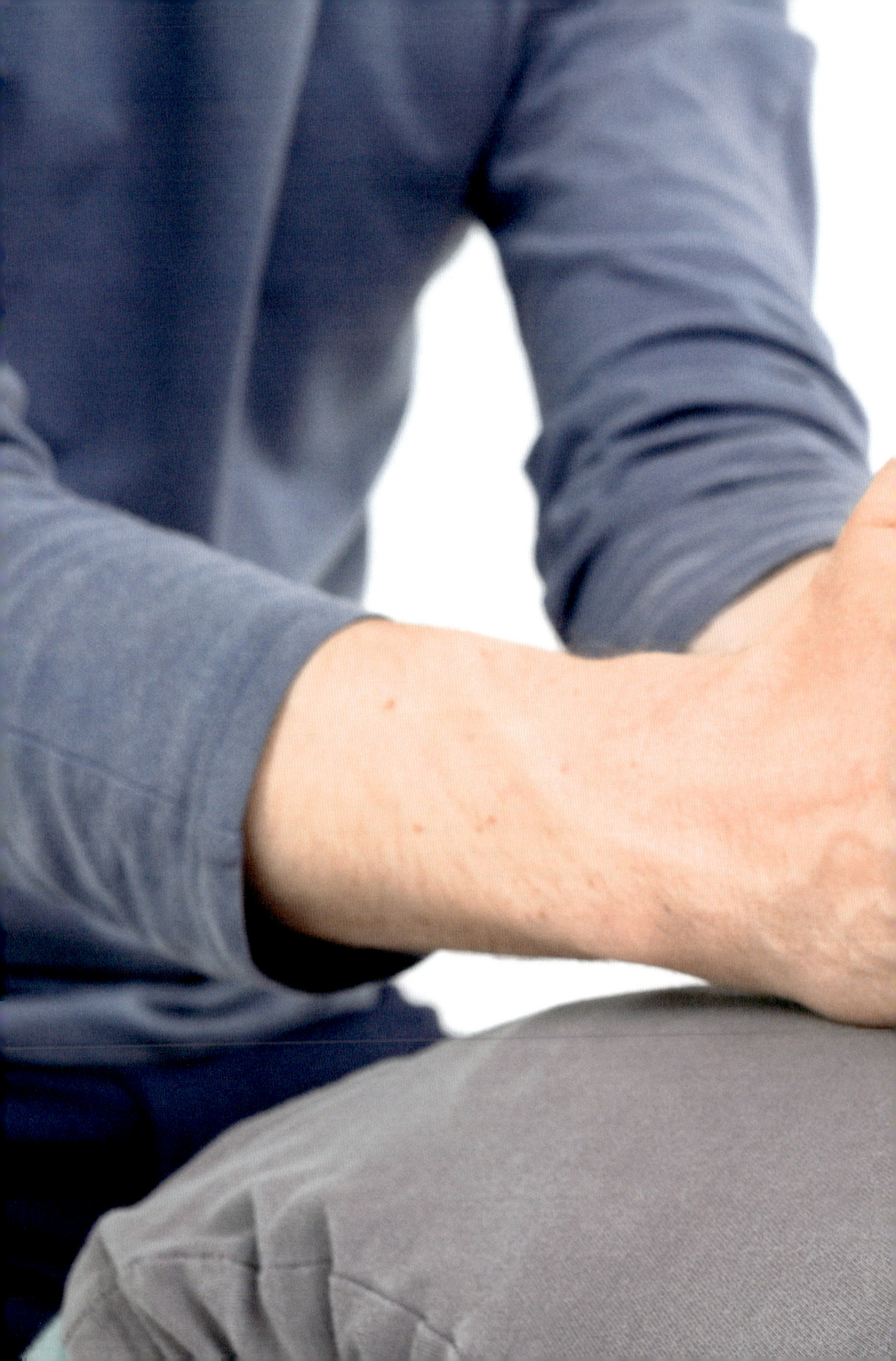

Teil II

Die Praxis

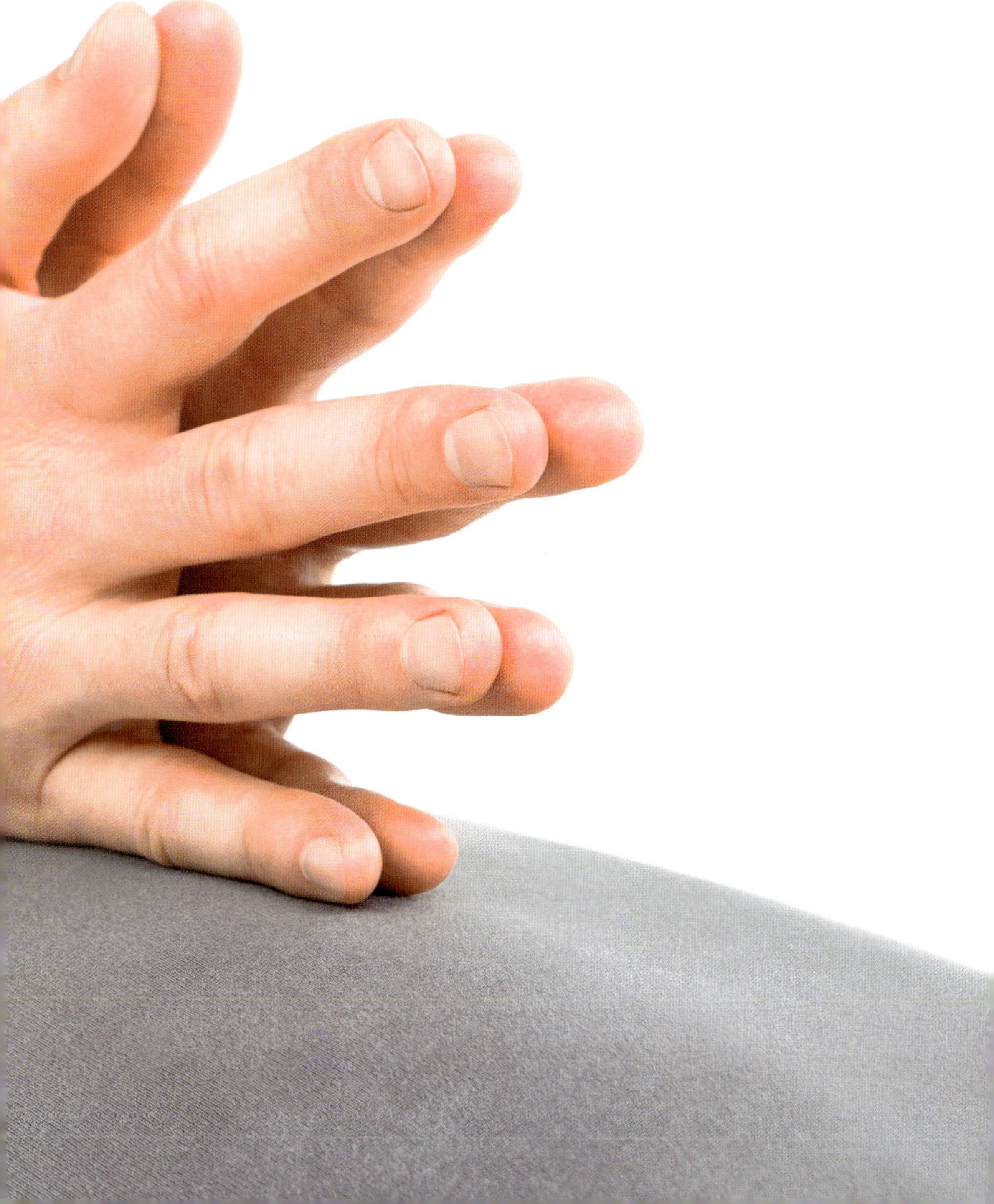

Wie Thai Yoga wirkt

„Lerne die Technik – und dann vergiss sie wieder. Danach fühle nur und lass dich von deinem Gefühl leiten. Wenn dein Lernen tief geht, werden neunzig Prozent dieser Arbeit durch Liebe geschehen, zehn Prozent erledigt die Technik. Durch die bloße Berührung, eine liebevolle Berührung, entspannt sich etwas im Körper."
Osho, *Das Buch der Heilung*, Seite 207

Massage ist eine der ältesten Heilmethoden der Medizin. Ihren wesentlichen Vorteil vielen Methoden der Schulmedizin gegenüber kann man recht einfach zusammenfassen: fachgerecht ausgeführt, hat die Massage keinerlei Nebenwirkungen. Die Berührung stimuliert die Durchblutung des Gewebes, wodurch sich Verklebungen von Muskeln und Faszien lösen können, der Stoffwechsel angeregt und durch den erhöhten Austausch von Blut- und Lymphflüssigkeit verbessert wird. So werden die Zellen besser mit Nähr- und Vitalstoffen versorgt und Abfallprodukte des Stoffwechsels können schneller abtransportiert werden.

Durch eine Thai-Yoga-Session werden nahezu alle Gelenke und der gesamte Bewegungsapparat mobilisiert. Der langsame und gleichmäßige Druck hilft, das Nervensystem zu beruhigen. Viele Menschen sind tagtäglich einer Reizüberflutung ausgesetzt, die zu einer kontinuierlichen geistigen Anspannung führt. Thai Yoga hilft, das Gedankenkarussell zu verlangsamen und den eigenen Körper wieder bewusst wahrzunehmen. Die negativen körperlichen Auswirkungen von Stress dürfen Schicht für Schicht abfallen. Die Selbstheilungskräfte und das Immunsystem werden gestärkt, und die Qualität des Schlafes und die Verdauung können verbessert werden.

Wie bereits unter „Koshas – Die fünf Körperhüllen" (siehe Seite 37 ff.) dargestellt, beschränken sich die positiven Auswirkungen jedoch nicht nur auf die körperliche Ebene. Eine Thai-Yoga-Session ist ein ganzheitliches Ritual für Körper, Geist und Seele. Gerade das Zusammenspiel von körperlichen und seelisch-emotionalen Prozessen macht die Magie dieser Massageform aus. Achtsame Berührung erschafft einen sicheren Raum für den Empfangenden. In diesem darf er auf einer tiefen Ebene loslassen, weil er von der Erde getragen wird und durch die Berührung des Gebenden das Gefühl von Sicherheit und Geborgenheit bekommt.

Vielleicht wirst du als Gebender nach einer Zeit bemerken, dass die Atmung deines Empfangenden tiefer und tiefer wird und in einen natürlichen tiefen Rhythmus – ähnlich dem während des Schlafens – fällt. Es kann sein, dass sich seine Gesichtsfarbe und die Körperhaltung verändern, weil die Muskeln nach und nach loslassen. Möglicherweise nimmst du auch ein leichtes Flattern der Augenlider wahr oder ein leises Schnarchen verrät dir, dass der Empfangende eingeschlafen ist.

Mühelos aus der Mitte heraus massieren – Den eigenen Körper nutzen

Thai Yoga wird häufig auch als „Yoga für Faule" bezeichnet, weil der Empfangende nichts aktiv tun muss, um sich zu entspannen. Mit der richtigen Technik kann Thai Yoga aber auch für den Gebenden zum „Yoga für Faule" werden, weil das Ausüben für ihn mit keinerlei Anstrengung verbunden ist. Du als Gebender machst dir auf geschickte Art und Weise die Mechanik deines Körpers zunutze: Nutze dein Körpergewicht, um die Akupressurtechniken und Dehnungen am Körper des Klienten auszuführen, ohne Muskelkraft dafür aufzuwenden.

Das sieht nicht nur mühelos und tänzerisch aus, es gewährleistet auch die Entspannung desjenigen, den du massierst. Denn nur, wenn du selbst entspannt bist, kannst du dem anderen etwas Gutes tun. Deshalb solltest du während einer Behandlung stets achtsam deine Körper- und Geisteshaltung beobachten. Deine Intention, dem anderen liebevolle Berührungen zu schenken, unterstützt dich dabei, gedanklich nicht abzuschweifen.

Folgende **7 Punkte** helfen dir dabei, mühelos aus deiner Mitte heraus zu massieren:

Eine bequeme Körperhaltung finden

Deine Basis, um ohne Anstrengung zu geben, ist eine bequeme Arbeitshaltung. Dabei hast du die Wahl zwischen verschiedenen Körperpositionen. Ihnen allen ist gemeinsam, dass deine Wirbelsäule die gesamte Zeit über gerade ist. Deine Körperhaltung sollte sich gut für dich anfühlen, und du solltest das Gefühl haben, entspannt arbeiten zu können.

Tipp: Wenn deine Position zu irgendeinem Zeitpunkt der Massage unbequem für dich wird oder du Schmerzen hast, solltest du sie verändern. Schenke deinem Körper während der Behandlung genauso viel Aufmerksamkeit wie demjenigen, den du massierst. Du hast immer genügend Zeit, für dein Wohlbefinden zu sorgen.

Aus der Körpermitte heraus arbeiten

In der Thai-Yoga-Körperarbeit gehen alle Drucktechniken und Stretches (Dehnungen) von der Körpermitte aus und werden durch eine Gewichtsverlagerung des eigenen Beckens initiiert. Ich denke dabei an eine langsame, weiche Schwingbewegung – wie die Wellen des Meeres oder der Wind, der im Sommer über ein Kornfeld weht. Um dies umzusetzen, ist es hilfreich, mit deinem *Hara* in Kontakt zu kommen. In der fernöstlichen Philosophie gilt *Hara* als Sitz der Lebenskraft. Zu diesem Zentrum der Energie zählt die gesamte Bauchregion vom Bauchnabel bis zum Solarplexus. Als absoluter Mittelpunkt und Schwerpunkt unseres Körpers gilt das *Dan Tien*, das 5 Zentimeter unter dem Bauchnabel liegt.

Tipp: Um dein Hara besser zu spüren, kann dir folgende Erdungsübung helfen, die von Anando Würzburger, der Begründerin der Hara-Meditation und *Hara Awareness Massage* stammt.[17] Deine Füße stehen hüftbreit auseinander und du spürst den Kontakt deiner Füße zur Erde. Beim Einatmen lehnst du dich sanft zurück und verlagerst das Gewicht auf deine Fersen. Mit der Ausatmung schwingst du sanft nach vorn, bis du spürst, dass sich dein Gewicht auf deinen Zehen befindet. Deine Füße haben die ganze Zeit über vollständigen Kontakt zum Boden. Bringe dabei die Aufmerksamkeit nach innen und spüre dein Hara. Dies ist eine Übung, die dich zurück in den Augenblick und in deinen Körper bringt. Und du kannst sie auch wunderbar ganz nebenbei anwenden, etwa wenn du auf den Bus oder Zug wartest.

Mit dem Körpergewicht arbeiten statt mit Muskelkraft

Dein Körpergewicht einzusetzen ist ein einfacher und müheloser Weg zu massieren. Muskelkraft aufzuwenden kann dagegen ermüdend sein. Wenn du dir unsicher bist, ob du gerade mit Muskelkraft oder mit deinem Körpergewicht arbeitest, kannst du dich fragen: „Könnte ich diese Übung noch zwei Stunden lang weitermachen?" Lautet die Antwort „Nein", verändere etwas an deiner Körperposition, um die Technik für dich entspannter zu machen.

Die Arme sind bei den allermeisten Techniken – insbesondere beim Handballen- und Daumendruck – gestreckt. Einer der häufigsten Fehler von Anfängern, der ein leichtes und müheloses Arbeiten verhindert, liegt darin, dass sie die Ellbogen beugen.

Tipp: Bei allen Drucktechniken hilft es dir als Gebendem, dich zu erinnern, dass deine Hände lediglich die Verlängerung deiner Arme sind. Im Grunde sind es nicht deine Hände, die aktiv sind. Die Hände bleiben passiv, d. h., die Handmuskulatur bleibt entspannt. Das ist ein entscheidender Unterschied zu klassischer Massage, die viele Greif- und Knetbewegungen kennt. Du stützt dich lediglich auf deinen Hände auf, während du dein Körpergewicht entweder von rechts nach links bzw. nach vorn und zurück verlagerst.

Körper in Druck- oder Zugrichtung

Wähle deine Körperposition so, dass dein Bauchnabel immer in die Richtung zeigt, in die du Kraft oder Zug ausüben willst. Das ist die Voraussetzung dafür, dass du dein Körpergewicht ideal nutzen kannst.

Keine Hautreibung

Da in der Thai-Yoga-Körperarbeit bis auf wenige Ausnahmen kein Öl verwendet wird, achte darauf, Hautreibung zu vermeiden. Bei allen Drucktechniken sollte der Winkel der Druckausübung 90 Grad zum Körper des Empfangenden betragen. Beim Handballendruck bleiben deine Hände weich und entspannt. Die weichen Hände finden die perfekte Verbindung zum Körper, bevor du in der Ausatmung dein Gewicht in den Druck hineinlegst.

Gleichmäßiger und langsamer Rhythmus

Thai Yoga kann – wie Yoga auch – Meditation in Bewegung sein. Ein gleichmäßiger Rhythmus unterstützt dich dabei, ohne Anstrengung zu geben. Zugleich hilft ein gleichmäßiger und langsamer Rhythmus deinem Empfangenden dabei loszulassen: Das vegetative Nervensystem schaltet vom Kampf-oder-Flucht-Modus (Aktivität des *Sympathicus*) in den Ruhemodus (Aktivität des *Parasympathicus*).

Um in einem gleichmäßigen Rhythmus zu massieren, kannst du langsam bis 3 zählen, während du dein Körpergewicht mit dem Ausatmen des Empfangenden, das im besten Fall mit deinem Atem synchron ist, auf deine Hände bringst und damit in den Druck hineinlegst, bzw. beim Einatmen den Druck oder Stretch (Dehnung) wieder löst. Den Druck 3 Sekunden zu halten hat sich als ideal erwiesen: Diese Zeit wird vom Empfangenden als nicht zu lang und nicht zu kurz empfunden.

Tipp: Als Faustregel kannst du dir merken: *Lieber etwas zu langsam als zu schnell massieren.* Der Empfangende hat in der Entspannung ein anderes Zeitempfinden als du. Was dir möglicherweise wie in Zeitlupe und zu langsam vorkommt, ist für ihn gerade richtig. Andersherum können sich zu schnelle Berührungen leicht hektisch, unangenehm und flüchtig anfühlen.

Den Atem nutzen

In der Thai-Yoga-Körperarbeit kommt dem Atem eine entscheidende Bedeutung zu. Er kann einen wesentlichen Beitrag zur Entspannung des Empfangenden leisten. Und du kannst durch die Wahrnehmung der Atmung des anderen wesentliche Rückschlüsse auf seinen Körper- und Geisteszustand ziehen. Folgende Punkte gilt es zu beachten:

Natürlicher Atem: Die meiste Zeit während einer Behandlung kannst du ganz natürlich atmen. Über deine entspannte natürliche Atmung kann sich der Empfangende entspannen, weil er seine Atmung unbewusst und durch die Wirkung der Spiegelneuronen (siehe unter „Die Qualität von Berührung", Seite 32 ff.) mit deiner in Einklang bringen wird. Um natürlich zu atmen, brauchst du nichts zu tun, außer dich selbst zu entspannen und tief in deinen Bauch hineinzuatmen. Versuche eine hörbare Atmung wie beispielsweise die Yogaatmung zu vermeiden. Durch dieses Geräusch könnte dein Klient den Eindruck bekommen, dass er aktiv atmen soll.

Gelenkter Atem: Alle *Twists* (Drehbewegungen der Wirbelsäule), intensiven Stretches (Dehnungen) und Drucktechniken sollten mit dem Ausatmen des Empfangenden erfolgen. Um dich mit der Ausatmung deines Klienten zu verbinden, kannst du beobachten, in welchem Augenblick sich seine oder ihre Bauchdecke hebt bzw. senkt. Wenn dein Klient so flach atmet, dass du Ein- und Ausatmung kaum unterscheiden kannst, kannst du ihn entweder bitten auszuatmen oder selbst hörbar ein- und ausatmen, um ihn sanft dazu zu animieren, seinerseits hörbar zu atmen.

Tipp: Um in Kontakt mit deinem Atem zu kommen und dich dabei zu entspannen, kannst du die Achtsamkeitsübung „Atemzählen" aus dem Kapitel „Geben macht glücklich – Die vier Säulen der Thai-Yoga-Körperarbeit", dort unter „Wie Achtsamkeit dein Leben verbessert" (siehe Seite 20 ff.) anwenden.

Werkzeuge der Berührung – Die verschiedenen Techniken

Handballendruck

Bei dieser Technik nutzt du den unteren Teil deines Handballens (der nahe am Handgelenk liegt), um Druck auszuüben. Achte darauf, die Hände nicht zu stark zu beugen, weil dies langfristig deine Handgelenke übermäßig belasten kann. Beim Handballendruck wird zwischen abwechselndem und gleichzeitigem Handballendruck unterschieden.
Wirkung: weicher und flächiger Druck
Einsatzgebiete: Füße, Beine, Arme, Rücken, Schulter und Nacken

Abwechselnder Handballendruck (Katzentritt)[18]

Beim abwechselnden Handballendruck (siehe Foto unten rechts) legst du dein Gewicht abwechselnd auf die linke und rechte Hand, d. h., beide Hände führen eine gegenläufige Bewegung aus. Eine von ihnen hat Kontakt zum Körper des Empfangenden und die Technik wird durch die Schwingbewegung deiner Körpermitte in der Achse *Links–Rechts* initiiert. Diese Variante wird als rhythmischer und weicher empfunden als die des gleichzeitigen Handballendrucks. Wie zuvor erwähnt, kannst du pro Druck langsam bis 3 zählen oder pro Druckeinheit jeweils langsam ein- oder ausatmen.

Gleichzeitiger Handballendruck

Beim gleichzeitigen Handballendruck arbeiten deine Hände in gleicher Richtung (siehe Foto unten links). Mit deiner Ausatmung gibst du Druck durch beide Hände und mit der Einatmung löst du sie wieder sanft vom Körper, um die Hände umzusetzen. Diese Technik wird durch die Schwingbewegung deiner Körpermitte in der Achse *Nach vorn–Zurück* initiiert. Gleichzeitiger Handballendruck ist etwas intensiver als der abwechselnde.

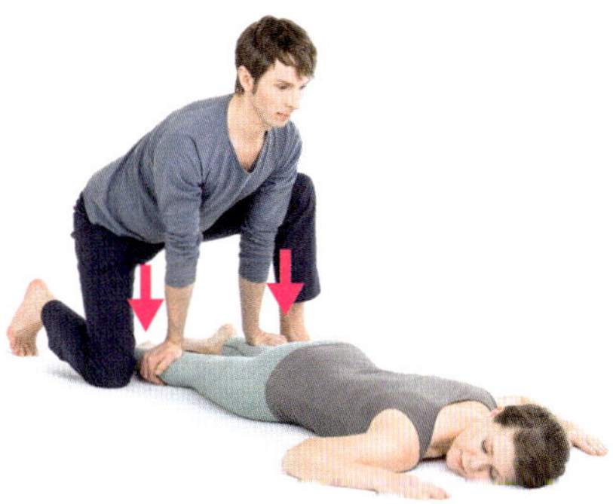

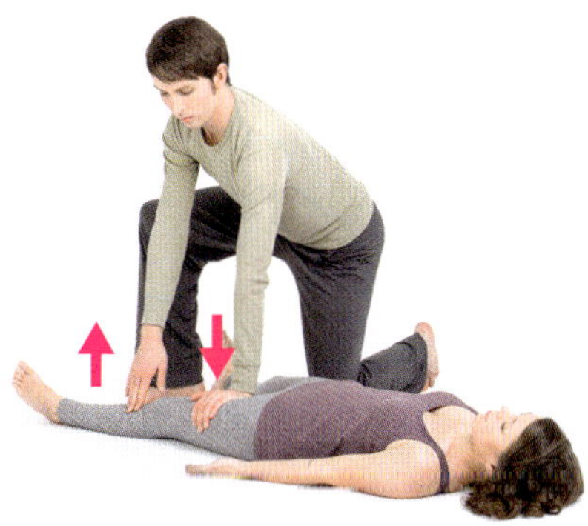

Daumendruck

Daumendruck übst du mit dem flachen Teil (dem vorderen Glied) deines Daumens aus. Achte darauf, dass der Daumen die Verlängerung deines Armes (in einer geraden Linie) ist und der Daumen bei der Berührung nicht überstreckt wird – das garantiert eine optimale Kraftübertragung. Varianten sind abwechselnder und gleichzeitiger.

Wirkung: Im Gegensatz zum Handballendruck ist die Fläche, auf die Druck ausgeübt wird, deutlich kleiner, weshalb Daumendruck punktueller und intensiver wahrgenommen wird.

Einsatzgebiete: wie Handballendruck

Abwechselnder Daumendruck

Dies ist die sanfteste Variante des Daumendrucks. Beide Daumen befinden sich nebeneinander. Du lässt einen Daumen nach vorn wandern, gibst dort Druck und setzt bei der nächsten Ein- bzw. Ausatmung den anderen Daumen direkt daneben, wobei du dein Gewicht in diesen Daumen verlagerst. Anschließend setzt du wieder den anderen Daumen nach vorn und ziehst den zweiten nach. (Siehe Foto unten links.)

Gleichzeitiger Daumendruck

Beide Daumen befinden sich nebeneinander. In der Ausatmung legst du dein Körpergewicht in die Druckbewegung beider Daumen. Bei der Einatmung löst du den Druck der Daumen langsam und platzierst beide Daumen neu. (Siehe Foto unten rechts.)

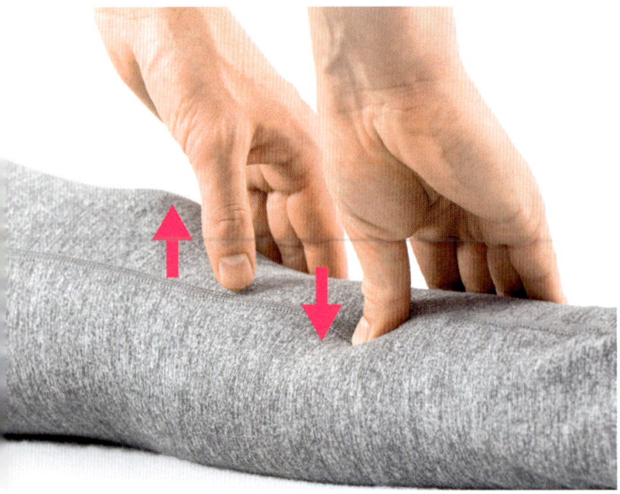

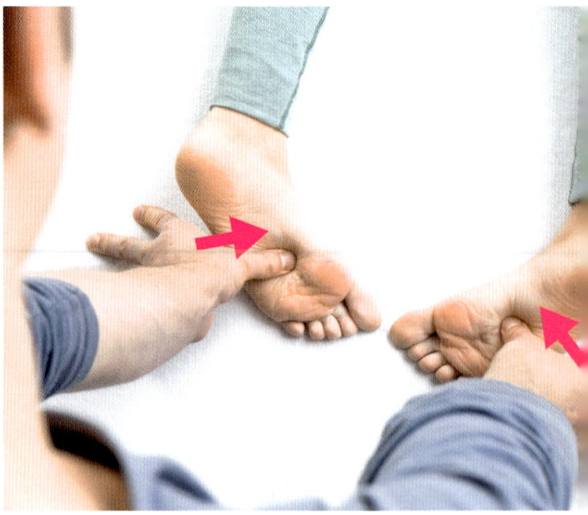

Klauengriff

Mit dem Daumen auf der Innenseite und den anderen vier Fingern auf der Außenseite des Armes drückst du unter dem Bizeps, um den Energiefluss entlang der Armlinien (siehe Abbildungen Seite 138) zu aktivieren (siehe Foto unten links).

Wirkung: gleichzeitiger, punktueller Druck

Einsatzgebiet: Oberarm

Fingerhakendruck

Beuge deine Finger so, dass sie die Form eines Hakens haben. Indem du deinen Körper zurücklehnst, baust du nun Druck durch die Kuppen von Zeigefinger, Mittelfinger, Ringfinger und kleinem Finger auf (siehe Foto unten rechts).

Wirkung: Der Fingerhakendruck ermöglicht dir eine variable Druckintensität. Du kannst sehr intensiv und punktuell arbeiten, wenn du wirklich nur die Kuppen der Finger nutzt oder etwas weicher und flacher, wenn du die Finger entspannst und den Muskel etwas breiter greifst.

Einsatzgebiet: Nackenmuskel

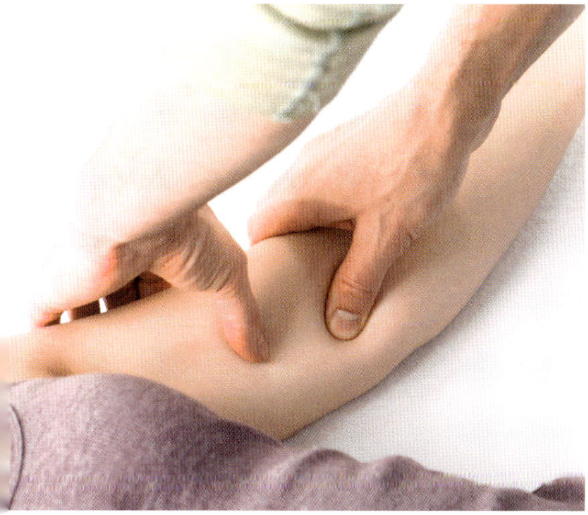

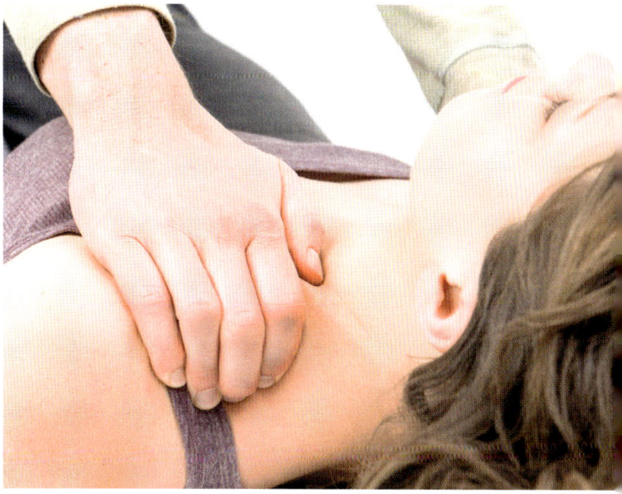

Fingerkuppendruck

Beim Fingerkuppendruck bringst du die Kuppen von Zeigefinger, Mittelfinger und Ringfinger in eine Linie (siehe Foto unten links). Du kannst mit einer Hand arbeiten oder mit beiden Händen gleichzeitig, wobei im letzteren Fall bei einem Rechtshänder die rechte Hand unten und die linke auf der rechten liegt und die rechte führt. Beim Linkshänder ist es entsprechend umgekehrt.

Wirkung: sanfter und sehr kontrollierter weicher Druck

Einsatzgebiete: Bauchmassage, Brustkorb und der Bereich zwischen den Rippen

Ellbogendruck

Der Druck mit dem Ellbogen ist eine der von der Wirkung her intensivsten Techniken, die dir in der Thai-Yoga-Körperarbeit zur Verfügung steht. Deshalb ist es wichtig, sie sehr langsam und mit großer Achtsamkeit durchzuführen. Beim Ellbogendruck verwendest du meistens nicht die Spitze des Ellbogens (das wäre zu intensiv), sondern den direkt darunter liegenden, etwas weicheren Teil des Unterarms. Platziere für den Ellbogendruck deinen oberen Unterarm auf die zu bearbeitende Stelle (siehe Foto unten rechts) und bringe dein Körpergewicht mit dem Ausatmen des Empfangenden langsam und schrittweise auf deinen Unterarm. Diese Technik ist besonders geeignet für kräftige, schwere und/oder stark verspannte Klienten.

Wirkung: Ohne dich anzustrengen, kannst du auf diese Weise intensiven Druck aufbauen.

Einsatzgebiete: Beine, Gesäß, Rücken, Schulter-Nacken-Bereich

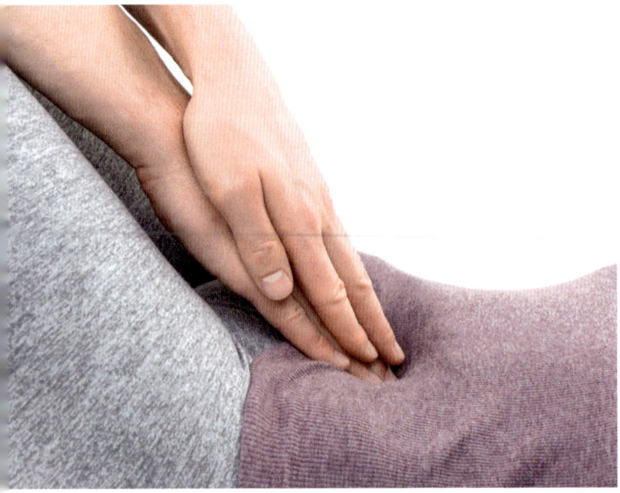

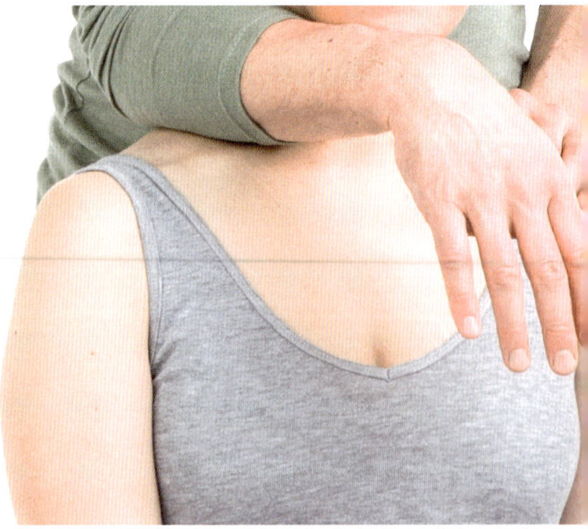

Kniedruck

Platziere deine Knie z. B. auf dem Gesäß (siehe Foto unten links) und lege mit der Ausatmung des Empfangenden dein Körpergewicht kontrolliert hinein, löse den Druck mit dem Einatmen wieder. Sei dabei sehr achtsam mit der Druckintensität.

Wirkung: eine intensive Drucktechnik, die für eine sichere, kontrollierte Ausführung etwas Übung braucht

Einsatzgebiete: Füße, Beine, Gesäß

Fußdruck

Die Arbeit mit den Füßen ist eine meiner Lieblingstechniken in der Thai-Yoga-Körperarbeit. Am Anfang ist es vielleicht etwas ungewohnt, jemanden mit den Füßen zu massieren (siehe Foto unten rechts). Wenn du dich daran gewöhnt hast, ist es jedoch eine wunderbare Technik, um ohne große Kraftanstrengung stark verspannte Klienten zu behandeln. Zudem erlaubt dir diese Technik, dich während einer Behandlung selbst zu erden und dir eine Ruhepause zu gönnen.

Wirkung: Der Druck erfolgt entweder mit der Ferse oder mit dem Fußballen bzw. dem Fußgewölbe. Je nachdem, mit welchem Bereich deines Fußes du massierst, fühlt sich der Druck für den Empfangenden großflächig weich bis punktuell intensiv an. Allen drei Techniken ist gemeinsam, dass sie sowohl den Gebenden als auch den Empfangenden erden.

Einsatzgebiete: Füße, Beine, Gesäß, Rücken, Arme und Hände, Schulter-Nacken-Bereich

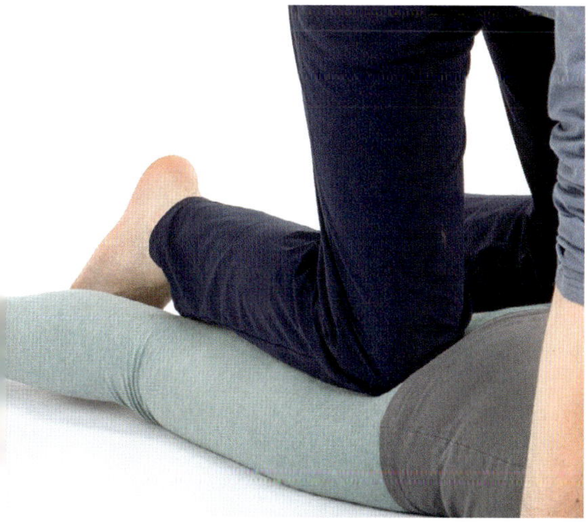

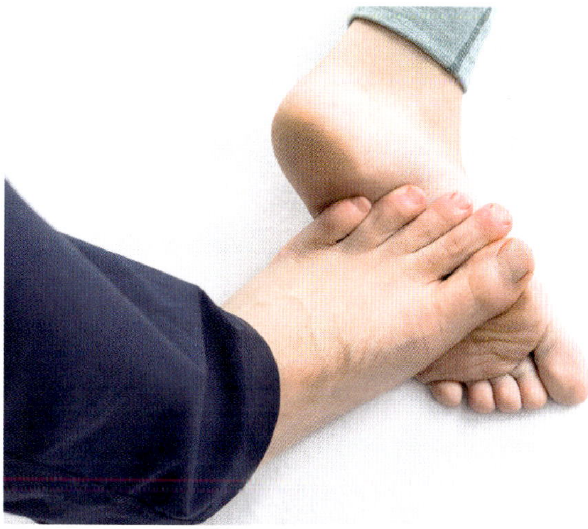

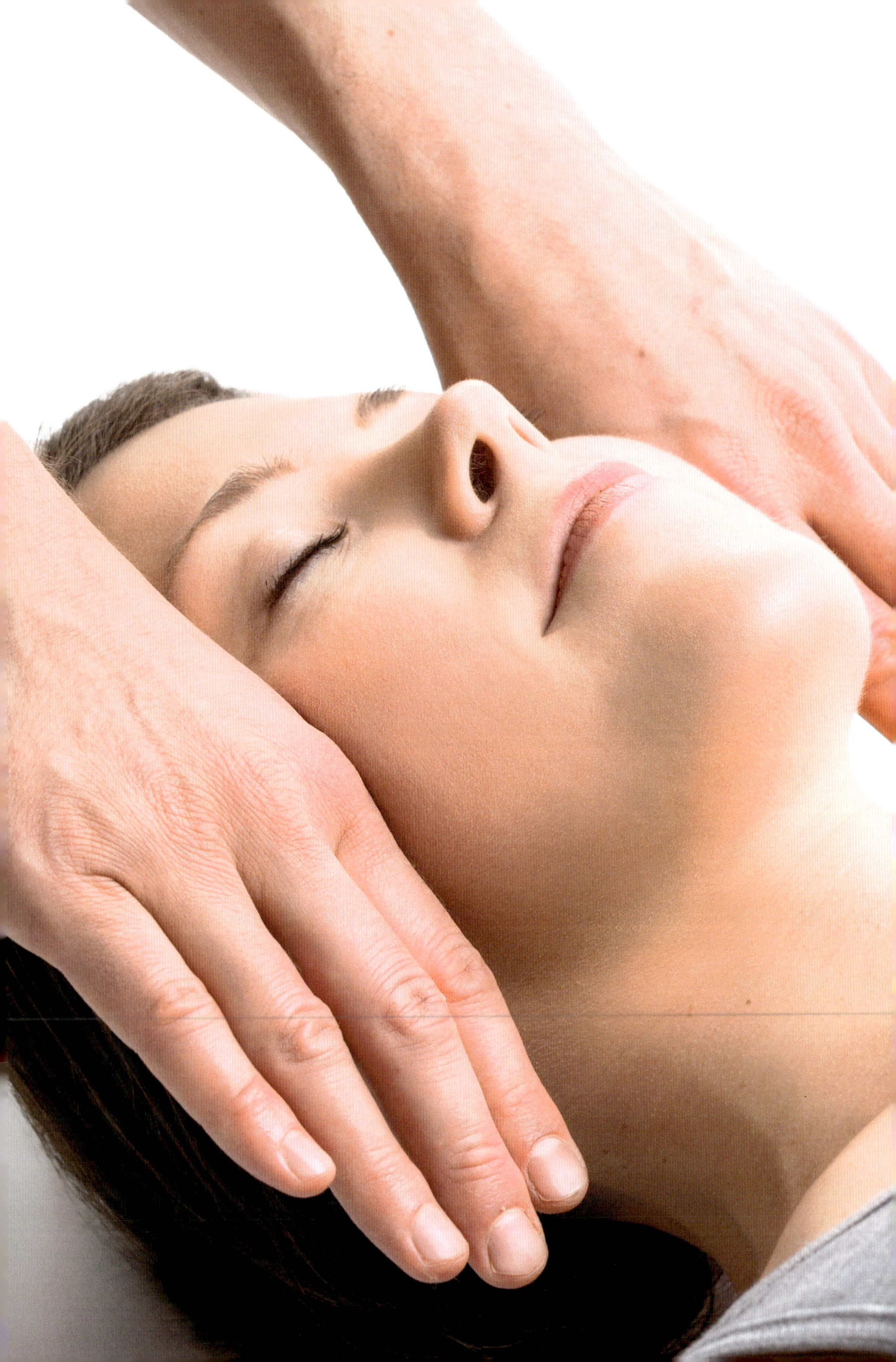

Eine Thai-Yoga-Session – Schritt für Schritt

In diesem Kapitel stelle ich dir den möglichen Ablauf einer Thai-Yoga-Session Schritt für Schritt vor. Die dargestellten Techniken habe ich ausgewählt, weil sie leicht erlernbar, effektiv und mühelos anzuwenden sind. Für die einzelnen Sequenzen der Massage wird der Empfangende nacheinander zuerst in die Rückenlage, dann in die Bauchlage, in Kindesposition und anschließend in eine sitzende Position gebracht. Zum Abschluss genießt er noch eine Gesichtsmassage und entspannt in Rückenlage. Jeder einzelne Schritt der Behandlung ist detailliert beschrieben und illustriert, damit du ihn korrekt und sicher anwenden kannst. Die Wirkungsweise der Drucktechnik oder des Stretches wird beschrieben, die Ausführung genau dargestellt – und falls vorhanden, auch mögliche Varianten – und du bekommst Tipps zur Anwendung.

Du musst die Techniken nicht zwangsläufig alle in der angegebenen Reihenfolge anwenden. Wenn du ein Anfänger im Bereich von Thai Yoga bist, würde ich dir das auch nicht empfehlen. Denn das würde (je nach Anzahl der Wiederholungen und der Zeit, die du persönlich brauchst) mindestens 2 bis 3 Stunden dauern. Am besten startest du erst einmal mit einzelnen Sequenzen (z. B. an den Füßen und Beinen oder in Bauchlage) oder sogar mit einzelnen Übungen.

Beachte bitte grundsätzlich, dass alle Techniken langsam und achtsam ausgeführt werden. Steigere die Intensität sukzessive. Bei mehreren Wiederholungen beginnst du zunächst sanft und gibst jedes Mal etwas mehr Druck oder Zug. Werden Drucktechniken oder Dehnungen zuerst auf nur einer, dann auf der anderen Seite ausgeführt, beginnst du bei Frauen immer mit der linken und bei Männern stets mit der rechten Seite.[19] Lese in jedem Fall das Kapitel „Kontraindikationen" (siehe Seite 45 ff.) und kläre mit deinem Klienten vorher ab, ob es eventuell gesundheitliche Einschränkungen (siehe „Klientenfragebogen", Seite 50 f.) gibt.

Grundsätzlich gilt, dass du normalerweise von unten nach oben, d. h. von den Füßen in Richtung Kopf arbeitest, wobei du dich nicht streng an die Reihenfolge der Techniken, wie ich sie vorgebe, halten musst. Wichtiger als die Menge der unterschiedlichen Berührungen ist ihre Qualität – eine rhythmische und achtsame Ausführung in aller Ruhe mit ununterbrochenem Kontakt zum Empfangenden.

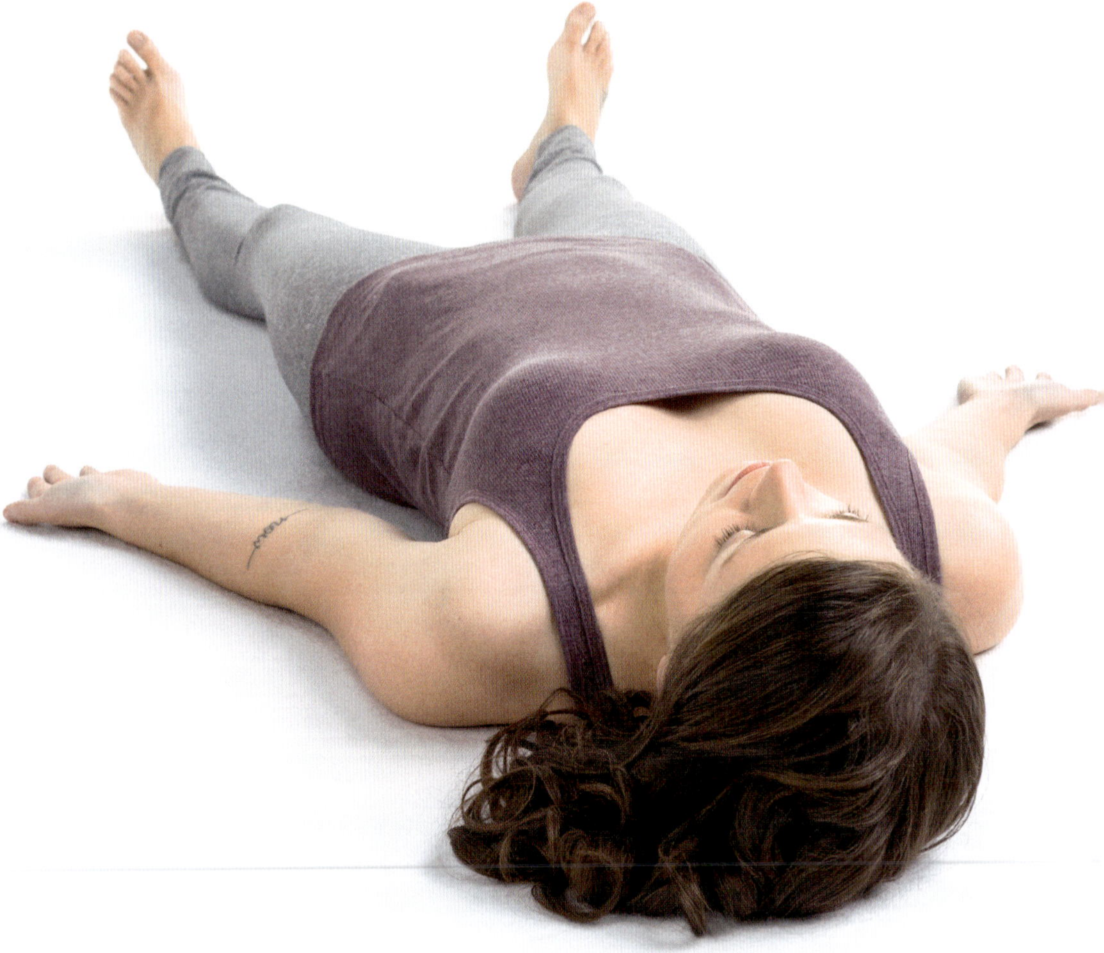

Kapitel 1

Thai Yoga in Rückenlage

Die Grundposition in Rückenlage entspricht der Totenhaltung (*Savasana;* Rücken-Entspannungsposition) im Yoga: Der Empfangende liegt entspannt auf dem Rücken, die Füße sind ungefähr schulterweit geöffnet, die Zehenspitzen fallen leicht nach außen, die Arme ruhen schräg neben dem Körper, d. h. sie liegen nicht parallel neben ihm, die Handflächen zeigen nach oben. Wenn es für den Empfangenden angenehmer ist, kann sein Kopf auf einem dünnen Kissen ruhen. Bei Schmerzen oder starken Verspannungen im unteren Rücken empfiehlt es sich, eine Rolle unter seinen Knien zu platzieren.

Savasana ist eine Position der Hingabe und des Loslassens. Nicht jeder fühlt sich hier auf Anhieb wohl, und manche Menschen werden dazu neigen, die Handflächen nach unten zu drehen oder sogar die Arme über dem Brustkorb zu verschränken. Beides sind Schutzhaltungen, die im Laufe der Behandlung aufgegeben werden sollten, weil dadurch eine bessere Atmung und Entspannung des Schulter-Nacken-Bereiches möglich ist. Gib deinem Klienten aber ruhig Zeit, auf der Matte anzukommen, sich sicher und geborgen zu fühlen, bevor du im Laufe der Behandlung Arme und Hände sanft in die richtige Position bringst.

Die Thai-Yoga-Sequenz in Rückenlage umfasst:

- Ankommen und ausrichten
- An den Füßen arbeiten
- An den Beinlinien arbeiten
- Techniken an einem Bein
- Techniken an beiden Beinen
- Bauchmassage
- An den Armlinien und den Händen arbeiten

Ankommen und ausrichten

Die ersten Techniken in dieser Sequenz helfen dem Empfangenden dabei anzukommen, bauen Vertrauen auf und schaffen damit einen achtsamen Raum für die gesamte Behandlung. Zwei wichtige Assists[20] (Oberschenkel-, Seite 97, und Schulter-Assist, Seite 87) kannst du dazu nutzen, um den Körper des Empfangenden optimal auszurichten und zudem sehr gut während einer Yogastunde in *Savasana* (der Rücken-Entspannungsposition) anwenden.

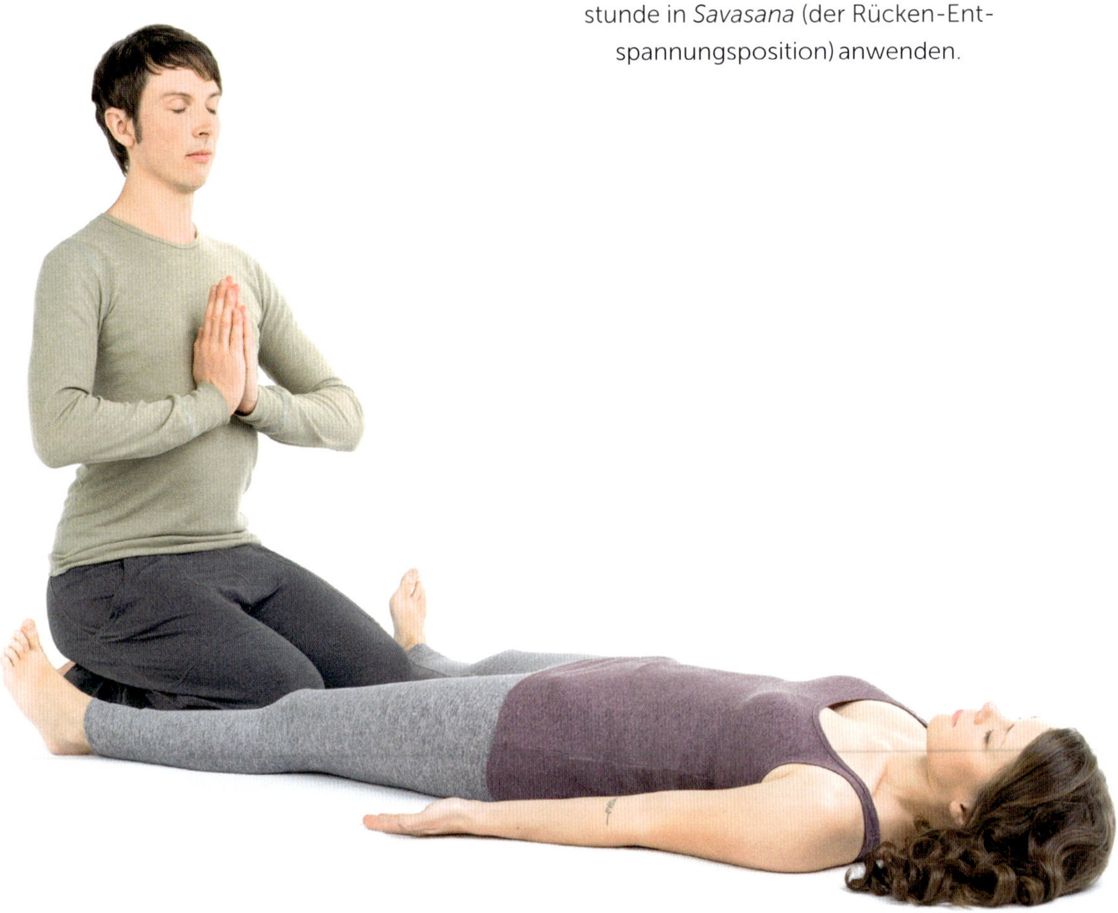

Einstimmung

Achtsamkeit und liebende Güte einladen

Wirkung

Die Einstimmung schafft für den Empfangenden den Raum, um loszulassen. Je entspannter, liebevoller und selbstsicherer du selbst bist, desto angenehmer wird sich deine Berührung anfühlen.

Ausführung

Nimm den Fersensitz zwischen den Füßen des Empfangenden ein und lege deine Handflächen vor deinem Herzen zusammen. Nimm dir einen kurzen Augenblick Zeit, um bei dir anzukommen. Spüre deinen ruhigen, tiefen Atem und richte dich darauf aus, dass du dem Empfangenden etwas Gutes tun wirst. Erinnere dich daran, dass du nichts falsch machen kannst, wenn du dich von dieser Intention leiten lässt.

Variation

Traditionell wird in Thailand zu Beginn einer Session ein Gebet zu Dr. Jivaka Kumar Bhaccha, dem Vater der Thai-Massage, rezitiert. Das ist das sogenannte *Wai Khru.*[21] Für mich ist *Wai Khru* jedoch keine „Pflicht", wenn du dazu keinen persönlichen Bezug hast. Wenn du mit diesem Mantra oder Mantras generell nichts anfangen kannst, wähle stattdessen etwas, was für dich persönlich Bedeutung hat. Du kannst dich z. B. an einen Menschen erinnern, der dir lieb ist und dir etwas bedeutet, oder an einen Augenblick denken, in dem ein anderer dir etwas Gutes getan hat. Auf diese Weise kannst du dich mit dem Gefühl liebender Güte (*Metta*) verbinden und diese Qualität durch deine Berührung teilen.

Tipp: Wenn es dir unbequem ist, auf deinen Fersen zu sitzen, kannst du im Fersensitz auch auf einem Sitzkissen Platz nehmen, deine Knie befinden sich dann rechts und links neben dem Kissen und werden auf diese Weise entlastet.

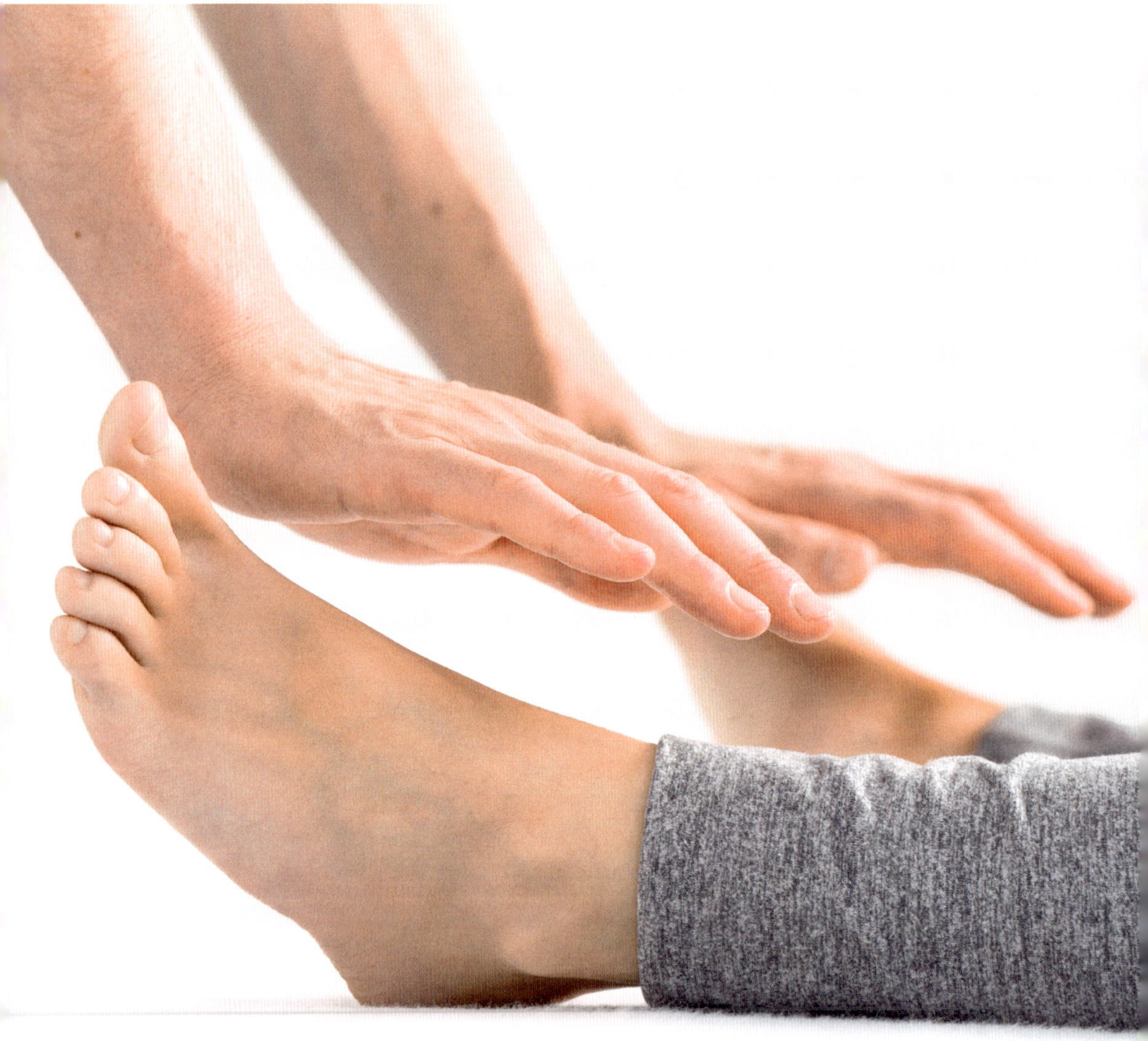

Erste Berührung

Vertrauen aufbauen

Wirkung

Die erste Berührung ist die wichtigste der gesamten Session. Sie ist wie der erste Ton einer Symphonie. Mit der ersten Berührung nimmt der Empfangende deine körperliche und geistige Präsenz wahr. Er spürt, wie sehr du innerlich dabei bist und wie sehr er dir vertrauen und loslassen darf. Wenn ich selbst eine Massage bekomme, kann ich häufig schon mit der ersten Berührung spüren, welche Qualität die gesamte Behandlung haben wird.

Ausführung

Nimm dir genügend Zeit, ganz bei dir anzukommen, bevor du den Empfangenden berührst. Reibe sanft deine Handflächen aneinander, um Wärme zu erzeugen. Lasse die angewärmten Hände sehr langsam auf die Füße deines Empfangenden sinken.

Gib noch keinen Druck. Sei einfach da und halte den Kontakt, solange es sich stimmig anfühlt.

Variation

Traditionell beginne ich eine Thai-Yoga-Session an den Füßen. Deshalb findet auch die erste Berührung an den Füßen statt. Sie kann aber auch an anderen Körperteilen erfolgen, beispielsweise auf den Schultern, wenn du im Sitzen beginnst.

Tipp: Für diese und die folgenden Techniken empfiehlt es sich, die Socken des Empfangenden auszuziehen. Nach der Fußmassage kannst du sie ihm wieder anziehen, damit er nicht friert.

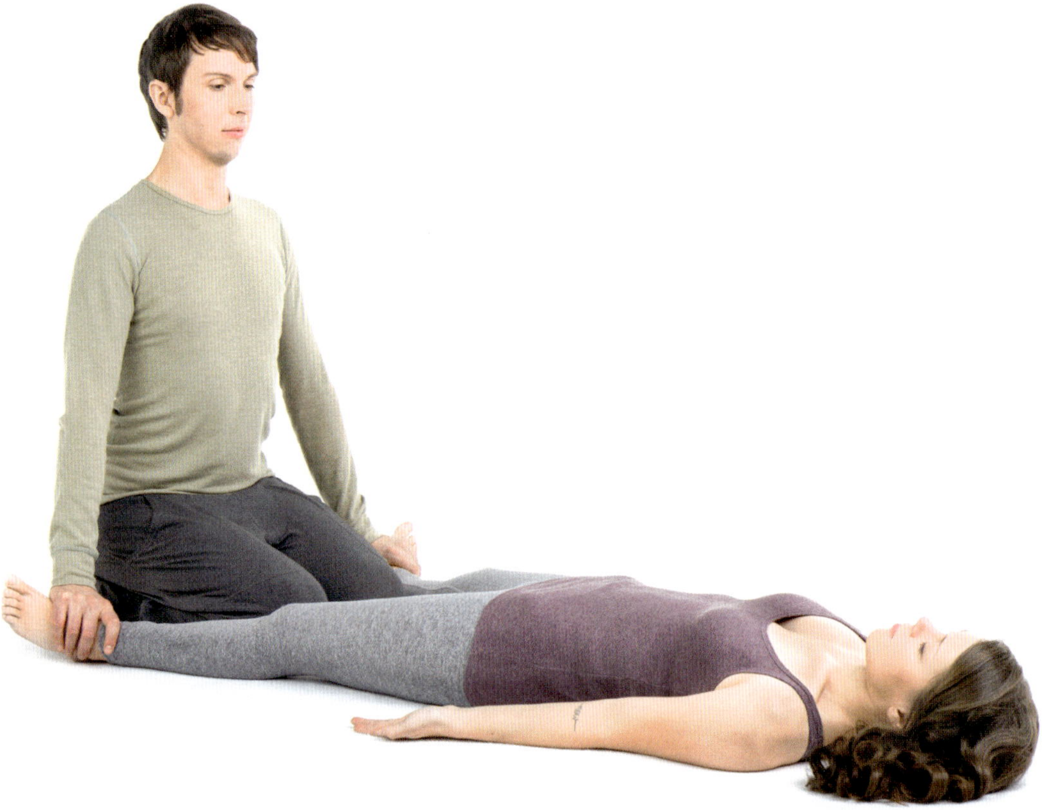

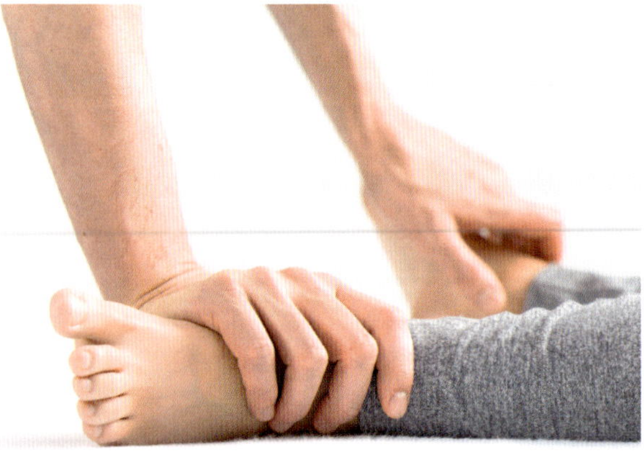

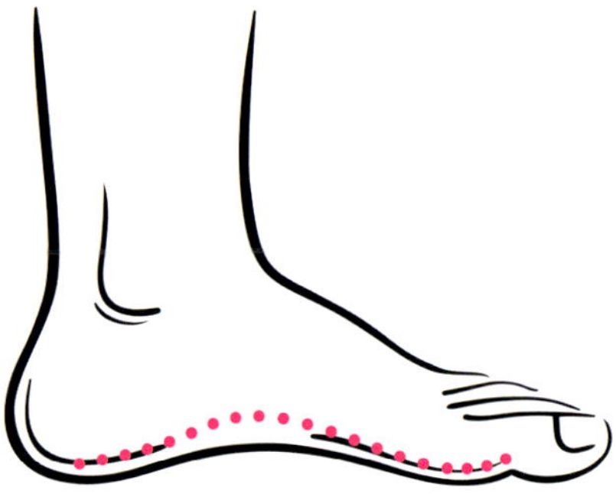

Die Wirbelsäulenlinie an der Innenkante der Füße

Katzentritt

Mit Handballen- und Daumendruck den Fuß begrüßen

Wirkung

Diese ersten sanften und langsamen Bewegungen helfen dem Empfangenden, auf der Thai-Yoga-Matte anzukommen. Die Füße werden gelockert und aufgewärmt. Zudem öffnet der Katzentritt die Hüfte und dehnt die Beine. Durch die Stimulation der Wirbelsäulenlinie wird der Energiefluss dort harmonisiert.

Ausführung

Platziere deine Handballen auf den Fersen des Empfangenden und wandere mit abwechselndem Handballendruck auf der Fußsohle auf der Innenkante zwischen Ferse und Fußballen auf der Wirbelsäulenlinie (siehe Abbildung links) von innen nach außen und wieder zurück. Wenn du magst, kannst du das Ganze auch 2- oder 3-mal wiederholen.

Variante

Etwas intensiver als der abwechselnde Handballendruck ist der abwechselnde Daumendruck, mit dem du diese Energielinie ebenfalls sehr gut stimulieren kannst.

Tipp: Übertreibe die Schwingbewegung von links nach rechts. So wird es dir leichtfallen, deinen Körper zu nutzen und aus deiner Mitte heraus zu massieren.

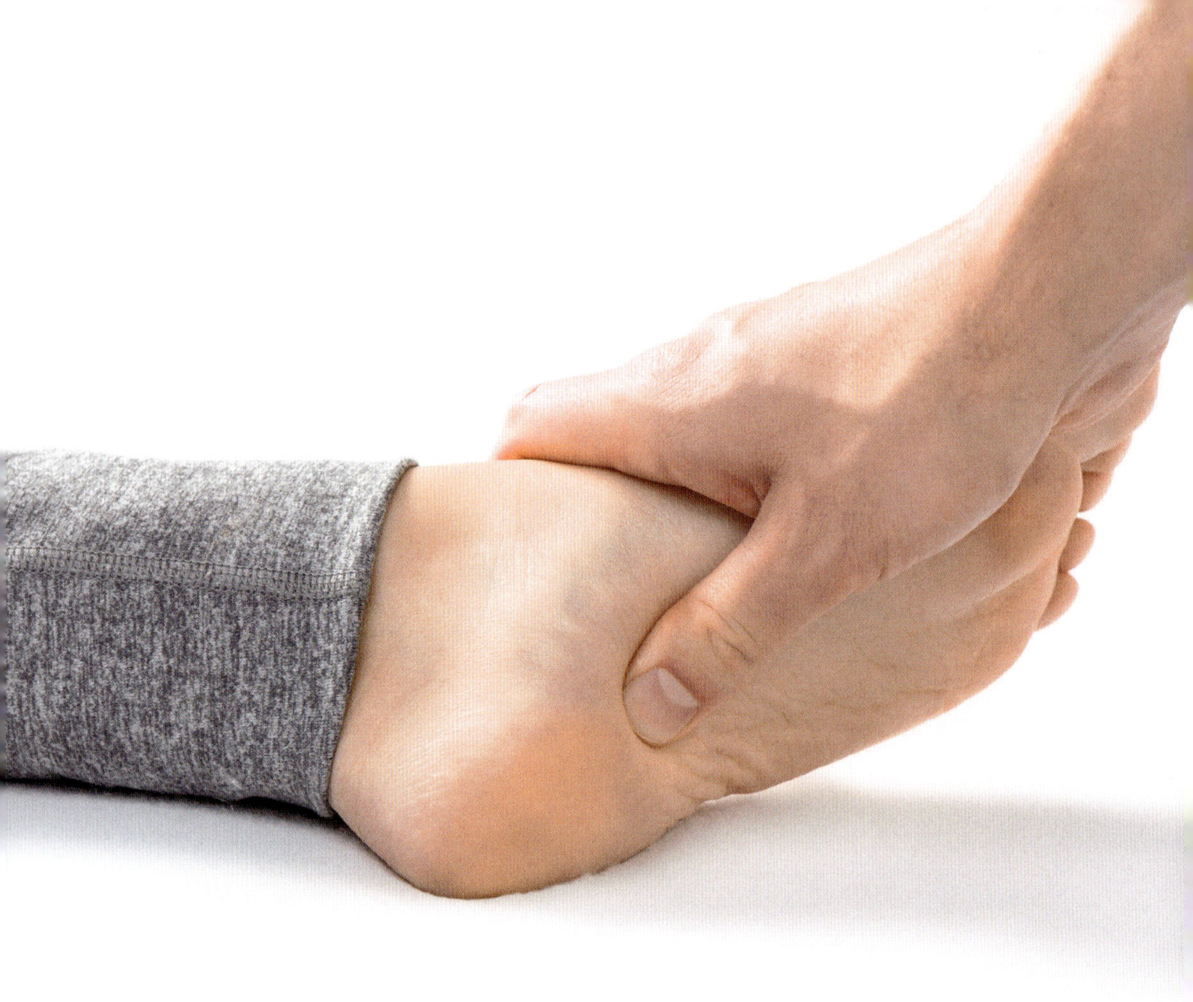

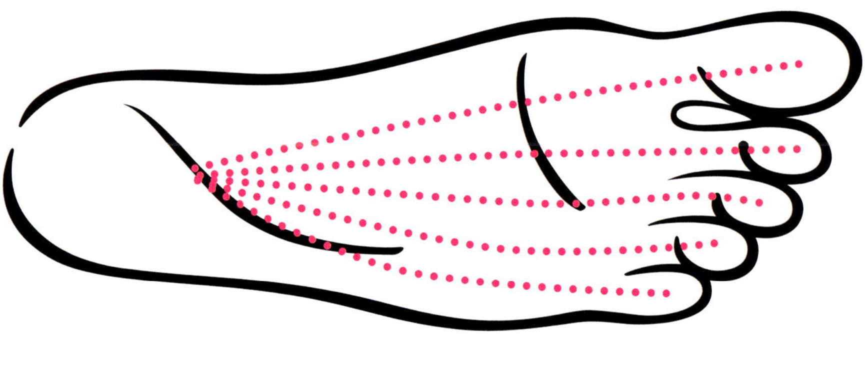

Die Fußlinien auf der Fußsohle

Strahlendruck

Mit den Daumen die Fußsohle entspannen

Wirkung

Der gleichzeitige Daumendruck auf beiden Fußsohlen des Empfangenden wirkt erdend und beruhigt. Zudem kannst du mit einem intensiven und langsamen Druck auch seine Plantarfaszie[22] mobilisieren.

Ausführung

Starte am Ausgangspunkt unter der Ferse (siehe Abbildung links) auf den Fußsohlen und wandere von hier aus mit gleichzeitigem Daumendruck langsam von der Fußinnenseite nach außen, dann setzt du wieder an der Innenseite an und gehst zur anderen Seite ... und näherst dich so Stück für Stück den einzelnen Zehen.

Tipp: Achte gerade beim intensiven Daumendruck darauf, dass du dein Gewicht langsam und allmählich einsetzt und es genauso langsam wieder lost. Um das zu unterstützen, kannst du sowohl beim Druckgeben als auch beim Lösen des Drucks langsam bis 3 zählen.

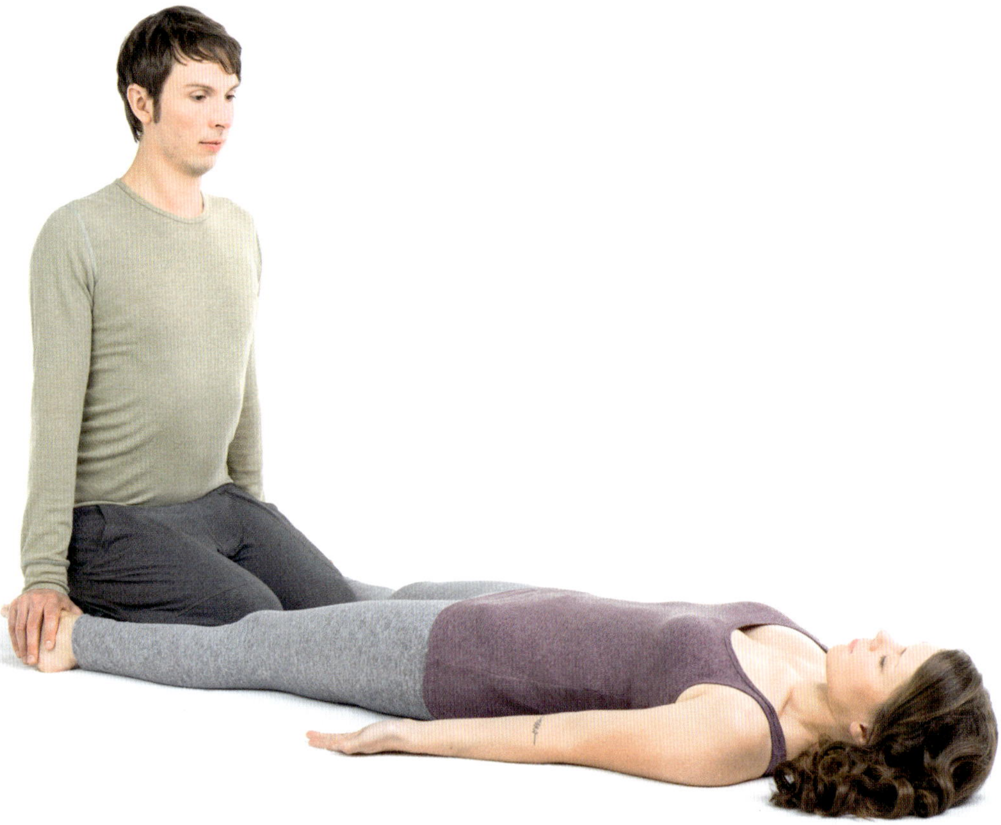

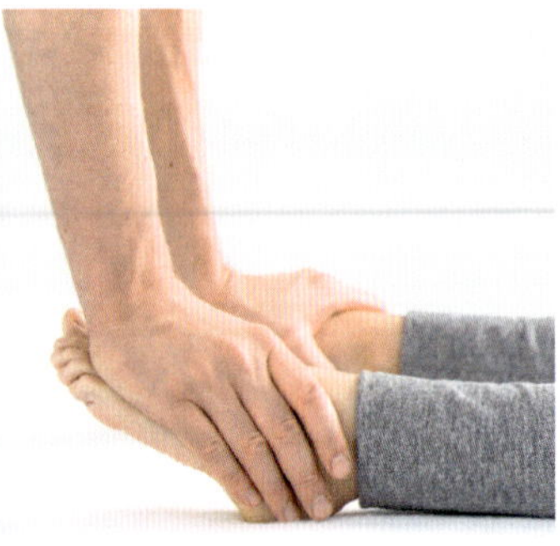

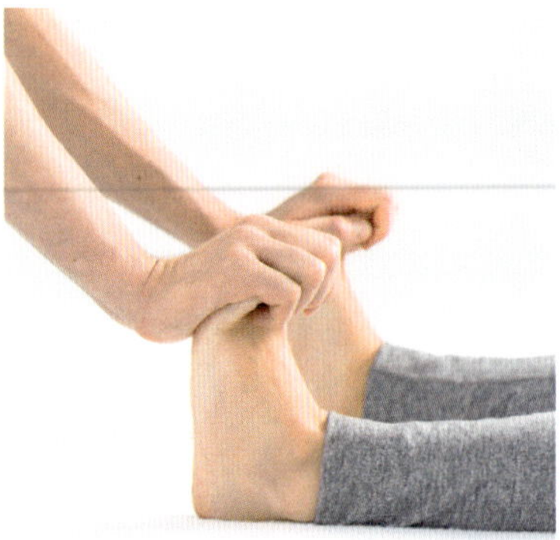

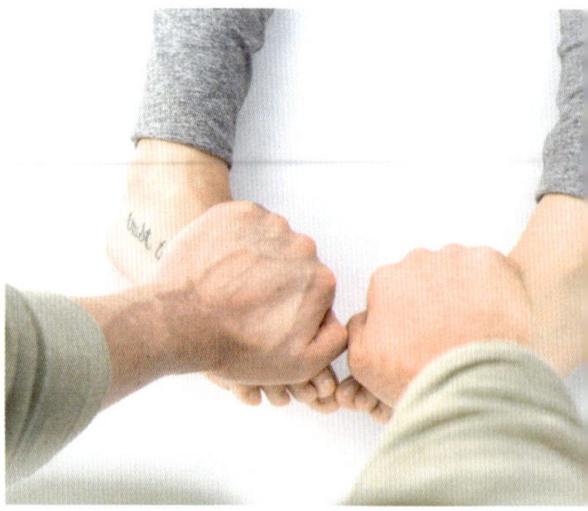

Fußdehnung

Das Fußgelenk mobilisieren

Wirkung

Diese Technik hilft, das Fußgelenk des Empfangenden zu mobilisieren. Die Dehnung nach unten streckt seinen vorderen Schienbeinmuskel. Bei der Gegenbewegung wird die Rückseite der Wadenmuskulatur gedehnt, die Achillessehnen und der gesamte Kreuzbeinbereich gestreckt.

Ausführung

Lege deine Hände auf je einen Fußrücken des Empfangenden nahe bei seinem Sprunggelenk. Rücke ein wenig nach hinten und nutze bei deinem Ausatmen dein Körpergewicht, um Druck auf die Fußrücken zu geben. Sie werden gedehnt (siehe Foto oben und unten links). Beim Einatmen löst du den Druck langsam wieder und platzierst deine Hände Richtung Zehen um. Wiederhole die Übung insgesamt 3-mal, bevor du zur Gegenbewegung wechselst. Dabei legst du deine Hände auf Fußballen und Zehen und schiebst den Empfangenden mit deinem Körpergewicht nach vorn (siehe Foto unten Mitte).

3-mal wiederholen.

Variation

Als Variante kannst du die Dehnung des Fußspanns auch nach innen ausführen (siehe Foto unten rechts) und wieder loslassen. Ebenfalls 3-mal wiederholen. Dadurch wird zusätzlich die Hüfte sanft nach innen gedehnt.[23]

Tipp: Erfahrungsgemäß sind bei der Fußdehnung viele Gebende zunächst etwas zurückhaltend, wenn es darum geht, mit ihrem Körpergewicht zu arbeiten. Trau dich wirklich, die Schultern über deine Handgelenke zu bringen und dein Gewicht über deine gestreckten Arme einzusetzen.

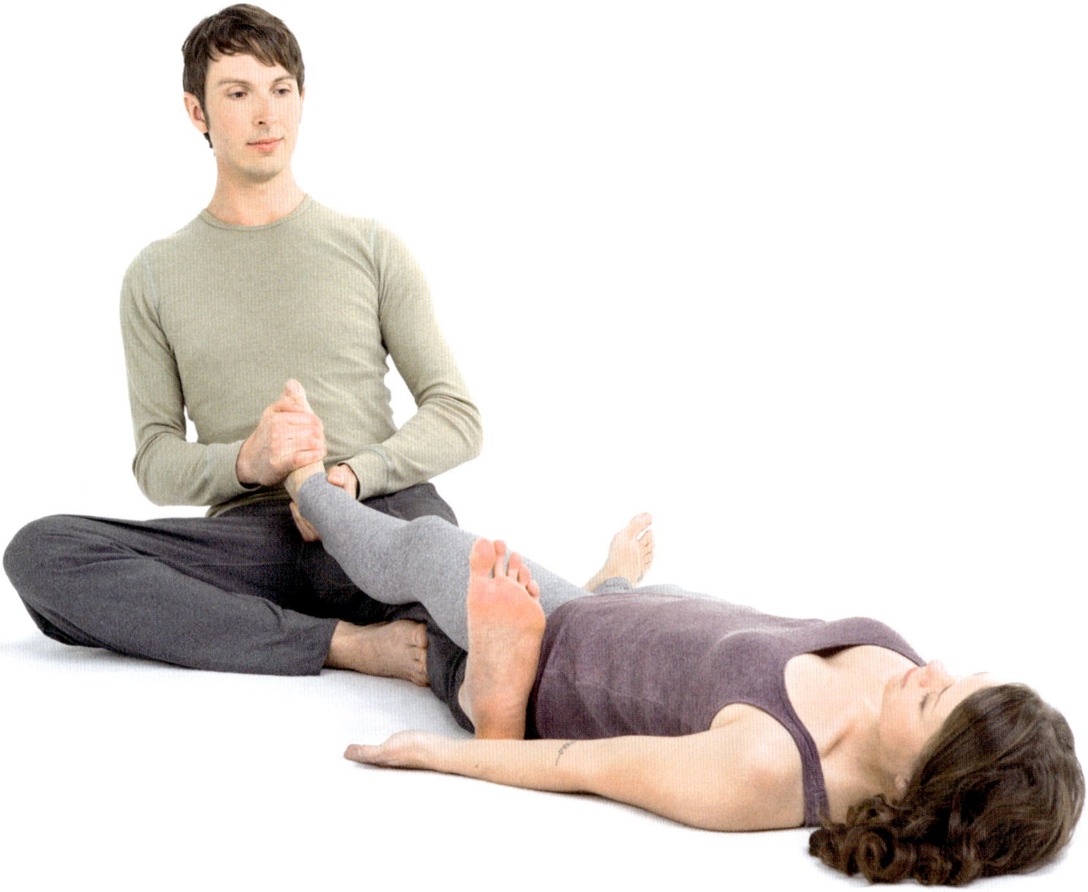

Fußrotationen

Den Fuß sanft nach außen und innen dehnen

Wirkung

Die Fußrotation nach außen und nach innen ist ein sehr angenehmer Stretch, der die Hüfte und die Lendenwirbelsäule des Empfangenden entlastet. Zudem werden Knie- und Fußgelenke mobilisiert.

Ausführung

Beginne bei Männern zunächst mit dem rechten, bei Frauen mit dem linken Fuß. Für die Arbeit am linken Fuß des Empfangenden bringst du dein linkes Bein unter das linke Bein des auf dem Boden Liegenden, für die Arbeit am rechten Fuß liegt dein rechtes Bein unter dem rechten des Empfangenden. Mit deinem Fuß fixierst du dein Bein sanft unter seiner Hüfte. Nimm den linken Fuß in deine Hände, lehne dich mit der Ausatmung des Empfangenden langsam zurück und drehe dabei seinen Fuß ein wenig nach außen, womit du Fuß-, Bein- und Hüftgelenk sanft nach außen dehnst.

Wiederhole diese Technik 3-mal. Anschließend wechselst du die Position deiner Hände und führst die gleiche Zugbewegung 3-mal nach innen aus.

Schließe noch die folgende Technik („Feuermachen am Fuß") an, bevor du die Techniken am anderen Fuß wiederholst.

Variante

Ich persönlich mag die auf dem Foto links dargestellte Sitzposition, um während einer Thai-Yoga-Behandlung dabei meine Knie zwischendurch zu entlasten. Die Fußrotation kann jedoch genauso gut im Fersensitz (Sitzposition der Techniken zuvor) durchgeführt werden.

Tipp: Setze bei jeder Zugbewegung die Hand ein wenig um. Damit kannst du die Berührung leicht variieren und die Technik abwechslungsreicher gestalten.

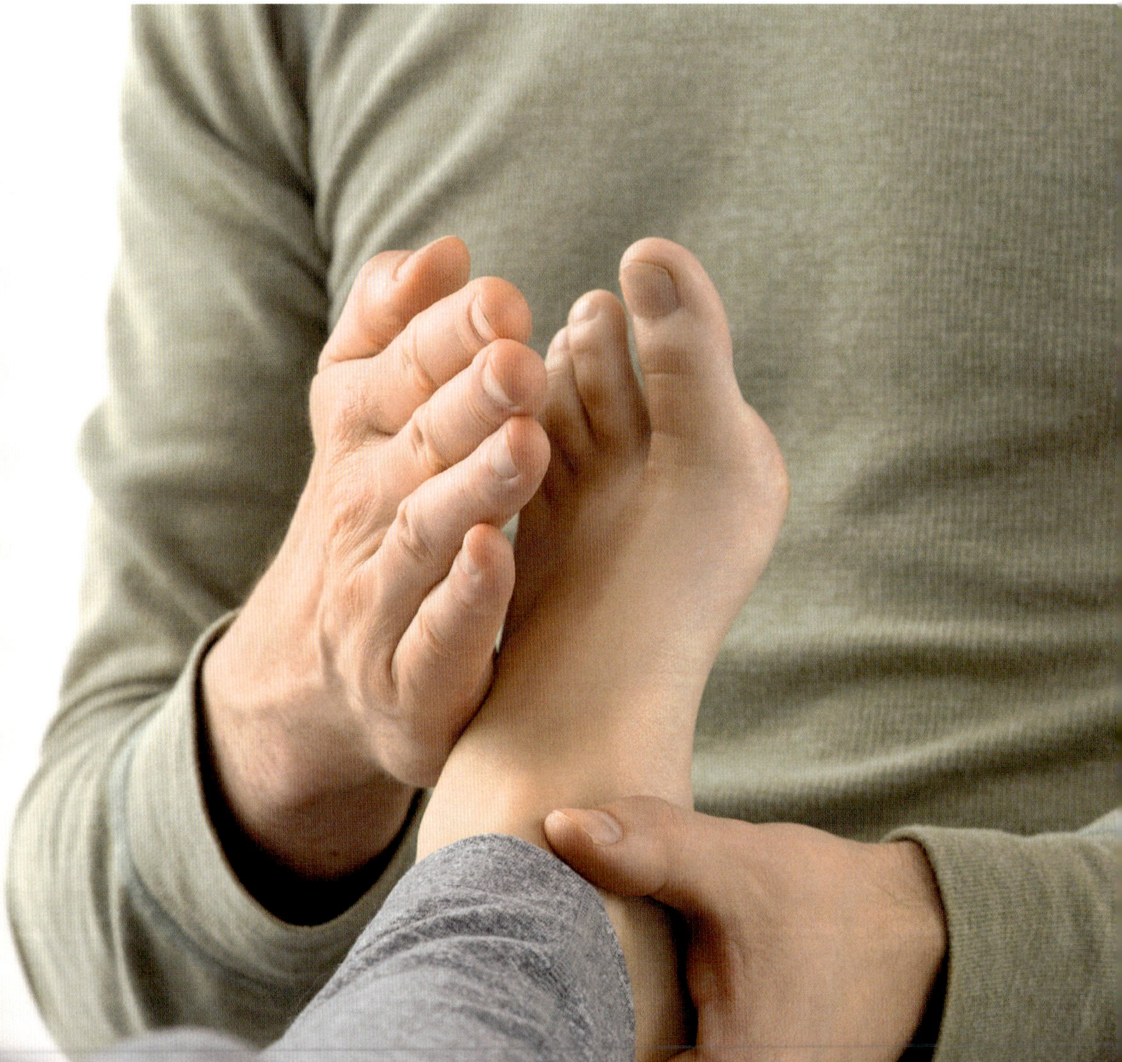

Feuermachen am Fuß

Wärme schenken

Wirkung

Mit dieser Technik kannst du den Fuß des Empfangenden aufwärmen und ihm eine angenehme Berührung schenken, die Vertrauen schafft.

Ausführung

Die Sitzposition ist die gleiche wie in der Technik zuvor („Fußrotationen"). Die Ferse des auf dem Boden Liegenden ruht in deiner Hand und du drehst den Fuß leicht nach innen, sodass die Zehen senkrecht nach oben zeigen. Mit dem weichen Teil der inneren Kante deiner anderen Hand beschreibst du eine weiche sägende Bewegung auf dem Fußrücken, um den Fuß anzuwärmen. Wandere auf diese Art und Weise ½ Minute lang den gesamten Fußspann nach oben und wieder zurück.

Anschließend führst du die „Fußrotationen" und das „Feuermachen" am anderen Fuß aus.

Tipp: Versuche eine möglichst gleichbleibende, rhythmische und dynamische Bewegung zu erzeugen. Das wird vom Empfangenden als besonders angenehm empfunden.

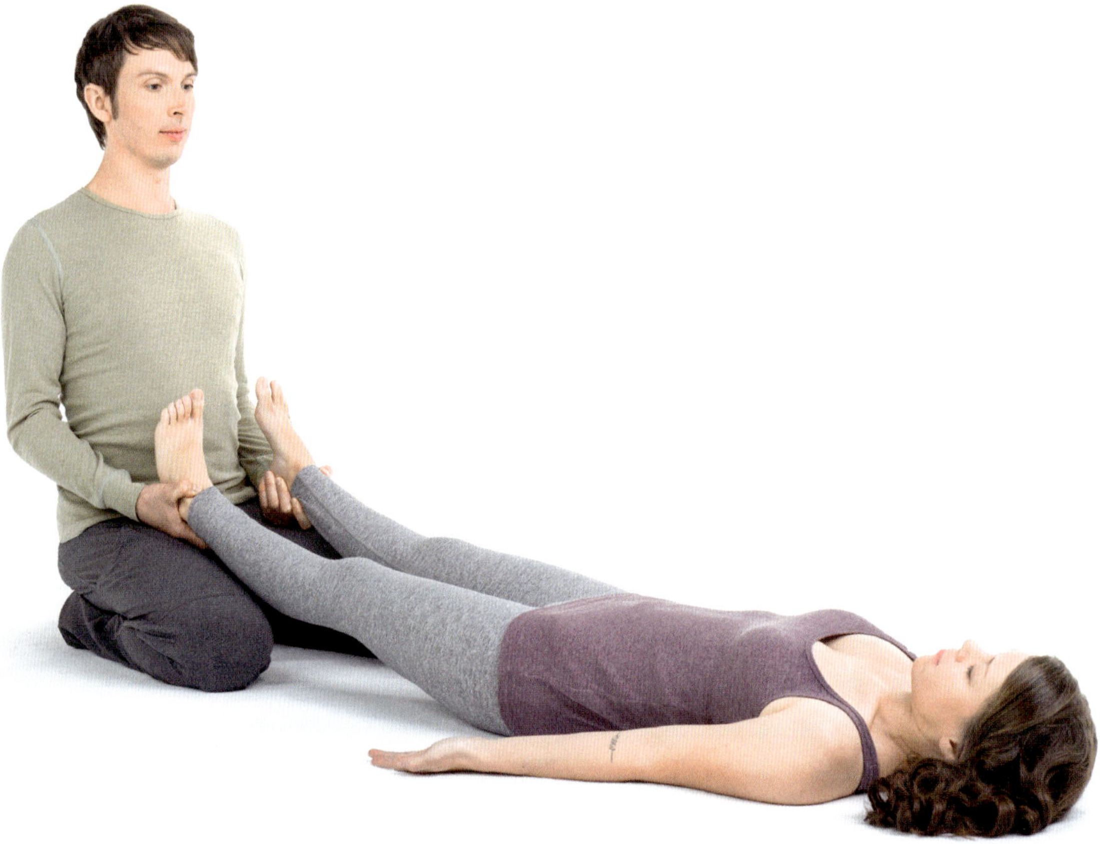

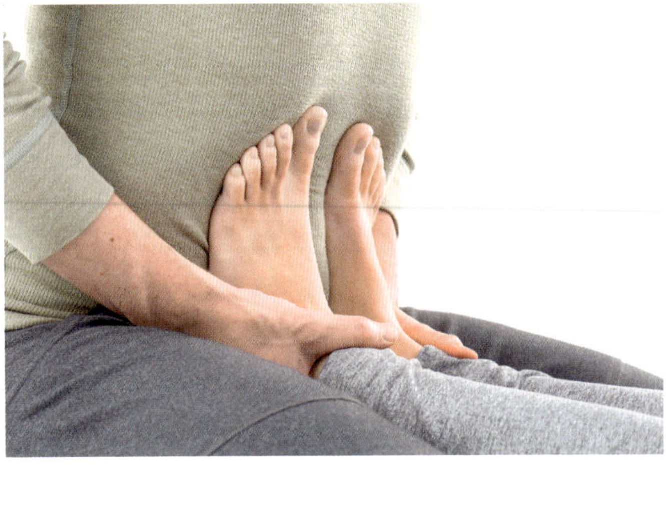

Streckung & Gegenbewegung

Mit dem Bauch massieren

Wirkung

Dies ist eine meiner Lieblingstechniken, die sehr einfach und angenehm zu geben ist. Die Zugbewegung entlastet Hüften und Lendenwirbelsäule des Empfangenden. Die Gegenbewegung dehnt die Rückseiten seiner Beinmuskulatur, streckt Achillessehnen und den gesamten Kreuzbeinbereich.

Ausführung

Du sitzt im Fersensitz mit leicht geöffneten Knien. Greife unter die Füße des Empfangenden und lege sie gegen deinen Bauch. Mit der Einatmung des Empfangenden lehnst du dich zurück und ziehst sanft an seinen Beinen (siehe Foto oben). Mit der Ausatmung lehnst du dich nach vorn und drückst mit deinem Bauch vorsichtig gegen seine Füße (siehe Foto unten).

Wiederhole dies 3- bis 5-mal.

Variante

Bei der Ausatmung kannst du auch nach hinten gelehnt bleiben und dann in eine sanfte, gleichmäßige, kleine rhythmische Schaukelbewegung nach hinten übergehen. Diese dynamische Beckenschaukel ist für den Empfangenden sehr entspannend und hilft ihm loszulassen.

Tipp: Bleibe die ganze Zeit auf deinen Fersen sitzen und richte dich zwischendurch nicht auf. Das ist entspannter für deinen Rücken.

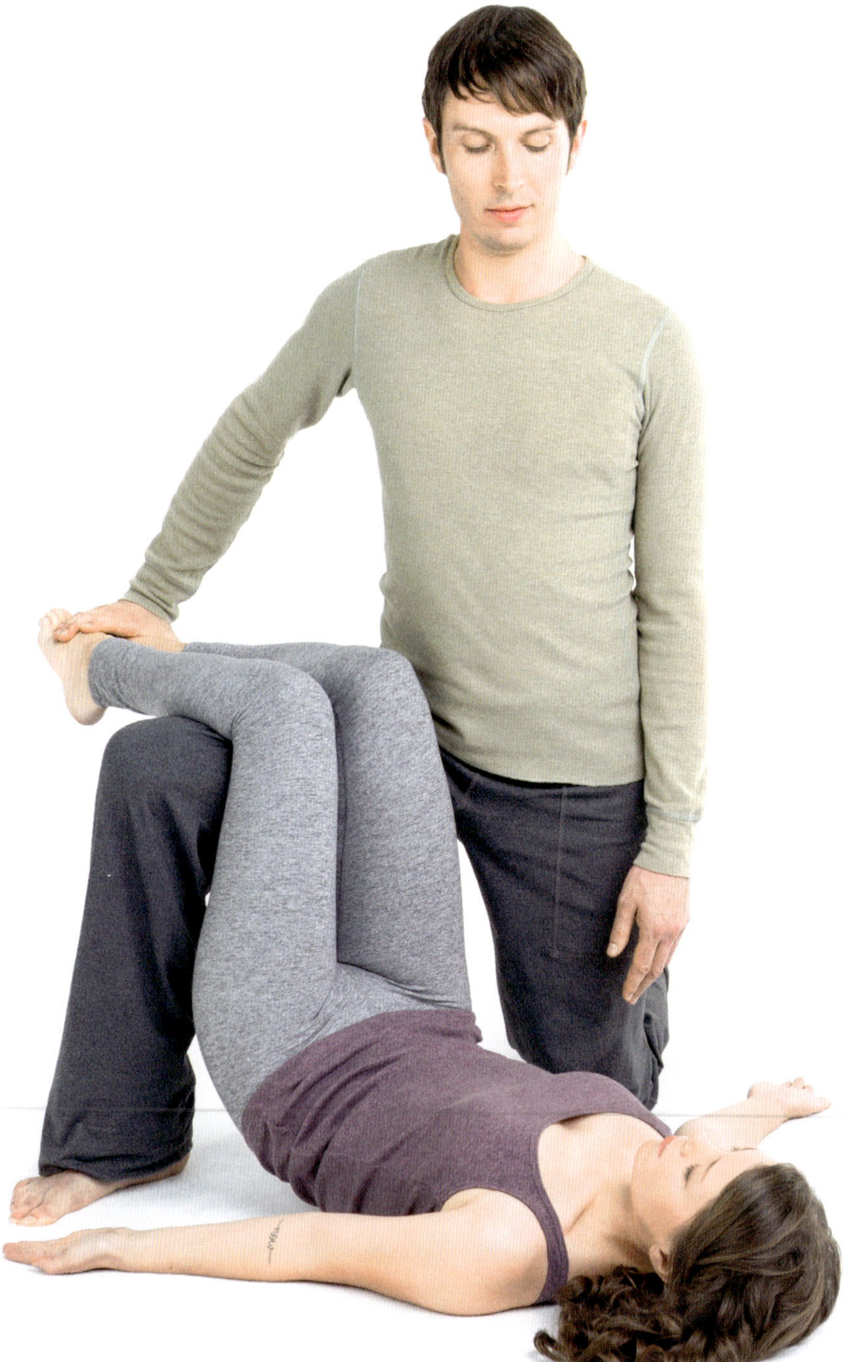

Beckenschaukel

Den Rücken entlasten

Wirkung

Die Beckenschaukel eignet sich wunderbar, um den unteren Rücken und das Iliosakralgelenk des Empfangenden zu entlasten. Zudem bietet sie dir die Möglichkeit, in dieser Position weitere Techniken (Schulter-Assist, Katzentritt, Nackenzug) anzuschließen.

Ausführung

Du kniest auf der rechten Seite des Empfangenden, bringst seine Beine im 90-Grad-Winkel nach oben und legst sie über deine Knie. Dein Oberkörper ist dabei deinem Gegenüber zugewandt. Nun richtest du dich kniend auf, und stellst den Fuß deines rechten Beines auf (dein linkes Knie bleibt auf dem Boden). Lege nun die Kniekehlen des auf dem Boden Liegenden über deine Oberschenkel, sein Gesäß bleibt auf dem Boden. Falls du kleiner bist als dein Massagepartner, musst du dich eventuell auf die Zehenspitzen deines rechten Beines stellen. Wenn du größer bist, stelle den Fuß etwas weiter von dir weg (sodass der Winkel in deinem Knie größer als 90 Grad wird).

Mit deiner rechten Hand drückst du nun seine Füße nach unten, sodass sich sein Becken vom Boden hebt. Aus deiner Körpermitte kannst du zusätzlich eine sanfte rhythmische Schaukelbewegung ausführen, was die Entspannung des unteren Rückens des Empfangenden noch verstärkt. Nach 20 bis 30 Sekunden löst du den Druck auf die Füße und lässt das Becken wieder zurück zum Boden sinken.

Variante

Wenn du kleiner bist als dein Gegenüber, kann es dir außerdem helfen, die Füße des Empfangenden über Kreuz zu legen. Ein Block unter deinem Fuß kann die Technik für dich ebenfalls entspannter machen.

Tipp: Achte darauf, dass sich die Kniekehlen des auf dem Boden Liegenden genau auf deinem Oberschenkel befinden, damit kein unangenehmer Druck auf seinen Wadenmuskeln entsteht.

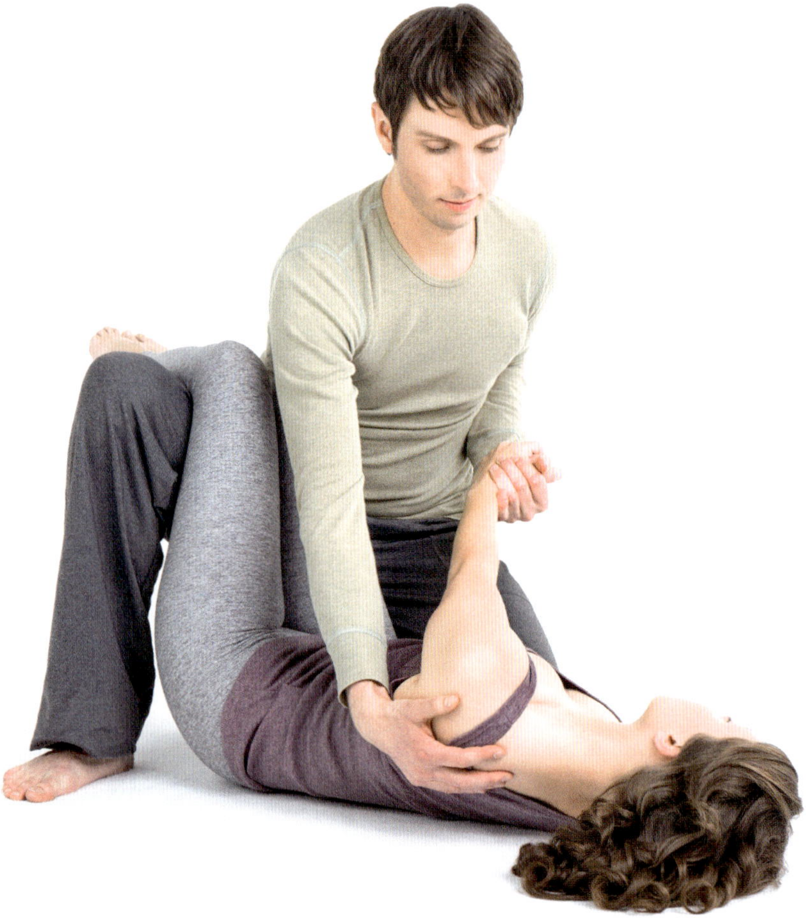

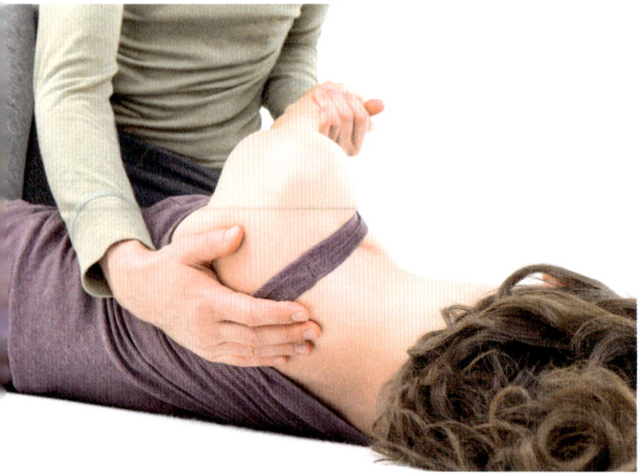

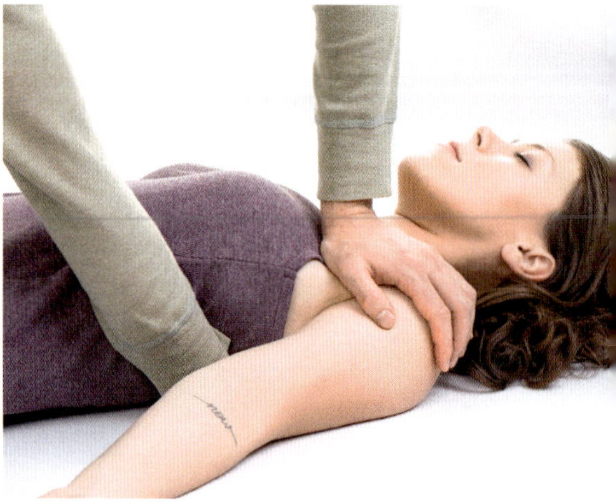

Schulter-Assist

Den Empfangenden ausrichten

Wirkung

Diese Technik hilft dir, die Schulterblätter des Empfangenden in eine optimale Ausrichtung zu bringen, und sorgt damit für ein angenehm befreites Gefühl in seinem Schulter-Nacken-Bereich. Ich wende sie auch gern als Assist in *Savasana* (in der Rücken-Entspannungsposition) an, wenn ich eine Yogastunde gebe.

Ausführung

Greife mit beiden Händen die linke Hand des Empfangenden und lehne dich zurück, um seine linke Schulter leicht anzuheben. Dann greifst du mit deiner rechten Hand unter das Schulterblatt und ziehst es nach hinten und unten (siehe Foto oben und unten links). Deine Hand bleibt am Schulterblatt, während du nun Schulter und Arm des Empfangenden zurück zum Boden sinken lässt. Nun legst du deine linke Hand auf den Ansatz seines Brustmuskels unter seinem Schlüsselbein und gibst mit ihr sanften Druck nach unten, gleichzeitig löst du die Hand unter dem Schulterblatt, indem du sie nach unten und innen in Richtung Wirbelsäule ziehst (siehe Foto unten rechts). Jetzt wechselst du die Seite und arbeitest an der rechten Schulter des Empfangenden.

Bei Frauen arbeitest du zuerst an der linken und dann an der rechten Seite, bei Männern umgekehrt.

Variante

Natürlich kannst du diese Technik auch anwenden, wenn die Beine des Empfangenden ausgestreckt auf dem Boden liegen. In diesem Fall kniest du neben ihm und lehnst dich über seinen Körper.

Tipp: Achte darauf, dass du deine obere Hand auf den Ansatz des Brustmuskels (bei Frauen knapp über der Brust) legst. Sie sollte auf weichem Gewebe liegen, nicht auf Knochen, denn Druck auf Knochen (z. B. das Schlüsselbein) wird als unangenehm empfunden.

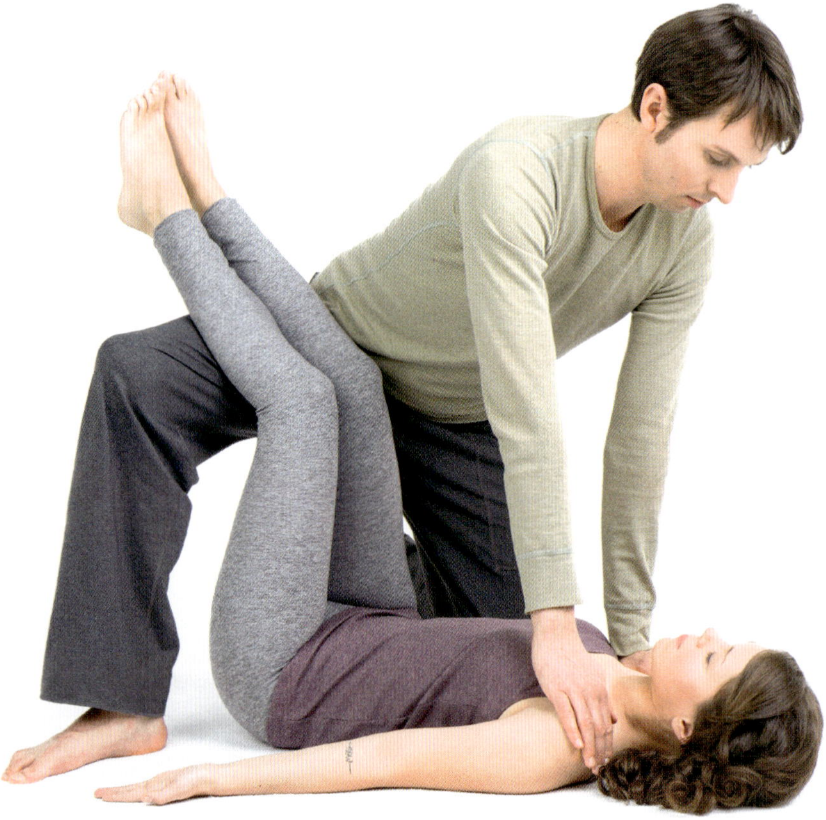

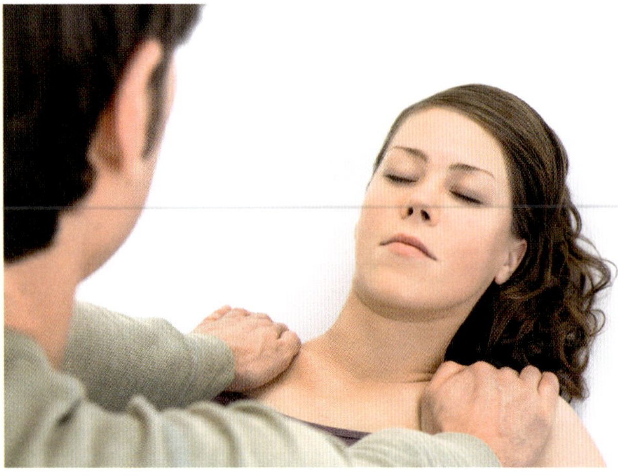

Katzentritt

Den Brustmuskel lösen

Wirkung

Durch zu lange Computerarbeit oder eine falsche Körperhaltung bauen wir leicht Spannung im vorderen Teil des Brustmuskels (*Musculus pectoralis major*) auf. Diese Technik ist dazu geeignet, Spannungen im Brustmuskel zu lösen und dadurch auch den gesamten Schulter-Nacken-Bereich zu entspannen.

Ausführung

Komme ein wenig nach oben, lege beide Hände auf den Ansatz des Brustmuskels des Empfangenden (siehe Fotos) und gib abwechselnd Druck mit deinen Handballen. Eventuell musst du dazu mit deinem rechten Knie etwas näher zum auf dem Boden Liegenden heranrücken. Variiere die Handposition jedes Mal leicht.

Arbeite ½ bis 1 Minute lang auf diese Weise.

Variante

Intensiver als der abwechselnde Druck ist der gleichzeitige Handballendruck, den du alternativ anwenden kannst.

Tipp: Trau dich wirklich weit nach vorn in Richtung Massagepartner zu kommen, um mit deinem Körpergewicht bei gestreckten Armen zu arbeiten. Gib sehr langsam abwechselnden Druck. Wenn du magst, zähle beim Druck auf jeder Seite langsam bis 3. Beobachte das Gesicht des Empfangenden: Empfindet er die Druckintensität als angenehm? Ein leichtes Zucken der Augen oder Mundwinkel deutet möglicherweise darauf hin, dass du zu viel Druck gibst.

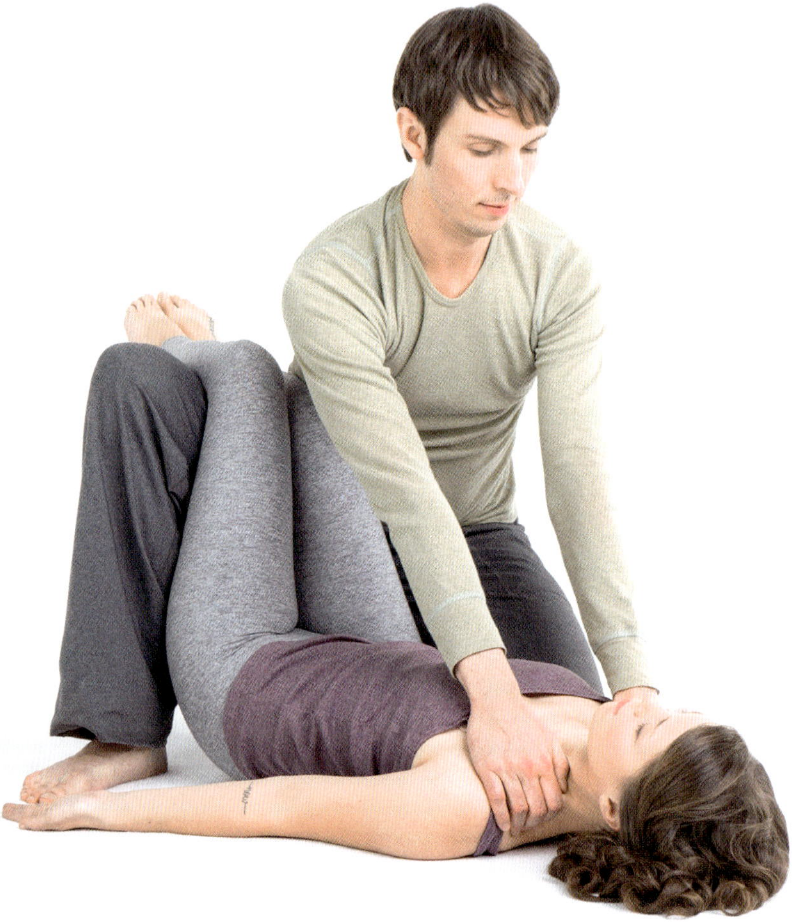

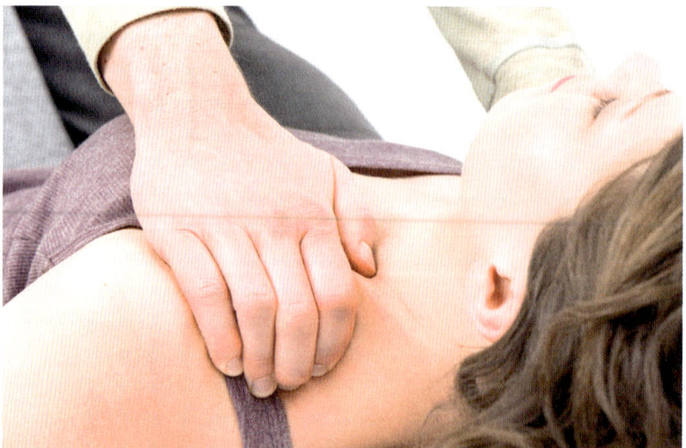

Nackenzug

Spannungen im Nackenmuskel lösen

Wirkung

Der große Nackenmuskel (*Musculus trapezius*) ist einer der Bereiche des Körpers, an dem wir am stärksten verspannen. Der Nackenzug bietet dir die Möglichkeit, vorhandene Spannungen beim Empfangenden sanft zu lösen.

Ausführung

Lege deine Fingerkuppen (die ersten Fingerglieder) auf den großen Nackenmuskel. Lehne dich mit der Ausatmung langsam zurück und nutze dein Körpergewicht, um über deine Fingerkuppen Druck auf den *Trapezius* auszuüben. Gib auf diese Weise abwechselnd Druck über die Finger deiner rechten und deiner linken Hand. Wiederhole dies einige Male – so lang, wie es für den Empfangenden angenehm ist. Anschließend löst du die Position und bringst die Beine des Empfangenden vorsichtig von deinen Oberschenkeln herunter zum Boden zurück.

Variante

Eine intensivere Variante als der abwechselnde Nackenzug ist der gleichzeitige Nackenzug. Hierzu lehnst du dich zurück, baust mit beiden Händen beim Ausatmen des auf dem Boden Liegenden gleichmäßigen Druck auf den *Trapezius* auf, beim Einatmen lässt du wieder los.

Tipp: Taste den *Trapezius* kurz ab, bevor du Zug gibst, und platziere deine Finger auf der Stelle, die sich am härtesten anfühlt. Du kannst die Druckintensität variieren, je nachdem, wie stark du die Finger beugst. Je kleiner die Auflagefläche, um so punktueller der Druck.

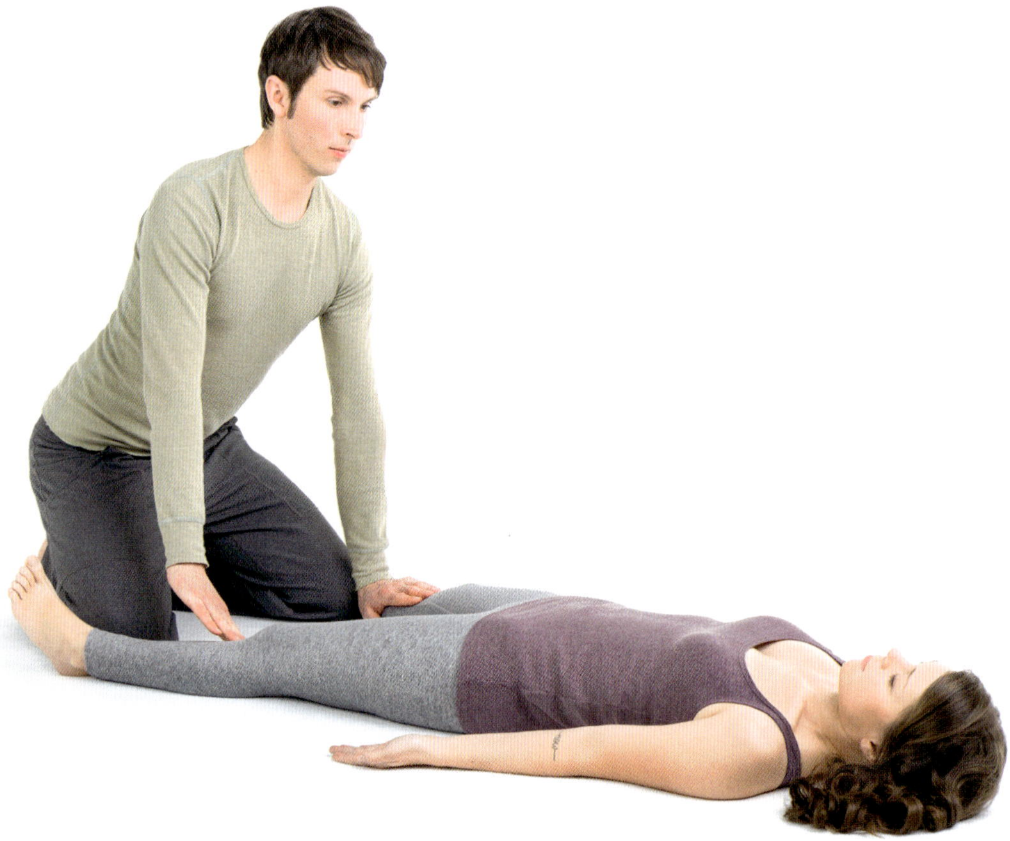

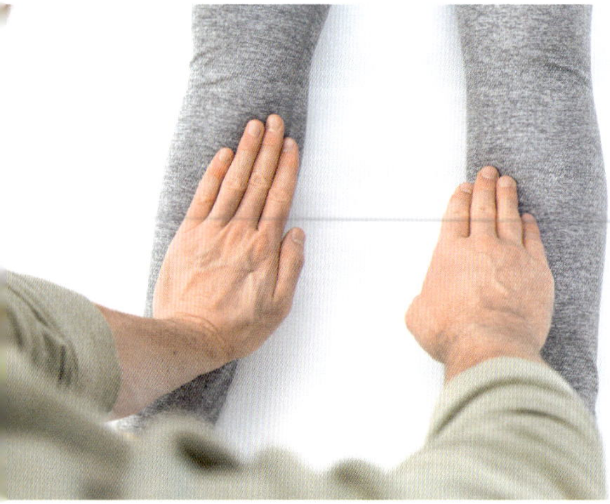

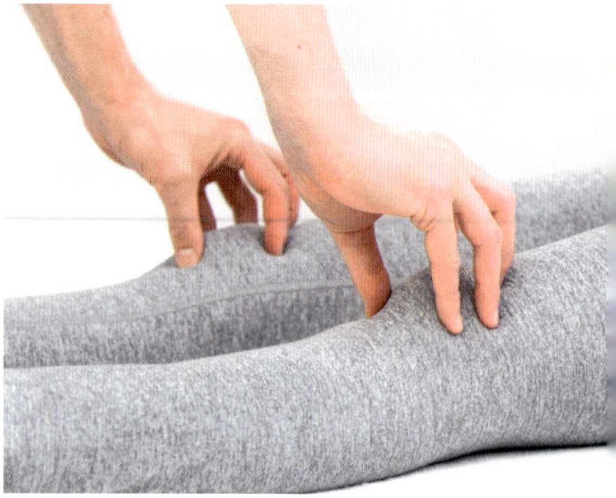

Katzentritt & Kniekreisen

Die Waden lösen und die Knie mobilisieren

Wirkung

Mit dieser Technik kannst du Spannungen in den Waden des Empfangenden lösen, die bei vielen Menschen durch langes Stehen oder das Tragen falscher Schuhe entstehen, und auch die Kniegelenke sanft mobilisieren.

Ausführung

Du kniest nun wieder zwischen den leicht geöffneten Beinen des Empfangenden. Platziere deine Hände auf je einer seiner Waden, nah an seinem Fuß. Dabei zeigen alle fünf Finger nach vorn, in Richtung Kopf des auf dem Boden Liegenden. Wandere von hier mit abwechselndem Druck der Hände den Unterschenkel von unten nach oben bis knapp unter die Knie und wieder zurück in Richtung Fuß (siehe Foto oben und unten links). Wenn du dich das nächste Mal den Knien näherst, formst du mit deinen Fingern eine Klaue, greifst damit beide Kniescheiben und lässt diese sanft 3-mal nach außen und 3-mal nach innen kreisen (siehe Foto unten rechts).

Tipp: Am Anfang hast du beim Wadenlösen möglicherweise das Gefühl, dass dir der Wadenmuskel unter deinen Händen weggleitet. Du kannst dir die Arbeit erleichtern, indem du den Muskel leicht unter dem Bein hervorziehst, um besser an ihn heranzukommen. Deine kleinen Finger dürfen ruhig auf den Schienbeinen liegen. Der Großteil des Drucks, den du mit deinem Körpergewicht gibst, sollte aber den Muskel und nicht den Knochen erreichen.

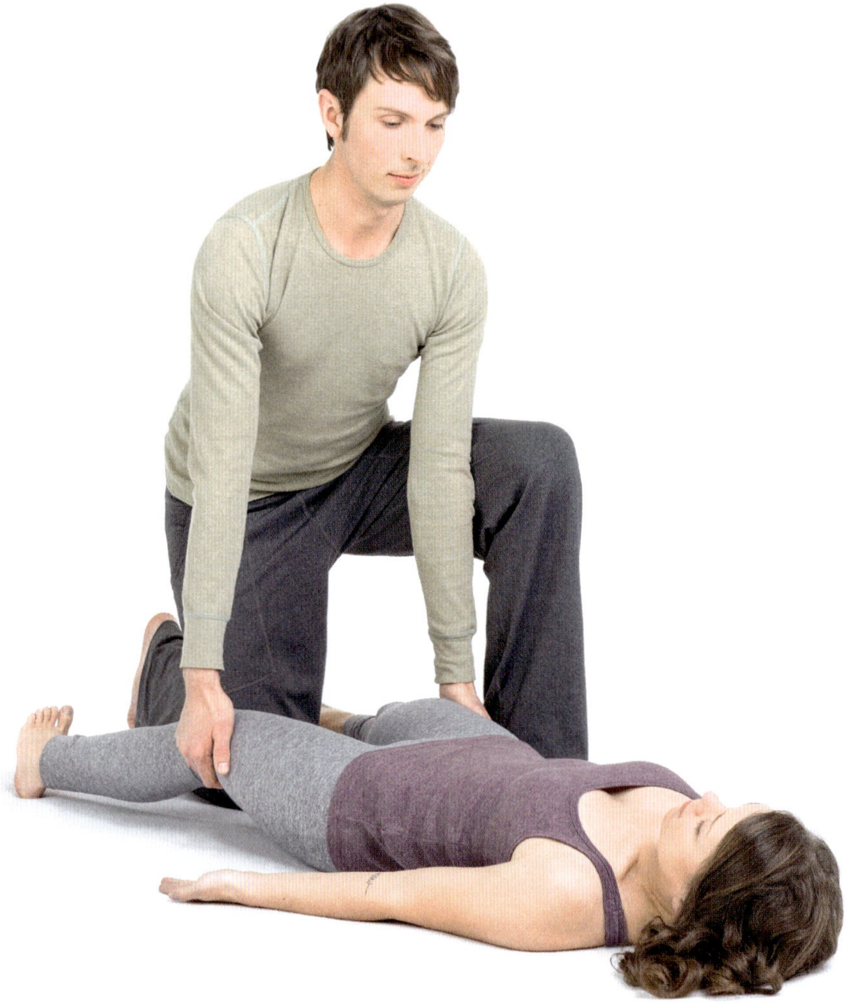

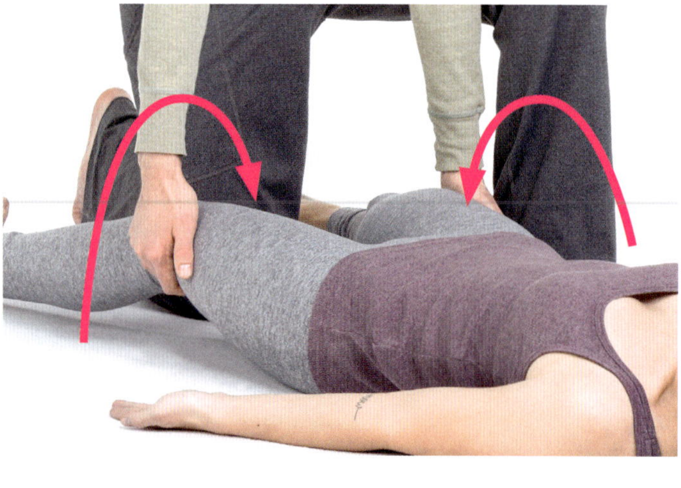

Rotationsdruck

Die Oberschenkel erden

Wirkung

Diese Technik entspannt den vorderen Oberschenkelmuskel (*Musculus quadriceps*), öffnet die Hüfte des Empfangenden nach innen und entlastet seine Lendenwirbelsäule.

Ausführung

Richte dich auf, stelle einen Fuß außen neben dem Bein der liegenden Person auf, das Knie deines anderen Beines bleibt zwischen seinen Beinen. Greife nun von außen gleichzeitig um beide Oberschenkel des Empfangenden herum knapp über seinen Knien (siehe Foto oben). Drehe die Oberschenkel gleichzeitig nach innen und lasse sie dann mit deinem Gewicht in deine weichen Hände sinken (siehe Foto unten).

Wandere auf diese Weise den Oberschenkel bis zur Hüfte empor und wieder zurück. Sei vorsichtig mit der Druckintensität – die Vorderseite der Oberschenkel kann bei manchen Menschen sehr drucksensibel sein.

Tipp: Spüre genau hin und beobachte das Gesicht des anderen, um Rückschlüsse über die angemessene Druckintensität ziehen zu können.

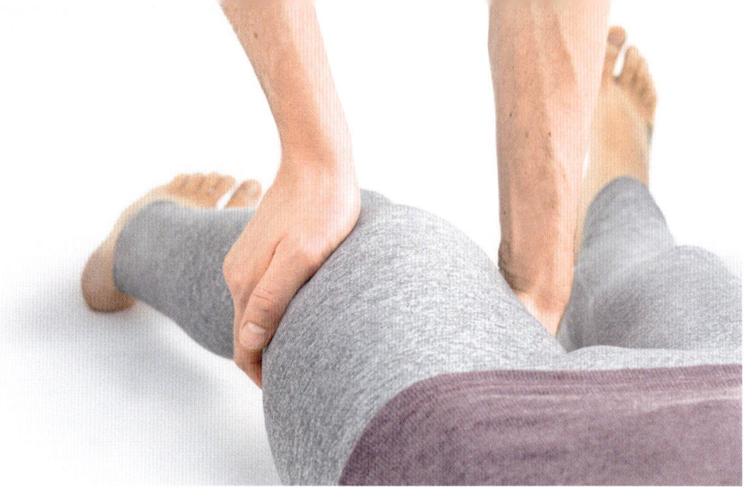

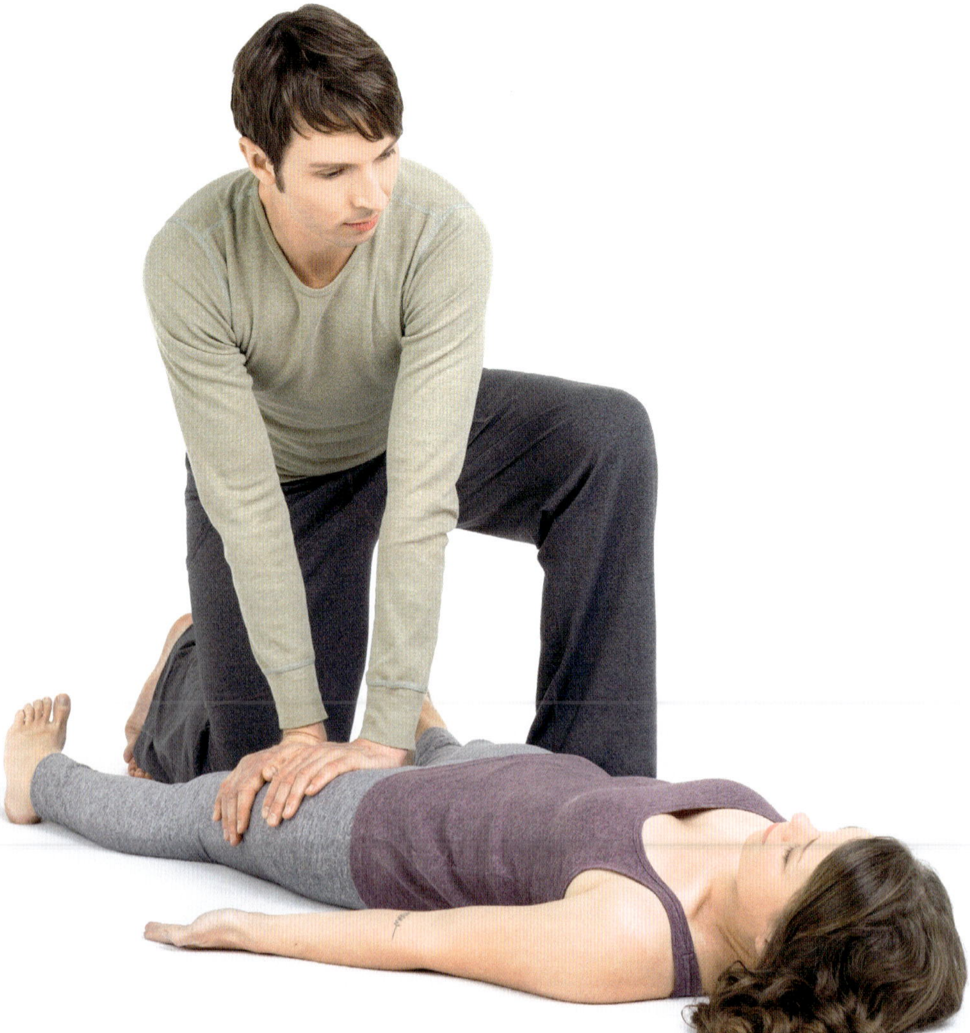

Oberschenkel-Assist

Den unteren Rücken entspannen

Wirkung

Dies ist eine weitere Technik, die ich gern während *Savasana* (Rücken-Entspannungsposition) im Yogaunterricht einsetze. Die Innenrotation der Oberschenkel im Hüftgelenk bewirkt eine angenehme Öffnung im unteren Rücken des Empfangenden und wird insbesondere von Menschen mit Beschwerden in diesem Bereich als wohltuend empfunden. Zudem wird das Iliosakralgelenk entlastet, während der erdende Druck von oben beruhigend auf das zentrale Nervensystem wirkt.

Ausführung

Greife mit beiden Händen in der Mitte um einen Oberschenkel herum und drehe den Oberschenkel sanft nach innen (siehe Foto oben). Anschließend löst du die innen platzierte Hand (die äußere Hand hält den Oberschenkel in der Innenrotation), legst sie neben deine andere Hand, die Fingerspitzen beider Hände zeigen nun nach außen, und drückst mit dem Ausatmen des Empfangenden mit beiden Händen den Oberschenkel nach unten, um ihn in der Erde zu verwurzeln (siehe Foto unten). Halte diesen Druck für einen kurzen Augenblick und löse ihn dann wieder vorsichtig.

Diese Technik führst du an diesem Bein nur 1-mal aus, anschließend arbeitest du am anderen Bein.

Tipp: Um den Oberschenkel zu drehen und damit die Ausrichtung zu verändern, musst du fest zugreifen und den Muskel gegen den Knochen drücken. Sonst kann es leicht passieren, dass du über den Muskel rutschst und keine echte Innenrotation im Hüftgelenk zustande kommt.

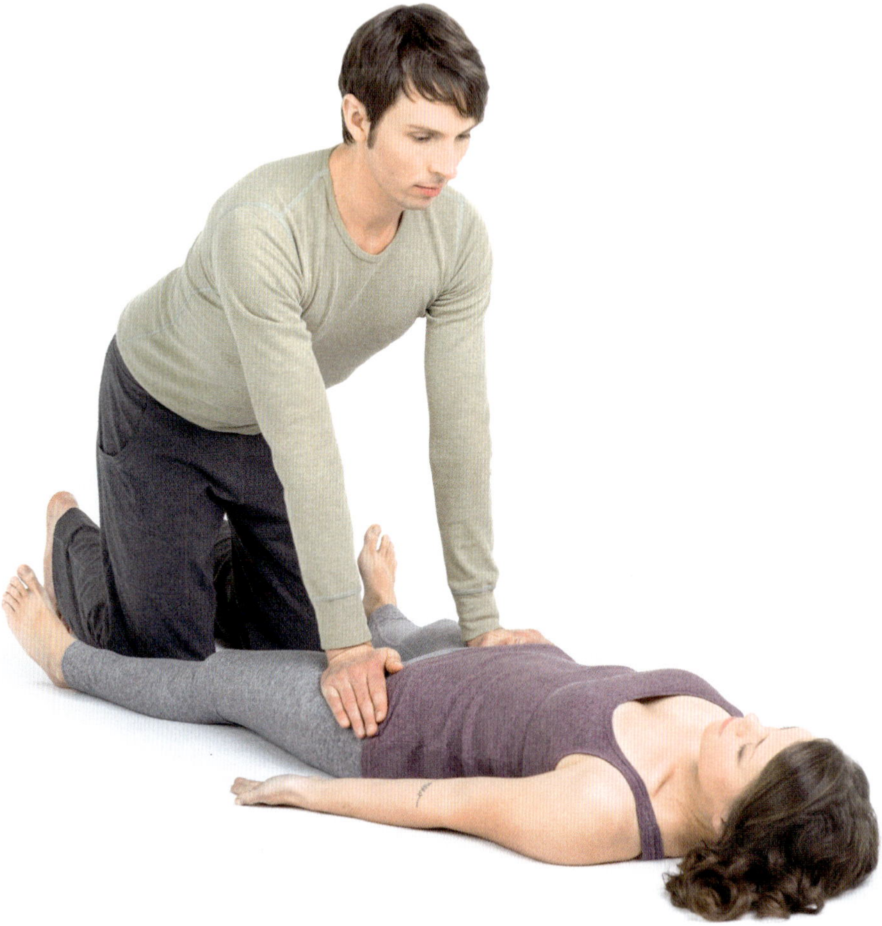

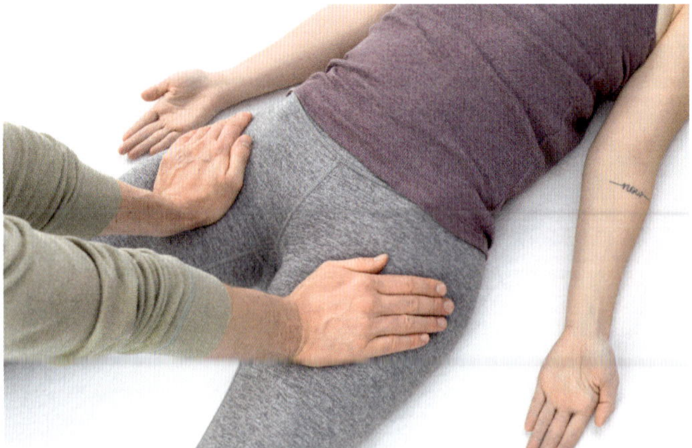

Blutstopp

Ein Augenblick der Ruhe für dich und den Empfangenden

Wirkung

Durch den Druck auf die Arterien der Beine wird die Zufuhr von Blut und Lymphe unterbrochen. Wird der Blutstopp wieder gelöst, fließen Blut und Lymphe mit großer Kraft zurück in die Beine, was ein angenehmes Gefühl von Wärme erzeugt. Zudem wird dem Blutstopp eine gefäßreinigende Wirkung nachgesagt.

Ausführung

Du kniest wieder zwischen den leicht geöffneten Beinen des Empfangenden. Lege deine Hände mittig auf je einen seiner Oberschenkel knapp unter der Hüfte, die Finger zeigen schräg nach außen. Richte dich nun auf, lasse langsam dein Gewicht nach vorn sinken und „stoppe" damit den Blutfluss durch die Beinarterien. Nach kurzer Zeit solltest du den Puls des Empfangenden deutlich in deinen Händen wahrnehmen können. Halte den Druck 30 bis 60 Sekunden lang und löse anschließend sehr langsam deine Hände. Lass den Empfangenden einen Augenblick nachspüren.

Diese Technik führst du nur 1-mal aus.

Einschränkungen

Wende den Blutstopp nicht während der Schwangerschaft, der Menstruation, bei hohem Blutdruck, Herzproblemen, Krampfadern oder anderen Gefäßerkrankungen an. Lasse diese Technik im Zweifelsfall lieber weg.

Variante

Der Blutstopp kann auch zuerst auf einer Seite, dann auf der anderen ausgeführt werden.

Tipp: Falls du mehr Druck aufbauen möchtest, setze deine Knie etwas weiter zurück in Richtung der Füße deines Klienten, um die Hebelwirkung zu vergrößern.

An den Beinlinien arbeiten

Der Arbeit an den Beinlinien kommt in der Thai-Yoga-Körperarbeit eine zentrale Bedeutung zu. Durch die Akupressur dieser Energiebahnen bauen sich beim Empfangenden sehr gut Stress und überschüssige Energie ab. Selbst wenn der Behandlungsschwerpunkt ein anderer ist – wenn beispielsweise Verspannungen im Rücken oder Schulter-Nacken-Bereich gelöst werden sollen –, hilft die Arbeit an den Beinlinien, eine Grundentspannung herzustellen. Deshalb arbeite ich in fast jeder Behandlung an diesen Linien.

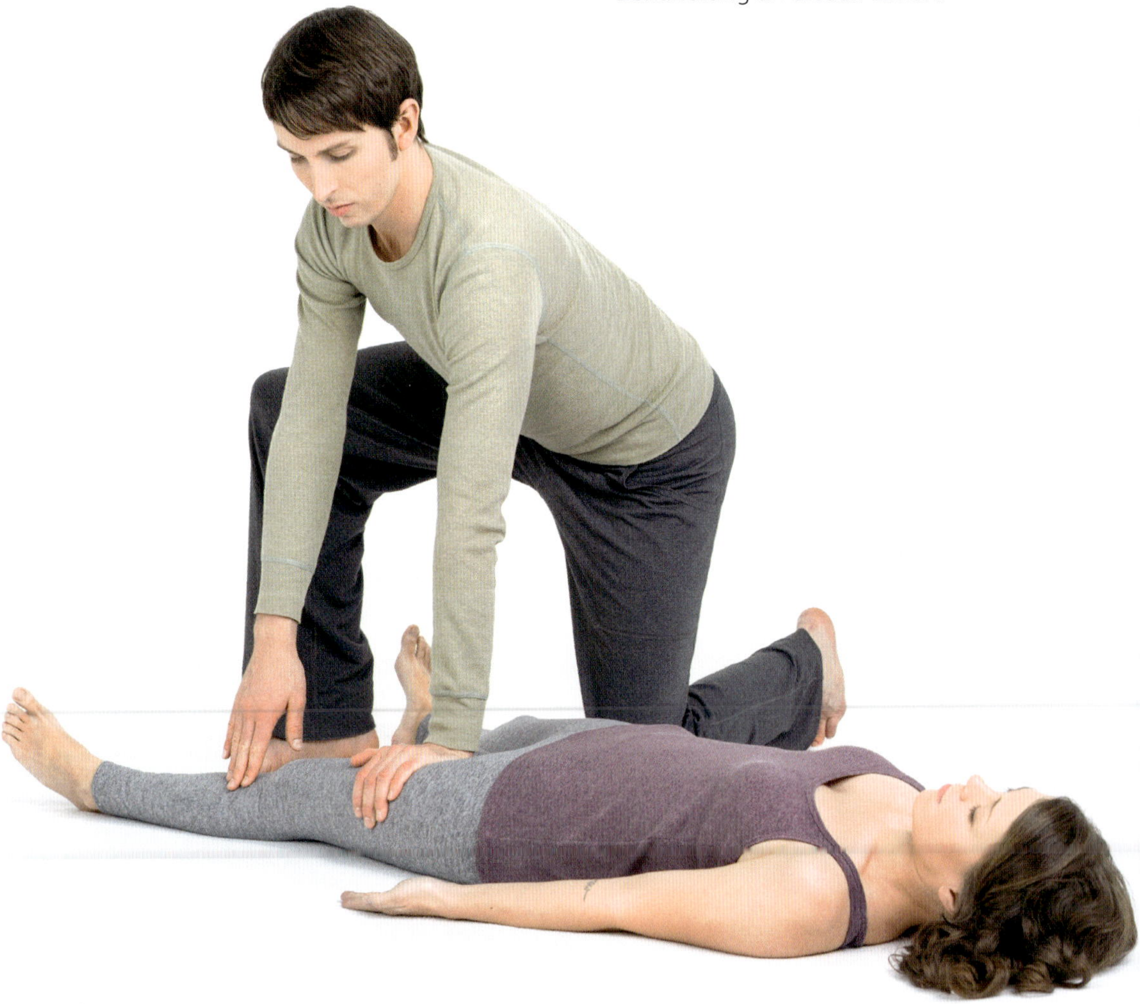

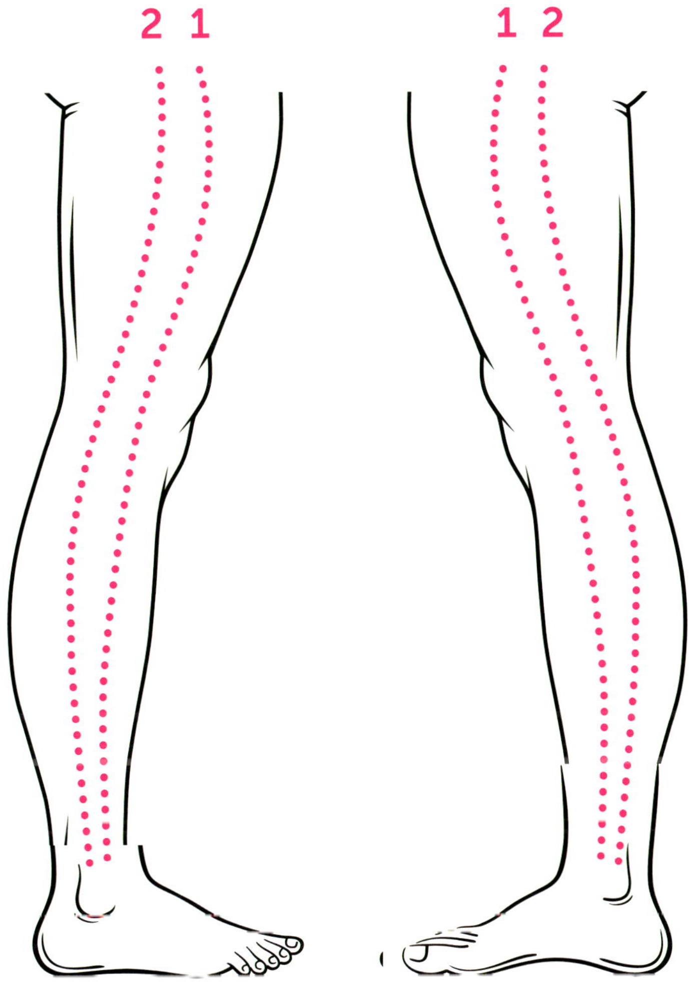

links: 1. und 2. Außenlinien des Beines; rechts: 1. und 2. Innenlinien des Beines

In Rückenlage massiere ich die Innen- und Außenlinien der Beine des Klienten. Diese verlaufen:

1. *Innenlinie:* Unter dem Schienbein bis zum Knie, am Oberschenkel bis zur Leiste
2. *Innenlinie:* Entlang der Mitte der Wade und der Mitte des Oberschenkels bis zur Leiste
1. *Außenlinie:* Unter dem Schienbein bis zum Knie, entlang des oberen Rands des Oberschenkels
2. *Außenlinie:* Mitte der Wade bis zum Knie, Mitte des Oberschenkels in Richtung Oberschenkelkopf

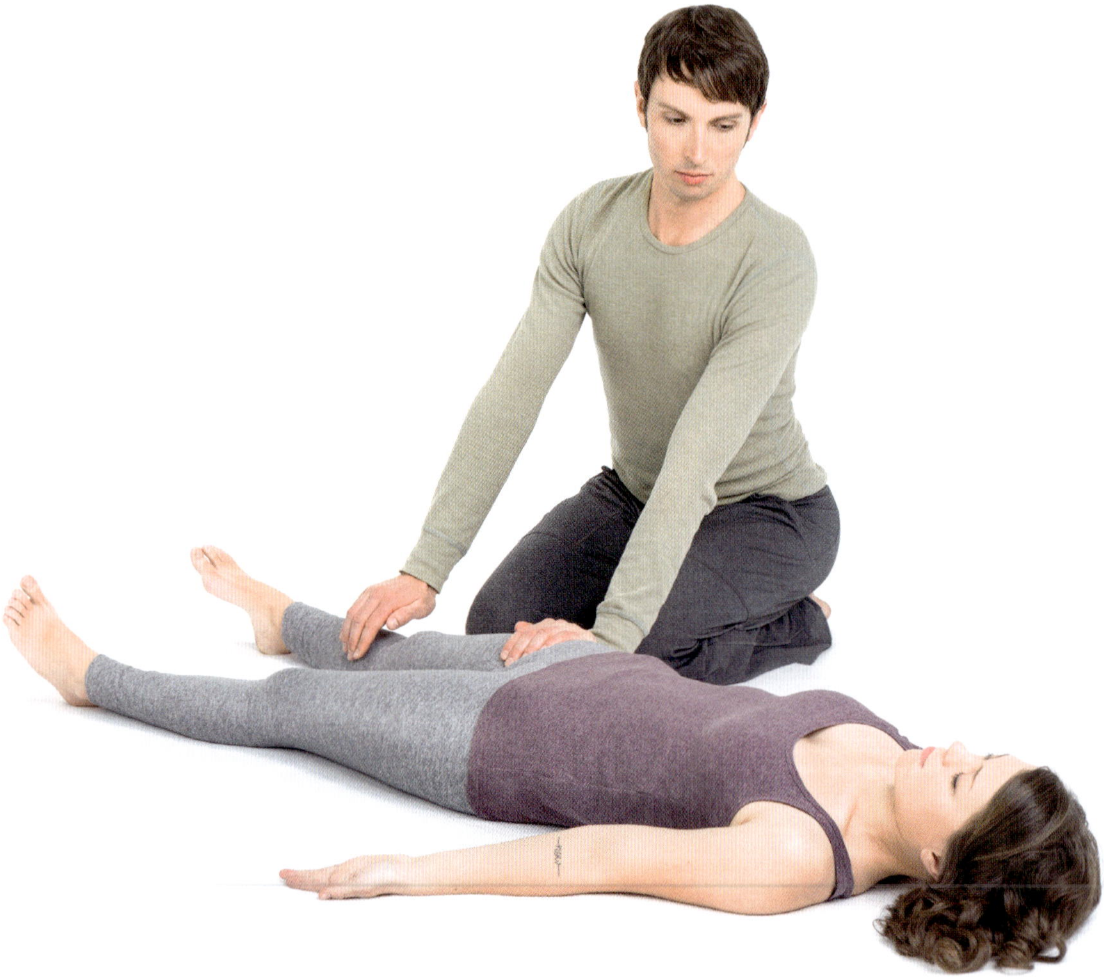

Beinlinien

Mit dem Katzentritt die Beine entspannen

Wirkung

Die Arbeit an den Beinlinien wirkt sehr beruhigend und erdend, denn diese Linien stehen auf energetischer Ebene in Verbindung mit dem Wurzelchakra. Hier geht es um Themen wie „Vertrauen", „Sicherheit" und „im Körper ankommen". Die Techniken an den Beinlinien helfen daher Stress und überschüssige Energie abzubauen. Nicht selten schläft der Klient während dieses Teils meiner Thai-Yoga-Session ein.

Ausführung

Beginne bei Männern auf der Innenseite des rechten Beines, bei Frauen auf der Innenseite des linken Beines. Du befindest dich seitlich neben dem auf dem Boden Liegenden. Lege eine Hand auf seinen Unterschenkel nah am Fuß, die andere Hand auf seinem Oberschenkel nah am Knie. Mit abwechselndem, langsamem und gleichmäßigem Handballendruck wanderst du nun das Bein von unten nach oben hinauf bis unter die Hüfte und wieder zurück. Beide Hände bewegen sich dabei jeweils in die gleiche Richtung. Anschließend kommst du in den Fersensitz und arbeitest in der gleichen Weise an den Außenlinien des zweiten Beines, bevor du dich auf die andere Seite des Empfangenden begibst und wieder Innen- und Außenlinien bearbeitest (bei Männern: rechts innen, links außen, links innen, rechts außen; bei Frauen: links innen, rechts außen, rechts innen, links außen). Auf diese Weise sparst du dir, mehrmals die Seite zu wechseln.

Variante

Gleichzeitiger Druck beider Hände ist theoretisch auch möglich, allerdings intensiver als der weichere Katzentritt.

Tipp: Halte deine Arme die gesamte Zeit über gestreckt. Verlagere dein Gewicht langsam und arbeite aus deiner Körpermitte heraus. Wenn du dazu neigst, zu schnell zu massieren, kannst du auch hier bei jedem Druck langsam bis 3 zählen.

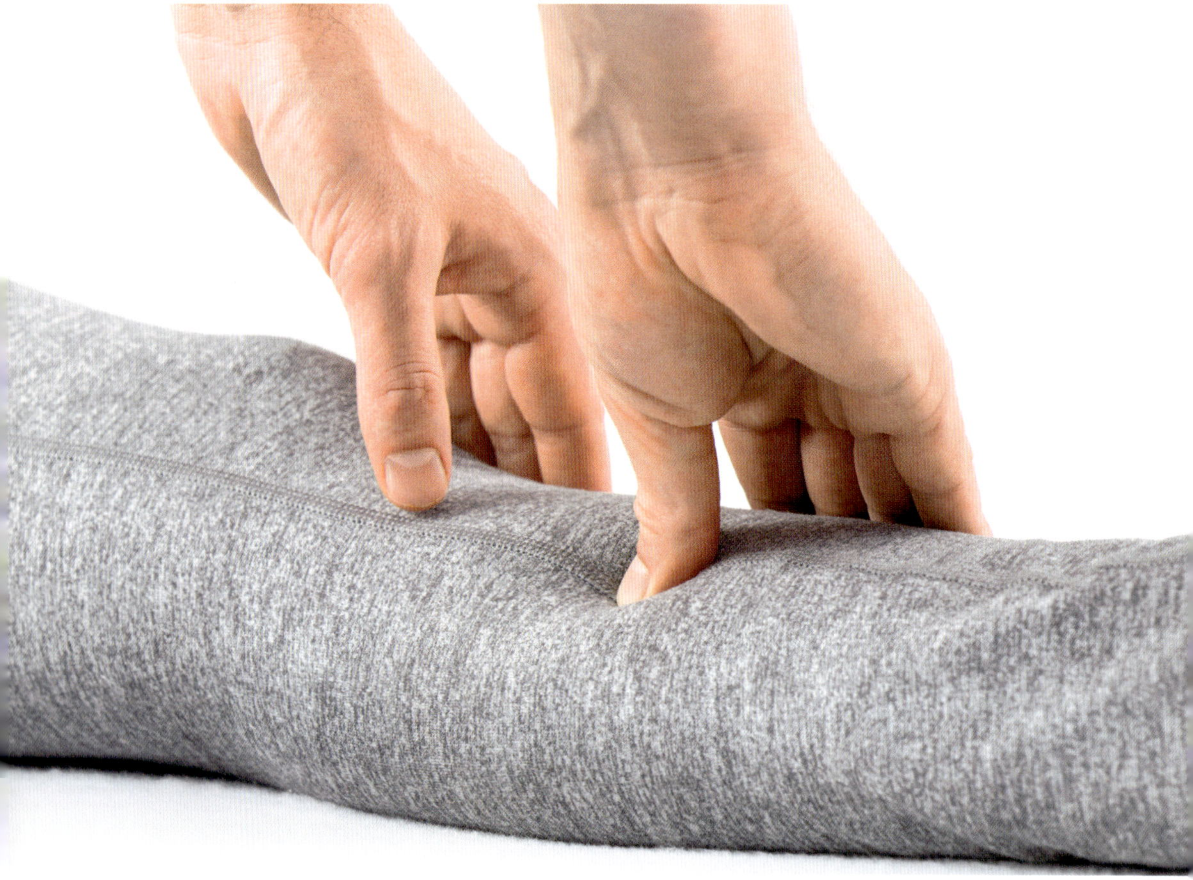

Daumendruck

Tieferen Druck auf die Energielinien geben

Wirkung

Diese Technik wirkt ähnlich wie die des Handballendrucks, nur etwas intensiver.

Ausführung

Diese Übung führst du genauso aus wie die letzte, bei der du mit dem Katzentritt an den Beinlinien gearbeitet hast, der einzige Unterschied ist, dass du mit beiden Daumen gleichzeitig am Unterschenkel nah am Fuß des Empfangenden beginnst und abwechselnd gezielten Druck auf seine Energiebahnen ausübst (siehe Foto). Wie zuvor beim Katzentritt wanderst du mit einem Daumen nach oben und ziehst den zweiten Daumen nach. Wenn du die 1. Linie von unten nach oben bearbeitet hast, wechselst du zur 2. Linie (siehe Abbildungen Seite 101).

Vom Ablauf her ist es am einfachsten, wenn du zunächst beide Innenlinien des einen Beines mit Handballendruck bearbeitest und in der gleichen Position den Daumendruck anschließt, bevor du zum anderen Bein wechselst.

Variante

Für den gleichzeitigen Daumendruck liegen beide Daumen nebeneinander nah am Fuß. Gib gleichzeitig sanften Druck bei deiner Ausatmung, bei deiner Einatmung löst du den Druck wieder langsam. Setze die Daumen um und fahre fort. Wandere so die Linie einmal von unten nach oben und wieder zurück.

Tipp: Die Abstände zwischen den einzelnen Punkten sollten nicht zu klein sein. Wichtiger als möglichst viele Punkte zu massieren, ist es, langsam, rhythmisch und gleichmäßig zu arbeiten und dabei den Druck peu à peu aufzubauen und auch auf die gleiche Weise wieder zu lösen.

An einem Bein arbeiten

Viele der Drucktechniken und Stretches an einem Bein öffnen die Hüfte und bieten die Möglichkeit, an den Beinlinien zu arbeiten. Die folgenden Thai-Yoga-Übungen (bis einschließlich „Helikopter", Seite 119) werden zuerst nacheinander an einem Bein (bei Frauen zuerst am linken, bei Männern am rechten), dann am anderen ausgeführt. Anschließend folgt die Sequenz „An beiden Beinen arbeiten" (Seite 120 ff.), beginnend mit dem Beinstretch (Seite 121).

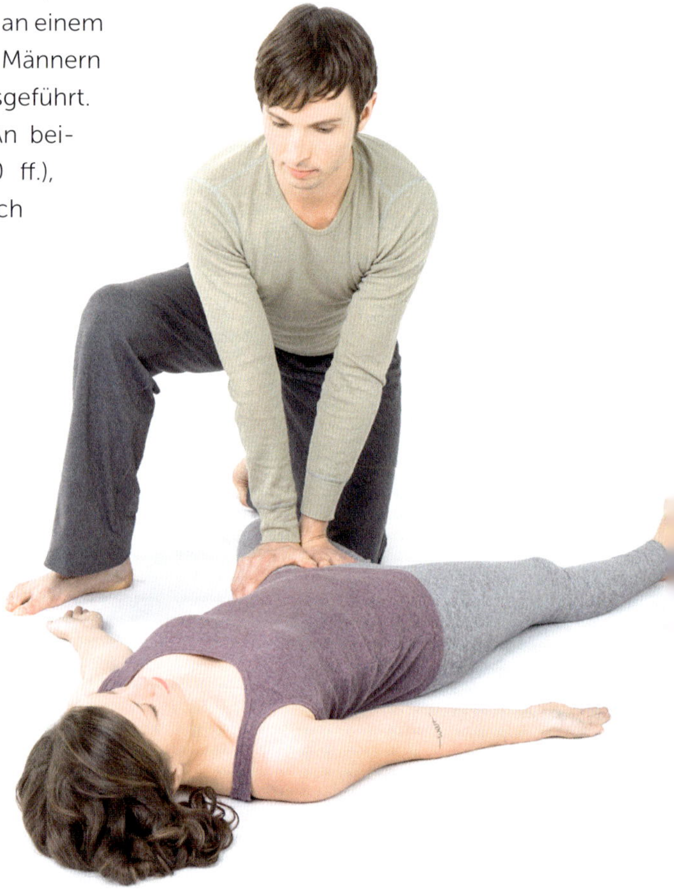

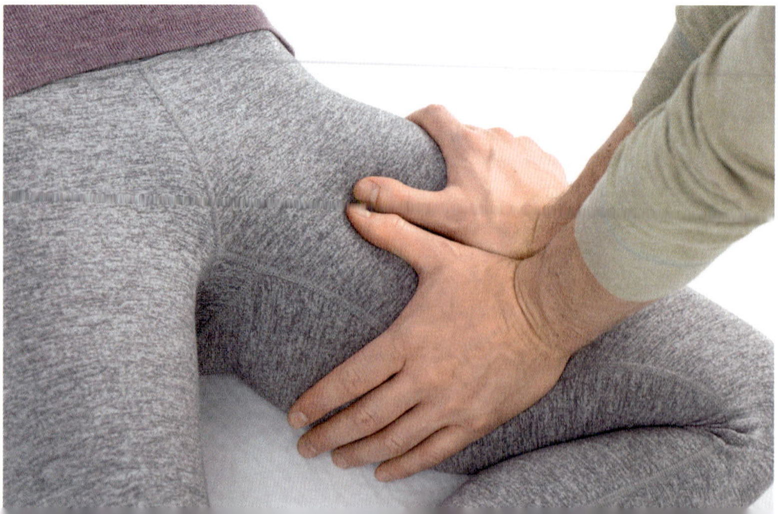

Baum

Die Hüfte nach außen öffnen

Wirkung

Der Baum öffnet die Hüfte nach außen – die *Adduktoren*[24] werden gedehnt. Gleichzeitig wird an der Innenseite des Oberschenkels (2. Innenlinie, siehe „An den Beinlinien arbeiten", Seite 100 ff.) gearbeitet.

Ausführung

Beuge das Knie des Empfangenden und platziere seinen Fuß nahe am Oberschenkel des gleichen Beines. Im Yoga entspricht diese Haltung der Baumposition. Beginne bei Männern mit dem rechten, bei Frauen mit dem linken Bein. Du selbst kniest auf einem Bein und hast den Fuß des anderen Beines aufgestellt, dein kniendes Bein befindet sich in einer Linie mit dem angewinkelten Bein des Empfangenden (siehe Foto oben). Bringe die Handballen auf dem Oberschenkel direkt unter der Hüfte (im Schmetterlingsgriff; siehe Foto unten) zusammen und verlagere vorsichtig dein Gewicht nach vorn, auf deine Hände. Wandere nun einmal von der Hüfte zum Knie (hier ist der Hebel und der Stretch am größten) und zurück, indem du immer wieder gleichzeitigen Druck auf den Oberschenkel gibst und dann wieder langsam löst.

Einschränkungen

Bei Menschen, die nicht so beweglich sind, die ihr Knie nicht auf den Boden sinken lassen können, legst du ein Kissen unter das Knie, um das Kniegelenk zu schützen!

Tipp: Sei achtsam mit der Intensität des Drucks und bleibe in Kontakt mit dem Empfangenden. Je nach Bedarf kannst du auch mehrere Runden Handballendruck geben.

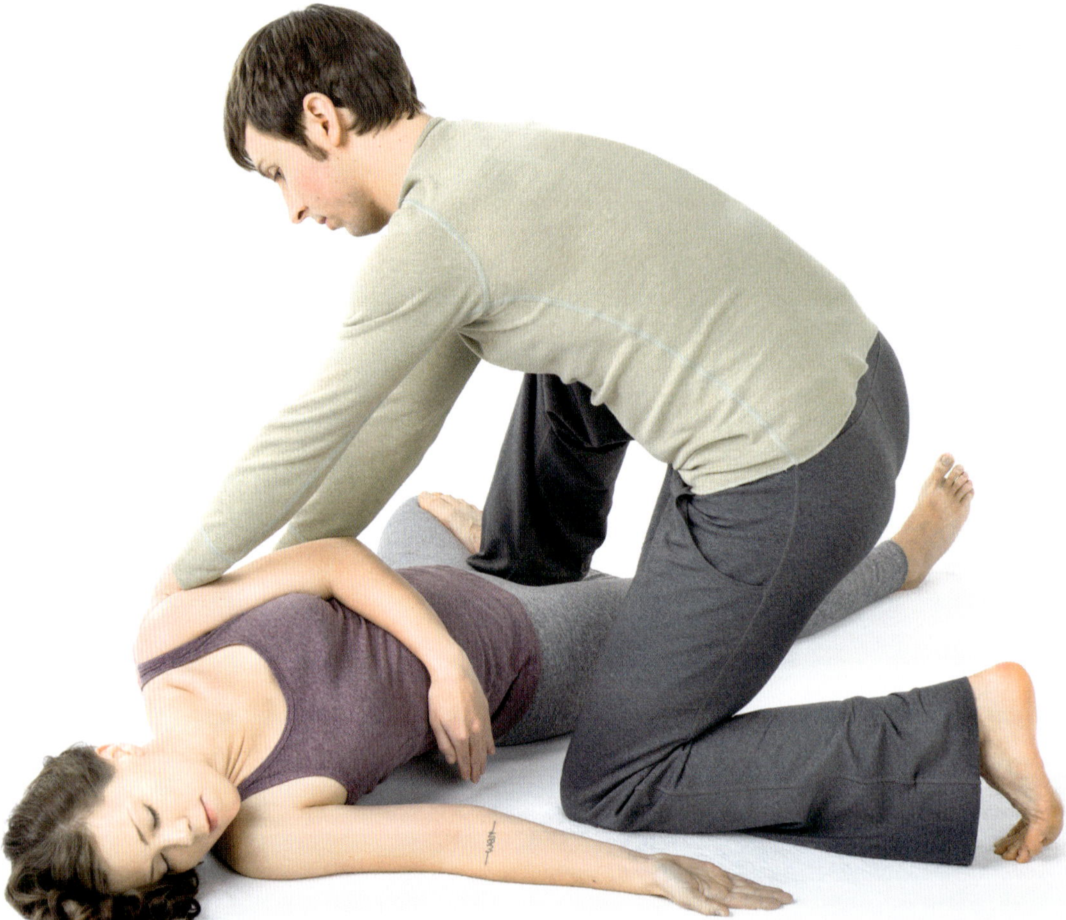

Baumdrehung

Den Körper sanft twisten

Wirkung

Aus der Baumposition kannst du diesen sanften Twist (Drehbewegung der Wirbelsäule) ausführen, der seinen Körper öffnet. Dabei werden Brustmuskulatur, Rücken und Hüfte gedehnt. Zudem fördert die Baumdrehung die Flexibilität der Wirbelsäule und stimuliert die Verdauung.

Ausführung

Stelle einen Fuß zwischen den Beinen deines Klienten auf (siehe Foto), fixiere damit seine Hüfte auf dem Boden, indem du sanften Druck in die Kniekehle seines angewinkelten Knies gibst. Greife unter die Schultern und den mittleren Rücken der Seite, auf der auch das Bein angewinkelt ist, und gib beim Ausatmen des Empfangenden langsamen und gleichmäßigen Zug in die dem angewinkelten Bein entgegengesetzte Richtung.

Beim Einatmen hältst du diesen Zug und beim nächsten Ausatmen gehst du eventuell noch ein wenig tiefer in die Drehbewegung hinein. Halte diese Dehnung und versuche noch 2 bis 3 Atemzüge lang, immer ein bisschen mehr hineinzugehen.

Einschränkungen

Nicht ausführen während der Schwangerschaft und bei Verletzungen oder Einschränkungen der Wirbelsäule.

Tipp: Bei dieser Dehnung ist es sehr wichtig, die Zugbewegung mit der Ausatmung des Empfangenden zu synchronisieren. Wenn du diese nicht wahrnehmen kannst, kannst du selbst hörbar ein- und ausatmen, um ihn dazu zu bewegen, sich deinem Atemrhythmus anzuschließen. Oder du bittest ihn, mit dir gemeinsam ein- und auszuatmen.

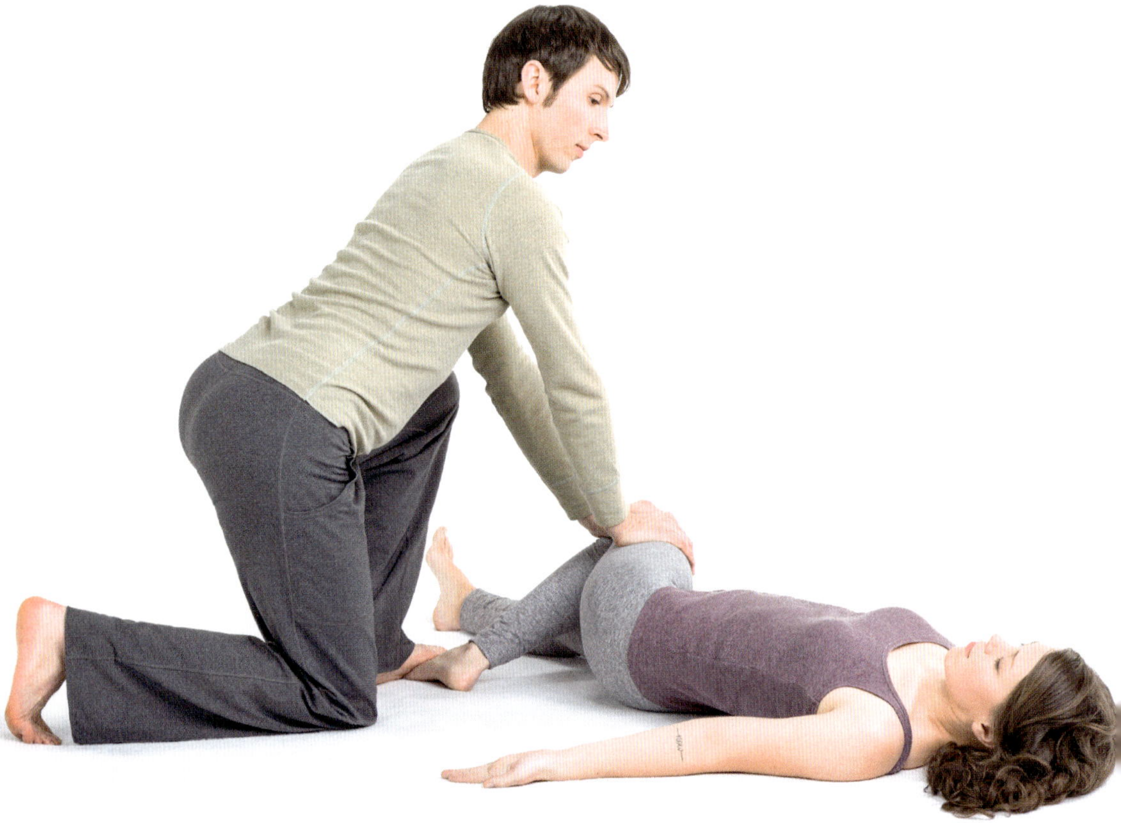

Innenrotation

Hüfte und Oberschenkel-Außenseite dehnen

Wirkung

Nach der Baumposition, bei der die Hüfte nach außen geöffnet wird, kannst du als Gegenbewegung die Innenrotation anschließen. Dabei wird die Hüfte nach innen geöffnet und die Oberschenkel-Außenseite gedehnt. Gleichzeitig wird die Außenseite des Oberschenkels (2. Außenlinie, siehe „An den Beinlinien arbeiten", Seite 100 ff.) – eine Stelle, die bei vielen Menschen verspannt ist – mit Handballendruck bearbeitet. Die Innenrotation fördert zudem die Beweglichkeit in der Lendenwirbelsäule.

Ausführung

Stelle einen Fuß des Empfangenden auf. Fixiere diesen mit deinem Fuß, sodass er während der gesamten Dehnung auf dem Boden bleibt. Eine Hand legst du auf das Knie des Empfangenden, die andere wandert mit Handballendruck an der Außenseite des aufgestellten Beins vom Knie in Richtung Hüfte hinauf und wieder zurück. Dabei wird der Oberschenkel zu seinem ausgestreckt auf dem Boden liegenden Bein von dir weg gedrückt und so die Hüfte nach innen geöffnet. Wenn du starke Spannungen spürst, wiederhole die Technik noch 1-mal.

Einschränkungen

Nicht ausführen während der Schwangerschaft.

Tipp: Durch tiefen Handballendruck kannst du Verklebungen in den Faszien an der Oberschenkel-Außenseite lösen. Um diese Gewebeschichten zu erreichen, baue langsam Druck auf, der nach und nach intensiver wird. Komm nah zum Körper des Empfangenden, um dein Körpergewicht von oben einsetzen zu können.

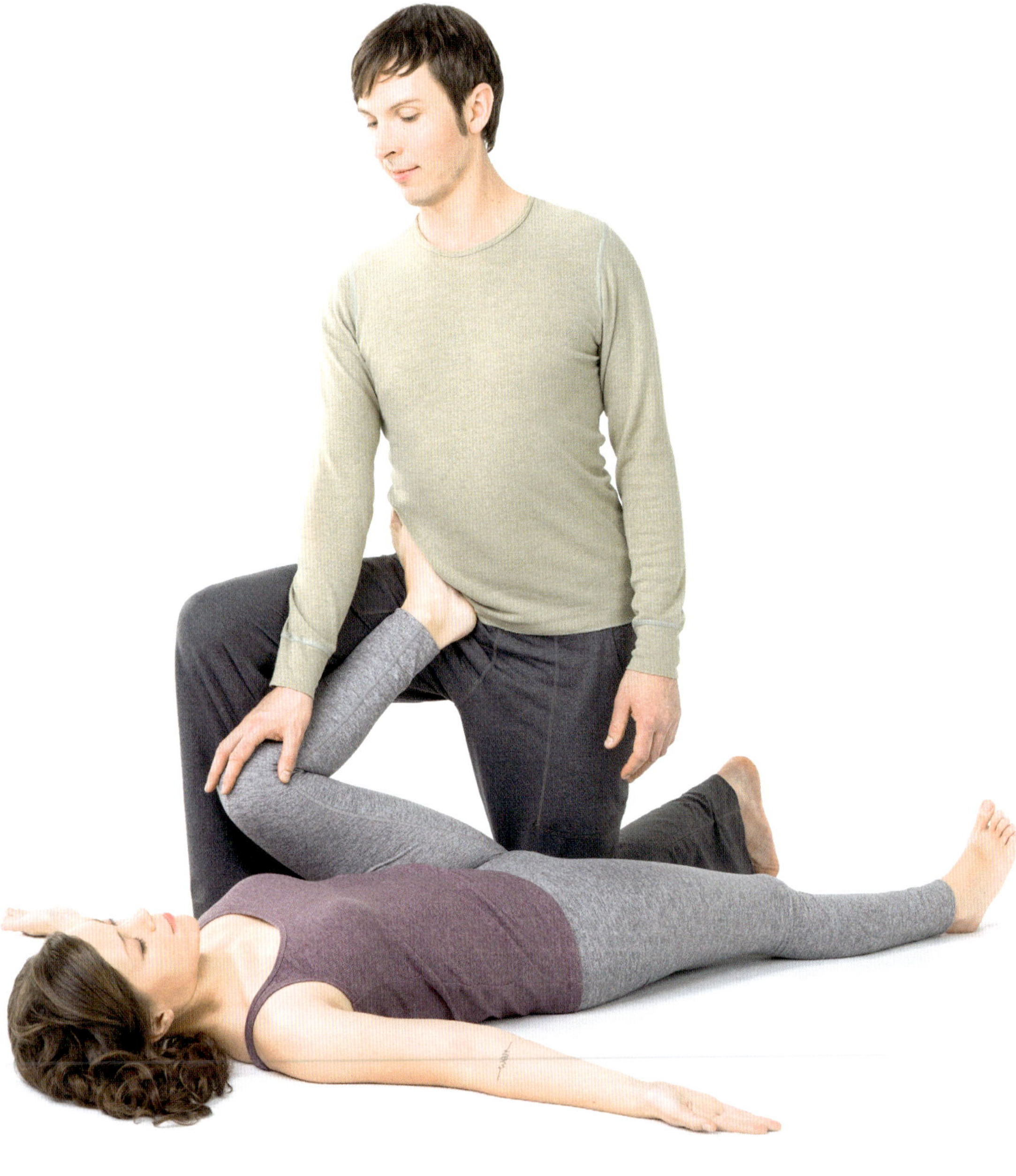

Knie zur Brust

Die Hüfte nach vorn öffnen

Wirkung

Mit dieser Technik dehnst du die innere Beinmuskulatur (*Adduktoren*) und förderst die Flexibilität der Hüfte.

Ausführung

Du kniest und hast den Fuß des anderen Beines aufgestellt (siehe Foto). Lege nun einen Fuß des Empfangenden auf deinen Bauch über deiner Leiste. Mit seinem Ausatem lässt du dich tiefer nach vorn in Richtung aufgestellten Fuß sinken und bewegst so das gebeugte Knie des auf dem Boden Liegenden nach unten und außen in Richtung seiner Schulter. Deine Hand kann sein Knie führen, doch der Druck geht von deinem Becken aus.

Wiederhole diese Technik 3- bis 4-mal.

Einschränkungen

Nicht ausführen während der Schwangerschaft und bei akuten Knieschmerzen.

Variante

Soll die Dehnung intensiver sein, so kannst du mit deiner anderen Hand den Oberschenkel des auf dem Boden ausgestreckten Beines zusätzlich fixieren.

Tipp: Ist der Empfangende sehr beweglich, dann musst du mit deinem aufgestellten Fuß weit genug nach vorn kommen, sonst spürst du selbst eine intensive Hüftdehnung, während beim Empfangenden keine Dehnung ankommt.

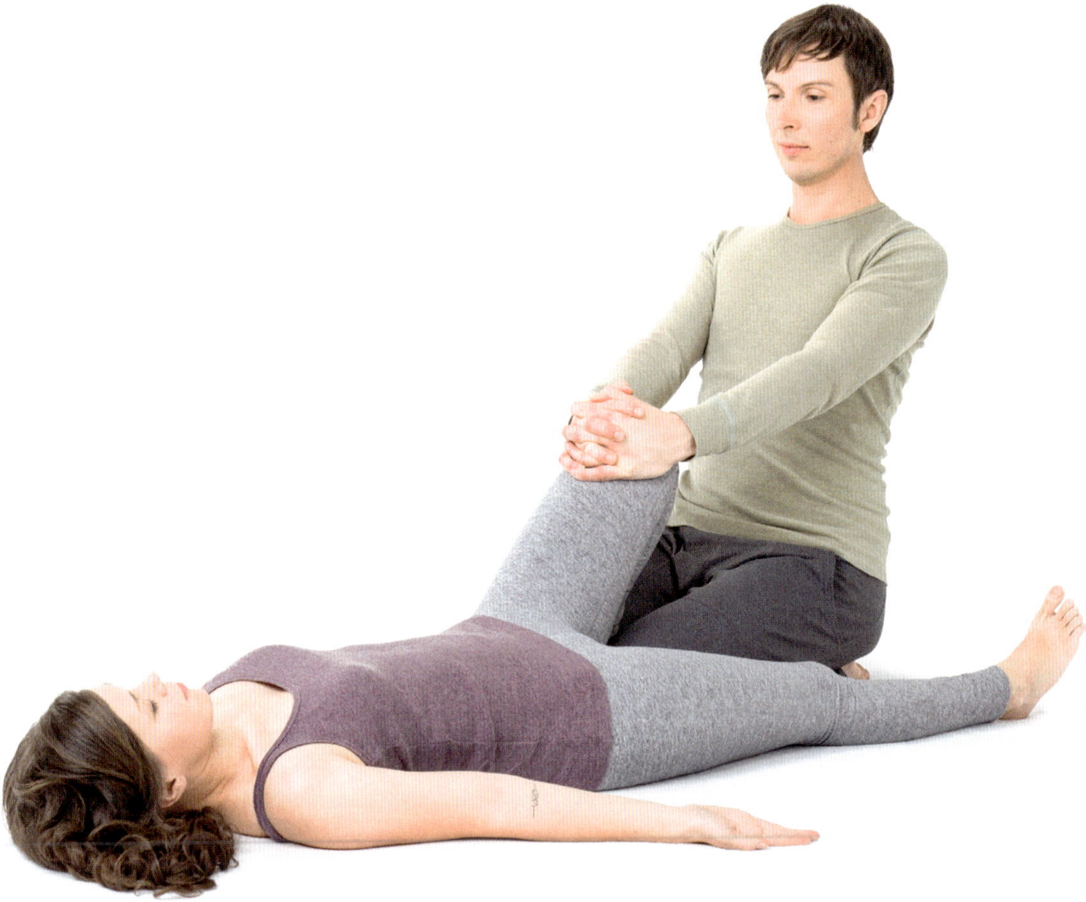

Kniezug

Die Hüfte nach hinten öffnen

Wirkung

Der Kniezug ist eine wunderbare Technik, um Hüfte und Lendenwirbelsäule des Empfangenden zu entlasten. Zudem dehnt er den Bauchraum und stimuliert die Verdauung.

Ausführung

Du kniest vor dem aufgestellten Bein des Empfangenden, wobei sein Fuß nah am Gesäß aufgestellt ist. Fixiere seinen Fußknöchel zwischen deinen Knien und verschränke deine Finger auf seinem Knie. Mit der Ausatmung des Empfangenden lehnst du dich mit ausgestreckten Armen nach hinten und nutzt dabei dein Körpergewicht, um Zugkraft aufzubauen. In der Einatmung löst du den Stretch. In der Ausatmung wiederholst du ihn und gehst vielleicht sanft noch ein wenig tiefer.

Wiederhole die Technik 3- bis 4-mal.

Variante

Wenn du zurückgelehnt bist, halte diese Position und beginne dabei rhythmisch zurück und wieder nach vorn zu schaukeln. Dies ist eine sehr kleine Bewegung und du kommst dabei nur so weit nach vorn, dass du immer noch in der Dehnung bleibst. Dieses Schaukeln kommt aus deiner Körpermitte heraus und nicht aus den Armen, die die gesamte Zeit über gestreckt bleiben. Auf diese Weise gibst du einen sanften dynamischen Impuls, der die Dehnung verstärkt.

Tipp: Bei der Zugbewegung können die Hände manchmal verrutschen, was unangenehm für den Empfangenden ist. Du kannst das vermeiden, indem du einen stabilen Griff findest und deine Hände ein wenig fester zusammendrückst.

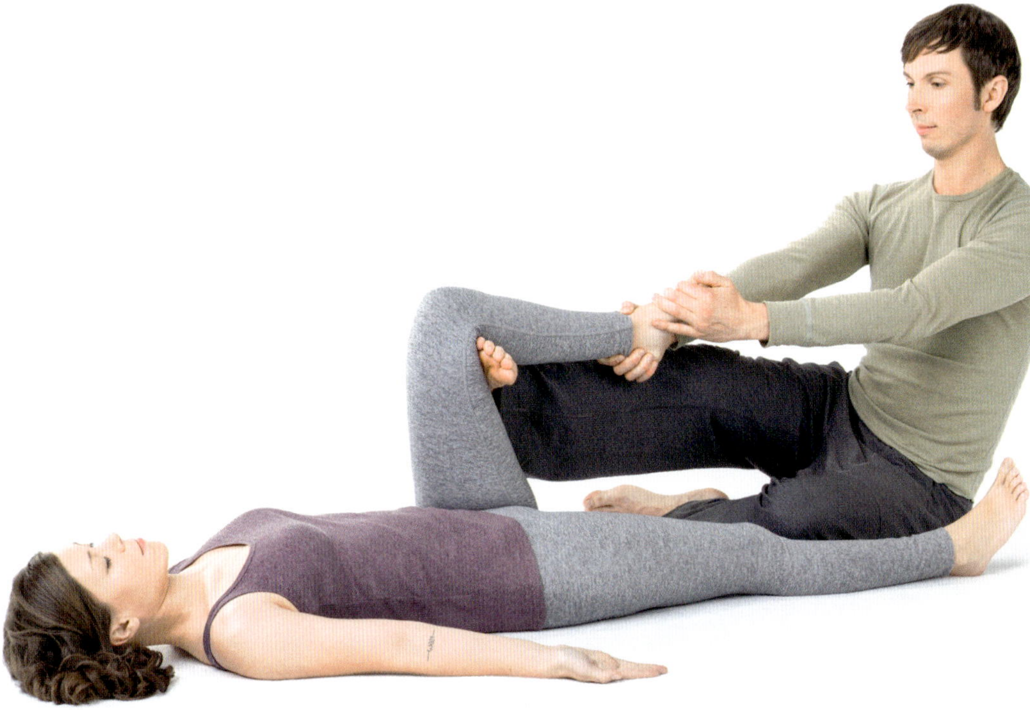

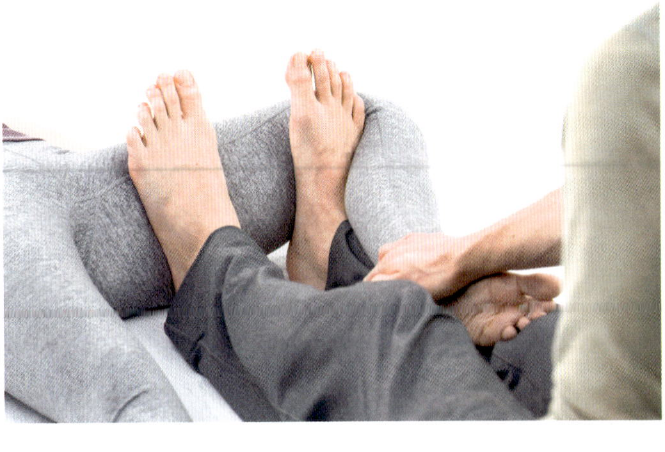

Paddelboot

Die Rückseite des Oberschenkels öffnen

Wirkung

Diese klassische Thai-Yoga-Technik löst Spannungen in der Rückseite des Oberschenkels und ist für den Gebenden sehr bequem ausführen.

Ausführung

Komme ins Sitzen. Bringe das Bein, an dem du gerade gearbeitet hast, in einem 90-Grad-Winkel nach oben und setze den Fuß deines außen liegenden Beines in die Kniekehle des Empfangenden, sodass deine Zehen nach innen zeigen (siehe Foto oben). Nun kippst du das angewinkelte Bein des Empfangenden nach außen. Deine äußere Hand hält den Fuß an der Ferse, deine andere Hand liegt auf dem Fuß des gestreckten Beines oder hält dessen Kniekehle. Fixiere das Bein, indem du das Schienbein des Empfangenden über deinen Unterschenkel legst (siehe Foto unten). Die Hüfte auf der Seite seines gestreckten Beines darf bei dieser Bewegung leicht abheben. Gib gleichzeitig Zug auf die Hände und wandere mit deinem inneren Fuß die Rückseite des Oberschenkels entlang in Richtung Gesäß und wieder zurück.

Du kannst diese Technik auch mehrfach wiederholen.

Variante

Willst du intensiveren Druck aufbauen, dann kannst du anstatt der Fußsohle auch die Ferse oder die Außenkante deines Fußes einsetzen.

Tipp: Wähle den Abstand zum Massagepartner so, dass du dein Bein gerade noch strecken und trotzdem Druck aufbauen kannst.

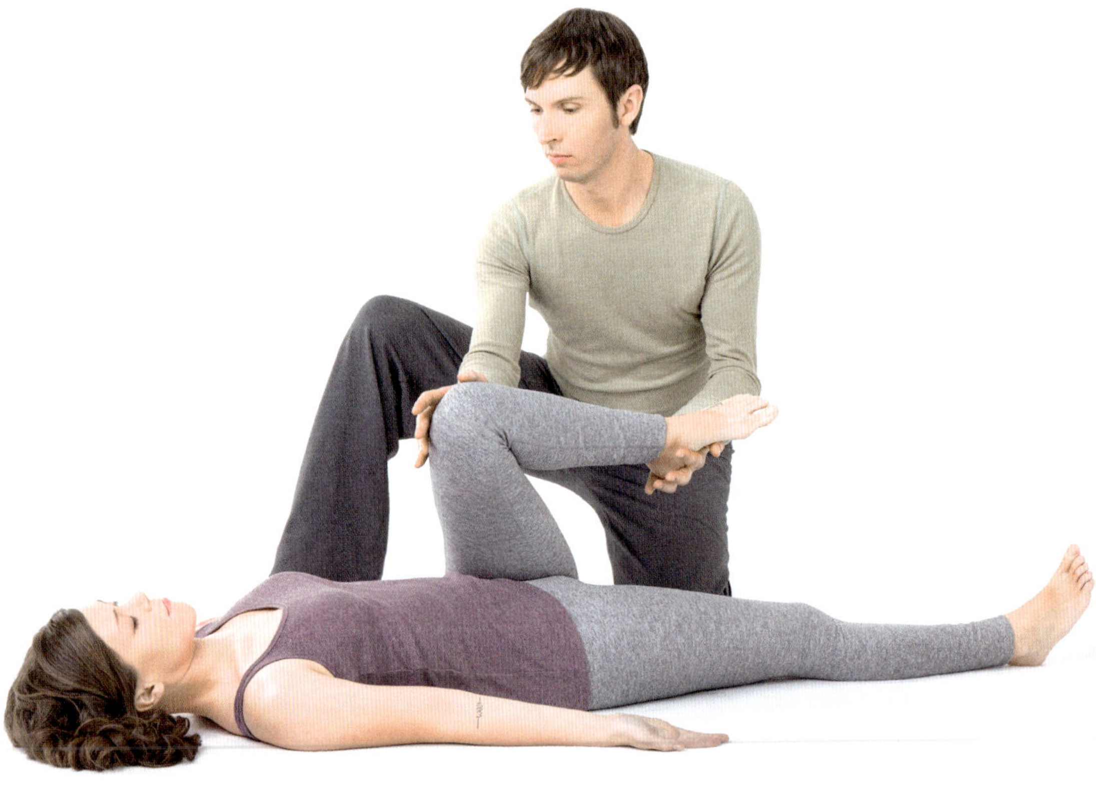

Helikopter

Die Hüfte mobilisieren

Wirkung

Zum Abschluss dieser Sequenz an einem Bein führe ich gern den Helikopter aus – eine sanfte Kreisbewegung. Nach den zum Teil intensiven Hüftdehnungen mobilisiert er sanft das Hüftgelenk und löst Spannungen in Hüfte und Bein. Diese lockernde Bewegung unterstützt den Empfangenden darin, loszulassen und Entspannung geschehen zu lassen.

Ausführung

Du kniest nun wieder neben dem auf dem Boden Liegenden, ein Fuß ist aufgestellt. Winkle sein Bein an und hebe es vom Boden ab. Eine Hand hält seinen Fuß an der Ferse, die andere Hand unterstützt das Knie. Führe dieses Bein nun in einer kreisenden Bewegung abwechselnd nach außen und nach innen. Die Drehung führst du nicht nur mit deinen Armen, sondern mit deinem gesamten Körper aus. Bei dieser Technik passiert es leicht, dass der Empfangende mitzuhelfen versucht. Lade ihn ein, ganz passiv zu bleiben und sich einfach von dir bewegen zu lassen.

Anschließend führst du die Techniken „Baumdrehung" (Seite 109) bis „Helikopter" am anderen Bein aus.

Variante

Du kannst die Geschwindigkeit variieren und bei der Kreisbewegung sehr langsam oder dynamisch arbeiten.

Tipp: Nutze den vollen Bewegungsradius der Hüfte aus. Achte darauf, dass du seitlich neben dem Empfangenden bist und die Kreisbewegung des Knies durch deinen Körper nicht behinderst.

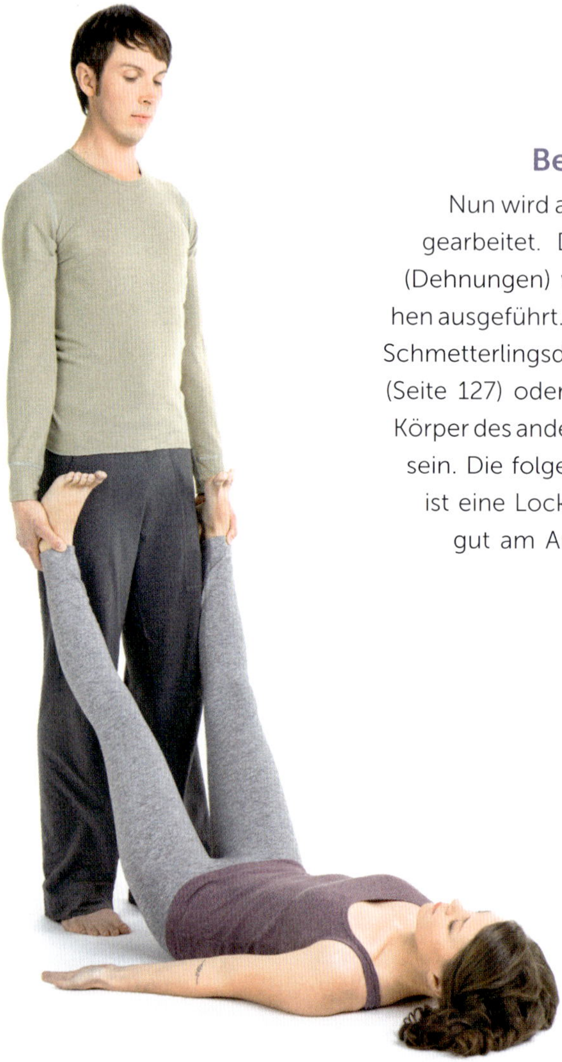

An beiden Beinen arbeiten

Nun wird an beiden Beinen zugleich gearbeitet. Diese Reihe von Stretches (Dehnungen) wird vom Gebenden im Stehen ausgeführt. Einige sind intensiver – wie die Schmetterlingsdehnung (Seite 123), der Pflug (Seite 127) oder die Brücke (Seite 129) –, der Körper des anderen sollte also gut aufgewärmt sein. Die folgende Übung, der Beinstretch, ist eine Lockerungsübung, die du auch gut am Anfang einer Session einsetzen kannst.

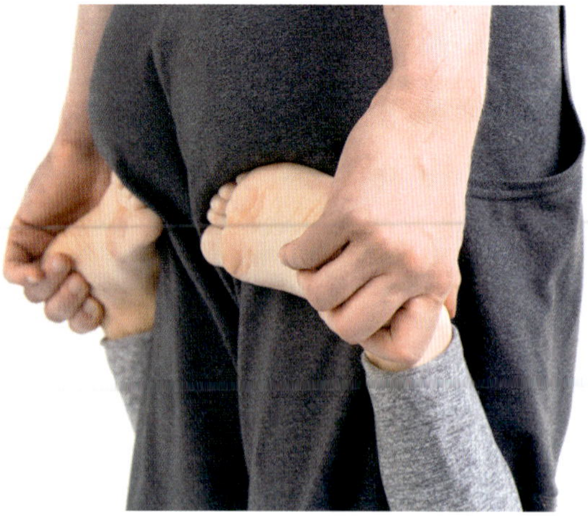

Beinstretch

Eine sanfte Zugbewegung

Wirkung

Dies ist eine sehr einfache und zugleich effektive Technik, die die Hüften dehnt und die Lendenwirbelsäule streckt. Bei der unten genannten Variante ist die Entlastung für den unteren Rücken sogar noch größer.

Ausführung

Du stehst zwischen den Beinen des Empfangenden und hältst seine Füße an den Fersen. Deine Arme hängen dabei entspannt zu beiden Seiten deines Körpers nach unten (siehe Foto oben). Mit deiner Ausatmung lehnst du dich sanft nach hinten und gibst dabei Zug auf seine beiden Beine. Mit deiner Einatmung löst du die Dehnung.

Wiederhole das Ganze 3- bis 4-mal.

Variante

Als Variante kannst du anschließend noch die Fußspitzen des Empfangenden nach innen drehen und dich in der Ausatmung gegen seinen Fußspann lehnen (siehe Foto unten). Diese Innenrotation in den Hüften schafft Raum im Becken und im unteren Rücken und wird von den meisten Menschen als sehr wohltuend empfunden.

Tipp: Um es für dich möglichst entspannt zu machen, achte darauf, dass deine Arme locker nach unten hängen und du das Gewicht der Beine nicht mit Muskelkraft hältst.

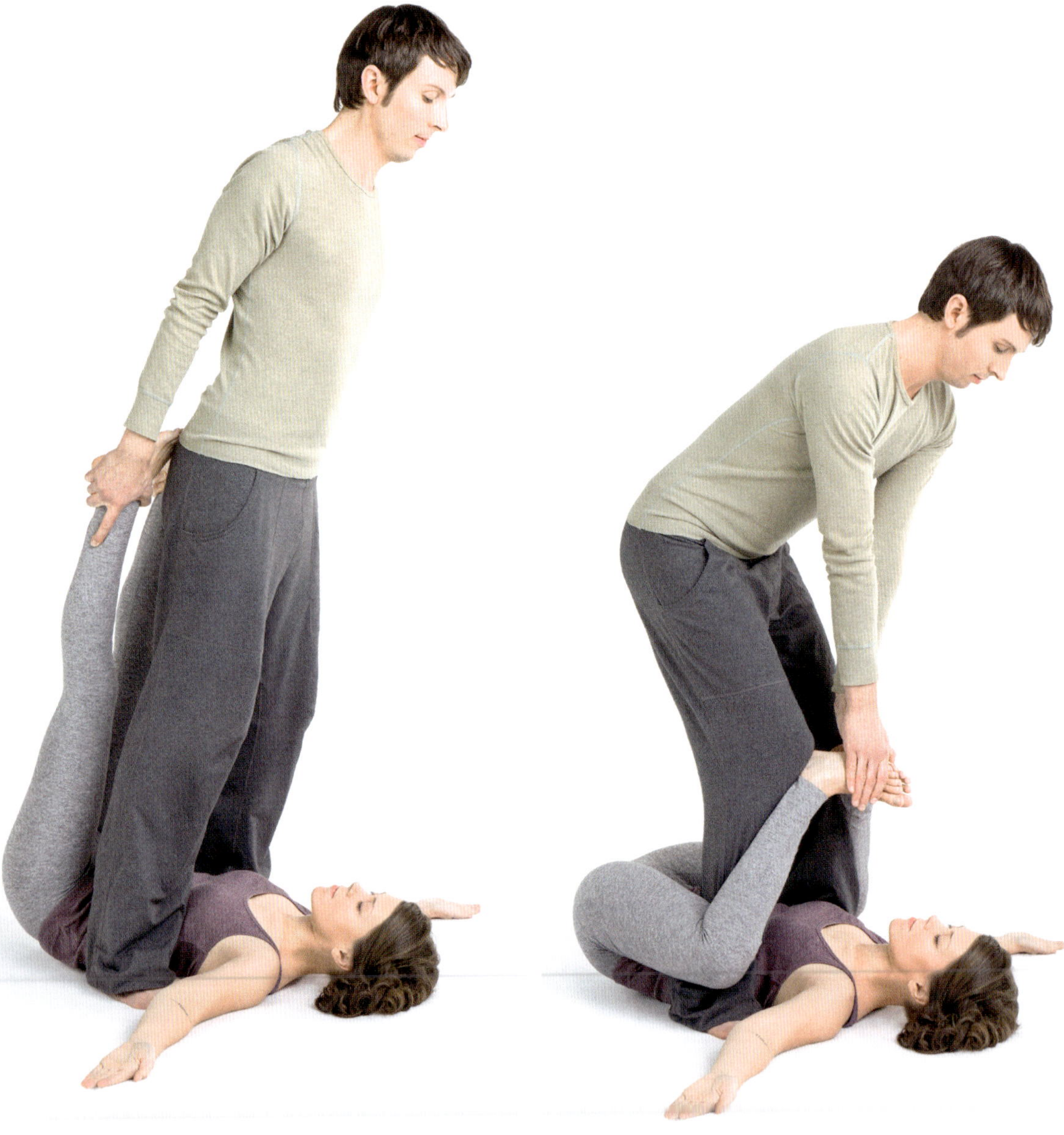

Schmetterlingsdehnung

Die Hüfte nach außen öffnen

Wirkung

Die Schmetterlingsdehnung öffnet die Hüften tief. Dabei werden die Muskeln der Oberschenkel-Innenseite (*Adduktoren*), die großen Gesäßmuskeln, die Rückenmuskeln und Beinrückseiten gedehnt. Aufgrund der Intensität empfiehlt es sich, diese Übung eher gegen Mitte oder Ende der Behandlung auszuführen, wenn der Körper des Empfangenden schon aufgewärmt ist.

Ausführung

Du stehst nun über den Empfangenden, deine Füße sind rechts und links neben sei-nem Brustkorb platziert. Greife seine Fußknöchel und richte dich auf, so hebst du seine Hüften an (siehe Foto links). Dann beugst du seine Knie und legst seine Fußsohlen vor deinen Knien/Oberschenkeln aneinander. Mit der Ausatmung des Empfangenden legst du vorsichtig dein Gewicht in den Druck hinein und schiebst damit die Füße in Richtung seines Kopfes (siehe Foto rechts). Mit seinem Einatmen hältst du den Stretch und gehst beim nächsten Ausatmen noch ein wenig tiefer.

Wiederhole dies 3- bis 4-mal.

Einschränkungen

Nicht in der Schwangerschaft, bei Hüftproblemen oder künstlichen Hüftgelenken ausführen.

Variante

Als Variante kannst du die Füße auch direkt nach unten Richtung Stirn des auf dem Boden Liegenden statt zu seinem Kopf bewegen.

Tipp: Sei achtsam mit der Intensität des Stretches und bleibe in Kontakt mit dem Empfangenden. Wenn du dir unsicher bist, ob du noch tiefer gehen darfst, frage nach.

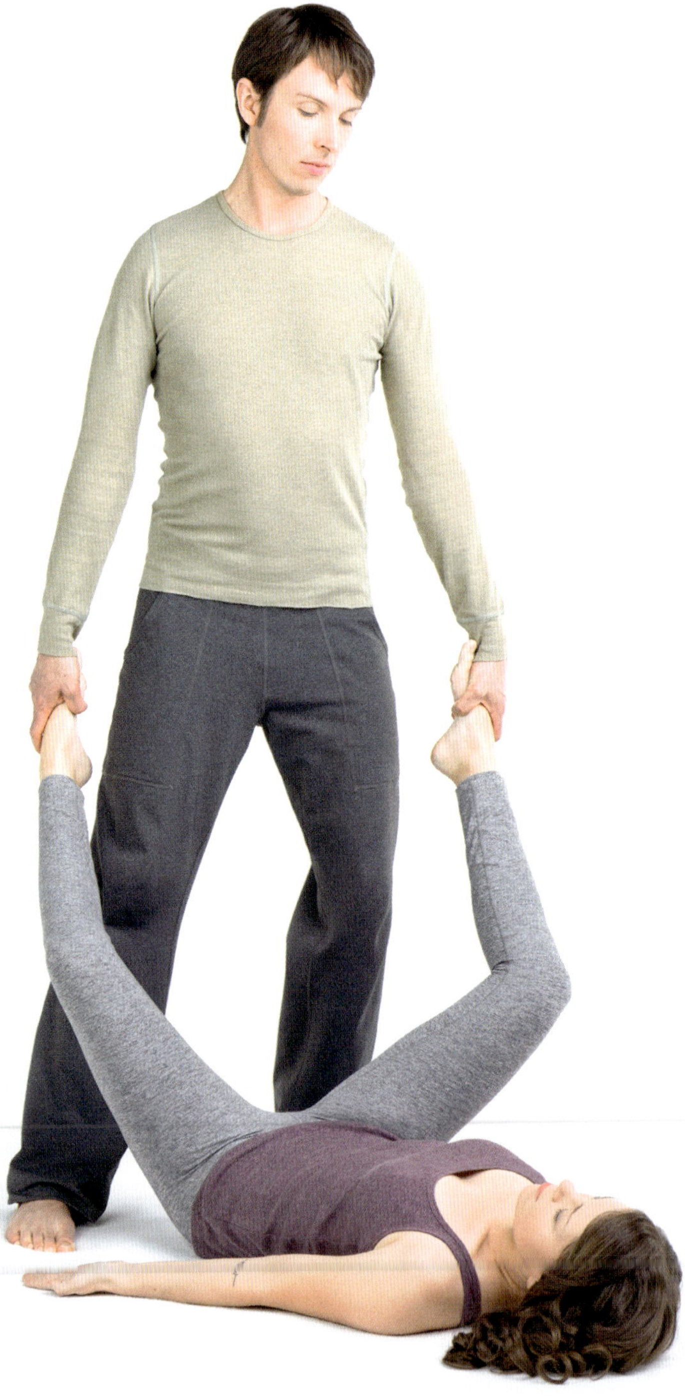

Busfahrer

Die Hüften lockern

Wirkung

Alle meine Klienten und Workshop-Teilnehmer lieben diese Technik. Sie ist einfach und effektiv – und es macht Spaß, sie auszuführen. Die Schwingbewegung lockert die Hüftgelenke und ist eine gute Gegenbewegung nach der intensiven Schmetterlingsdehnung.

Ausführung

Von der letzten Technik „Schmetterlingsdehnung" trete einen Schritt zurück, sodass du hinter dem Gesäß des auf dem Boden Liegenden stehst. Du hältst seine Füße (entweder am Fußspann oder an den Knöcheln) und klappst seine Knie nach außen. Dann schwingst du mit deinen Hüften zu beiden Seiten und lockerst so die Hüften des Empfangenden. Du kannst dir dabei vorstellen, dass du das große Lenkrad eines Busses hältst, den du nach links und rechts steuerst.

Tipp: Achte darauf, dass du die schwingende Bewegung aus deiner Körpermitte heraus ausführst und nicht aus deinen Armen. Deine Arme hängen die gesamte Zeit über entspannt nach unten.

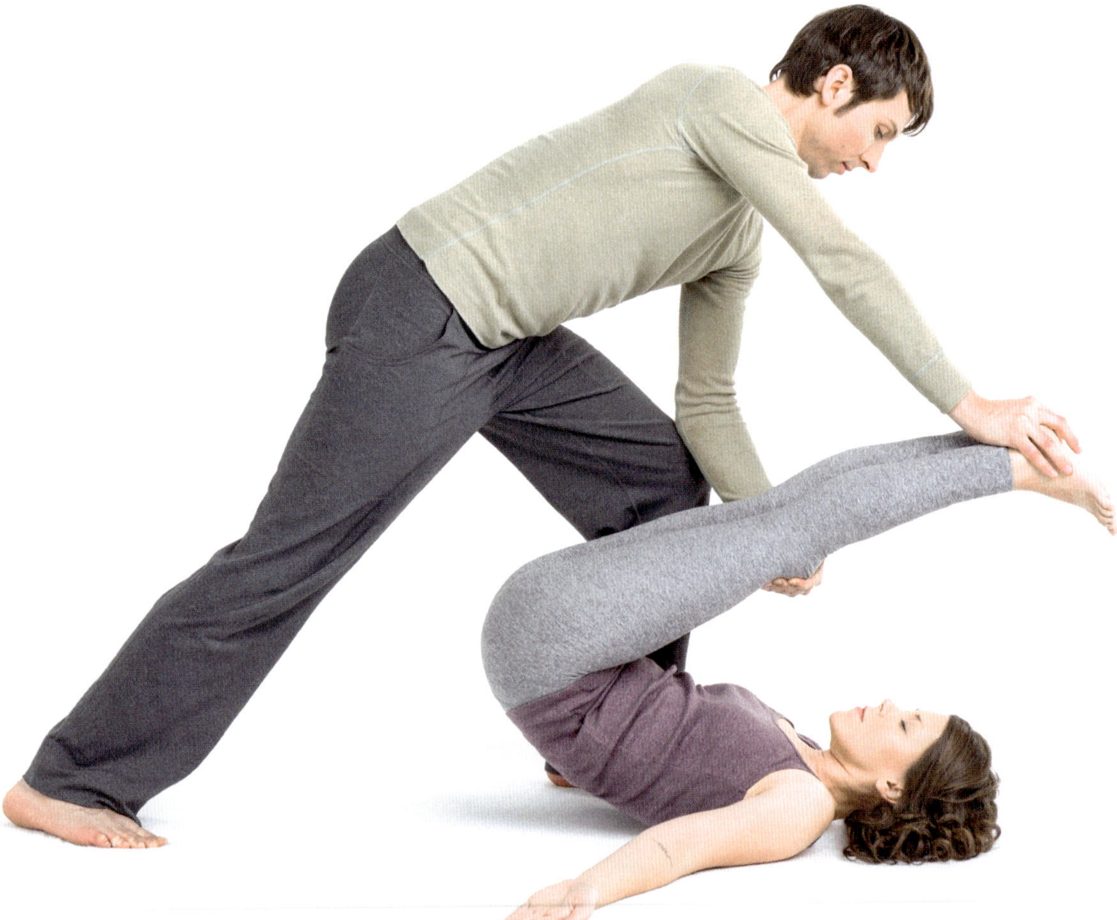

Pflug

Den Nacken dehnen

Wirkung

Vielleicht kennst du diese Position aus dem Yoga. Die passive Variante dehnt ebenfalls die Nackenmuskulatur, die Beinrückseiten und den Rücken.

Ausführung

Bringe die ausgestreckten Beine des Empfangenden im 90-Grad-Winkel nach oben, seine Arme liegen seitlich, ein wenig schräg nach außen neben dem Körper. Komme selbst in einen Ausfallschritt. Eine Hand (die auf der Seite des hinten stehenden Fußes) hält die Füße des auf dem Boden Liegenden zusammen. Die andere Hand fixiert seine Beine an den Knien. Nun verlagerst du dein Gewicht nach vorn und hebst sein Becken leicht an. Mit der Ausatmung des Empfangenden führst du die gestreckten Beine weiter nach hinten in Richtung Kopf, jedoch maximal, bis sie sich in einer Position parallel zum Boden befinden, damit die Dehnung für den Nacken nicht zu intensiv wird. Einen Ellbogen kannst du dabei auf deinem Knie ablegen. (Siehe Foto.)

Die Dehnung mit dem Einatmen lösen und 3-mal wiederholen.

Einschränkungen

Nicht anwenden bei Nackenverletzungen oder Einschränkungen in der Halswirbelsäule, bei Bluthochdruck, Herzproblemen sowie während Schwangerschaft und Menstruation.

Variante

Als Variante kannst du den Empfangenden bitten, seine Hände auf seine Knie zu legen und die Arme während der Dehnung die gesamte Zeit über gestreckt zu halten. Dies ist besonders dann zu empfehlen, wenn du kleiner als dein Gegenüber bist.

Tipp: Dein Arm, der die Füße hält, ist in der Endposition gestreckt und du arbeitest mit deinem Körpergewicht, nicht mit Muskelkraft.

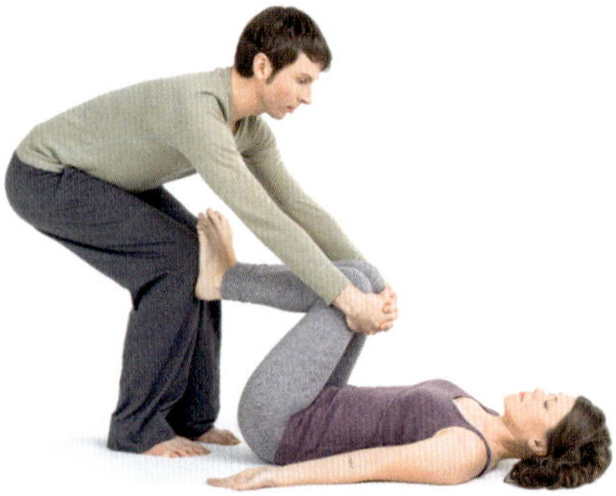
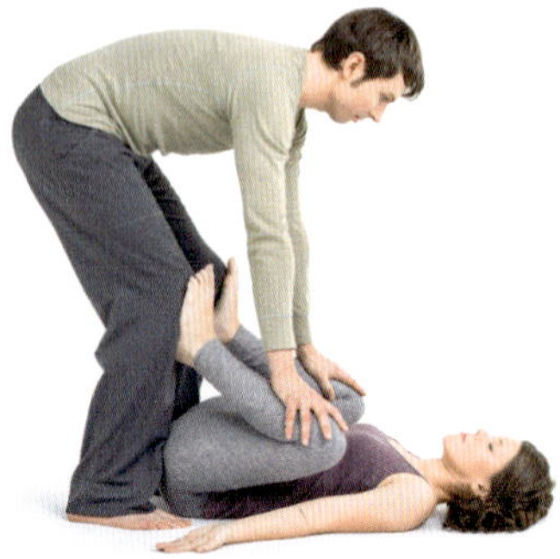
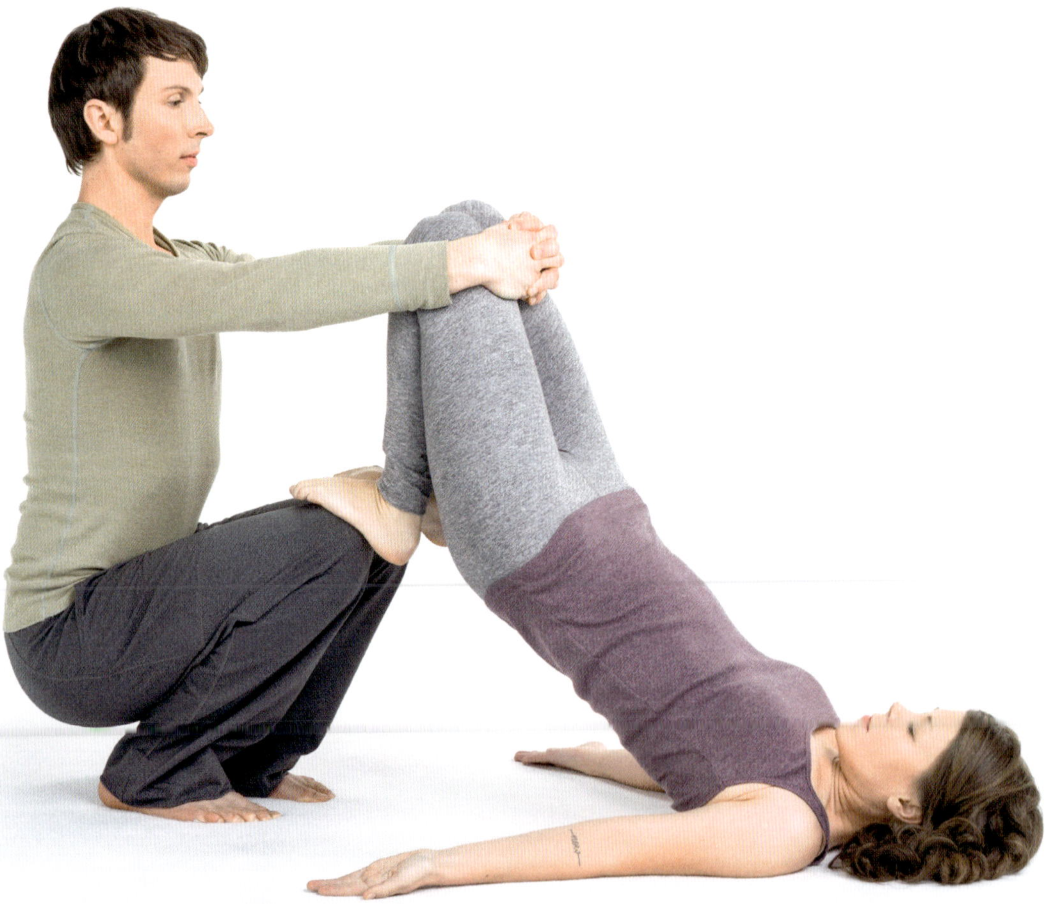

Brücke

Die Körpervorderseite öffnen

Wirkung

Die Brücke ist eine Position, die auf den ersten Blick spektakulär aussieht, mit der richtigen Technik jedoch einfach auszuführen ist. Sie öffnet die Körpervorderseite. Bauchmuskeln, Hüftbeuger und Nackenmuskulatur werden gedehnt.

Ausführung

Du setzt die Füße des Empfangenden auf deine Knie und kommst mit deinen Füßen nah an sein Gesäß heran (siehe Foto oben links). Verschränke deine Hände nun auf seinen Knien. Mit der Ausatmung des Klienten schiebst du deine Knie nach vorn und kommst mit gestreckten Armen in die Hocke (siehe Foto unten). Halte den Empfangenden einen Augenblick lang in der Brücke und lasse ihn anschließend langsam sinken. Als Gegenposition kannst du seine Knie nochmal sanft in Richtung Brust schieben, um den unteren Rücken nach der Rückbeuge zu entspannen. Dabei ist es auch möglich, die Knie sanft nach außen zu öffnen, sodass die Bewegung in Richtung Schultern geht. (Siehe Foto oben rechts.)

Einschränkungen

Nicht anwenden bei Bluthochdruck, Herzproblemen und während Schwangerschaft und Menstruation.

Variante

Als sanfte Variante kannst du knien, die Füße des Empfangenden auf deine Knie stellen und dann langsam Zug geben.

Tipp: Komme wirklich nah an deinen Klienten heran und schiebe deine Knie nach vorn, während du Zug gibst – sonst verlierst du das Gleichgewicht und landest auf deinem Gesäß. Übe diese Technik einige Male, bevor du sie in einer Session einsetzt.

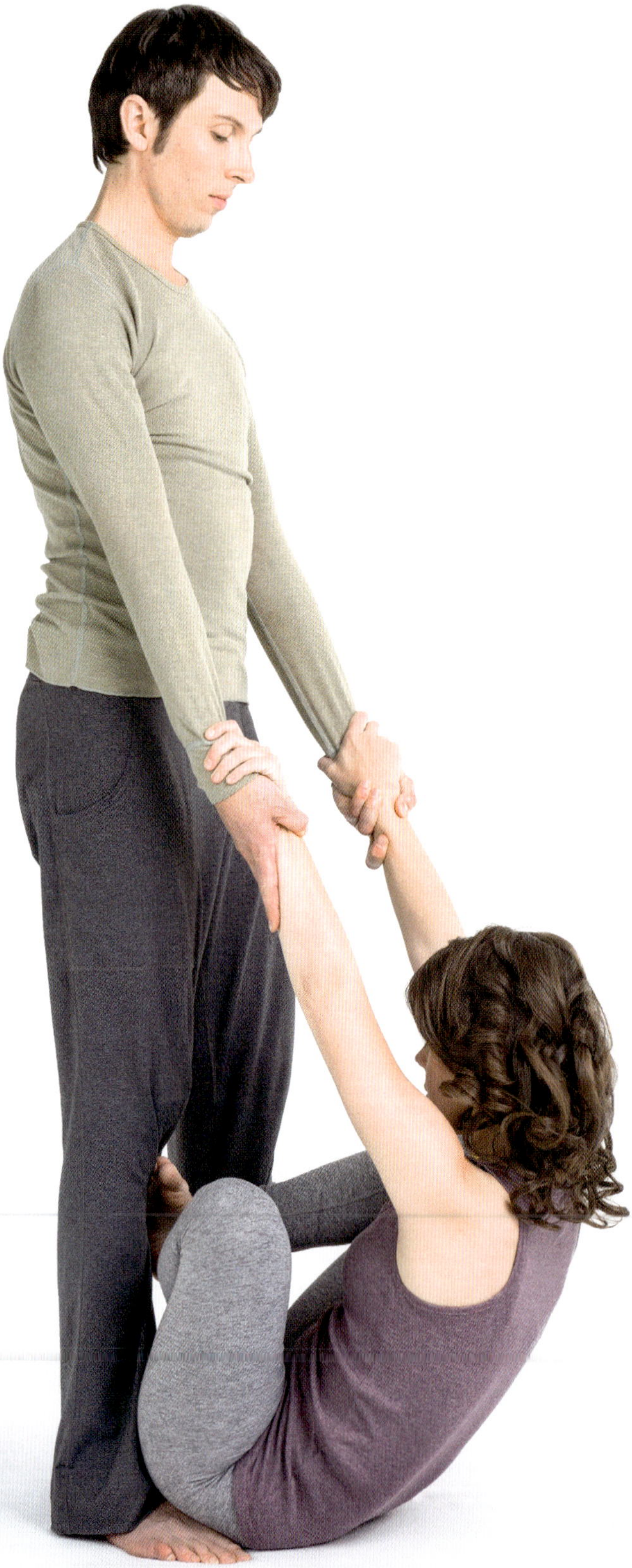

Vorbeuge

Die Nieren dehnen

Wirkung

Aus dieser passiven Vorbeuge kannst du den Empfangenden auch ins Sitzen bringen, wenn du die Behandlung in sitzenden Positionen (siehe Kapitel 4, „Thai Yoga in sitzender Position", Seite 171 ff.) anschließen möchtest. Hiermit dehnst du die Körperrückseite und stimulierst die Nieren.

Ausführung

Der Empfangende liegt auf dem Boden. Kreuze seine Beine zum Schneidersitz unter deinen Knien. Greife seine Handgelenke und bitte ihn, deine Handgelenke ebenfalls zu greifen. Mit seiner Ausatmung schiebst du deine Knie ein wenig nach vorn und lehnst dich mit deinem Oberkörper leicht zurück (siehe Foto links). Bei seinem Einatmen löst du den Zug und wiederholst die Dehnung mit der nächsten Ausatmung – insgesamt 3-mal.

Von hier aus kannst du den Empfangenden auch ins Sitzen bringen, indem du ziehst und währenddessen mit deinen Füßen einfach nach hinten wanderst.

Variante

Wenn du groß bist, können die Beine des Empfangenden auch einfach senkrecht zur Decke gestreckt sein. Für den Übergang ins Sitzen bringe die Beine aber in jedem Fall in den Schneidersitz.

Tipp: Achte darauf, dass die Unterschenkel des Empfangenden sich unter deinen Knien befinden.

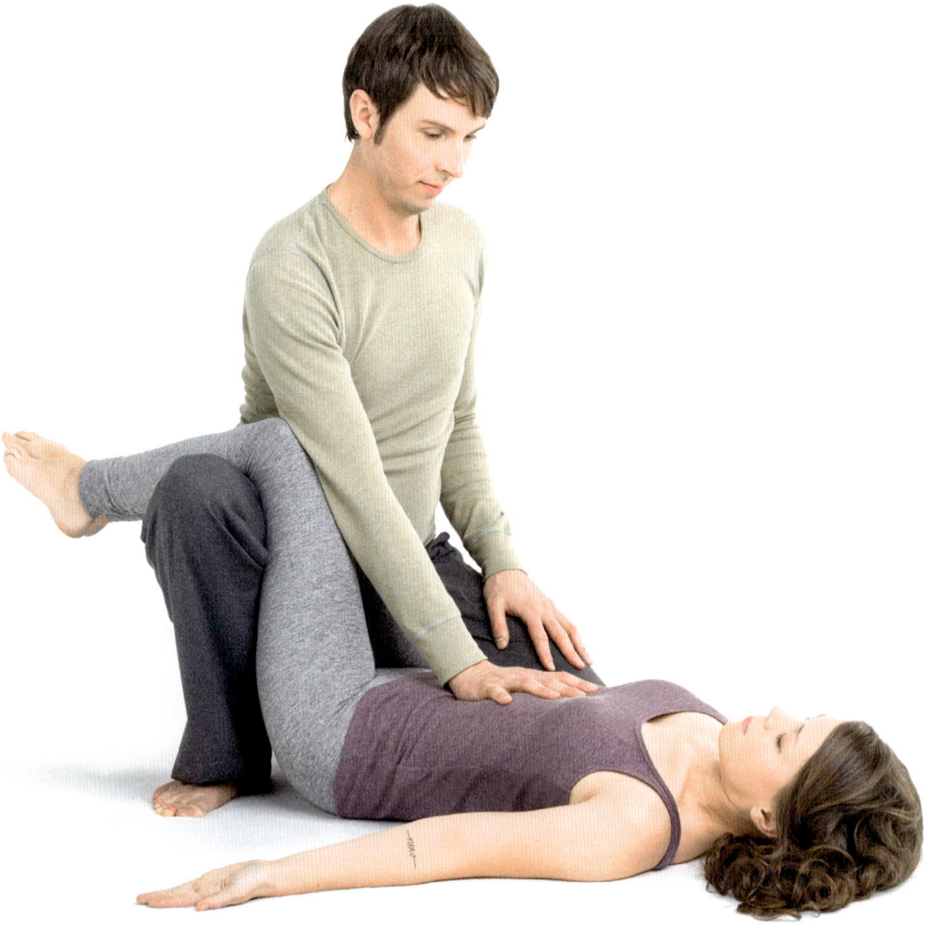

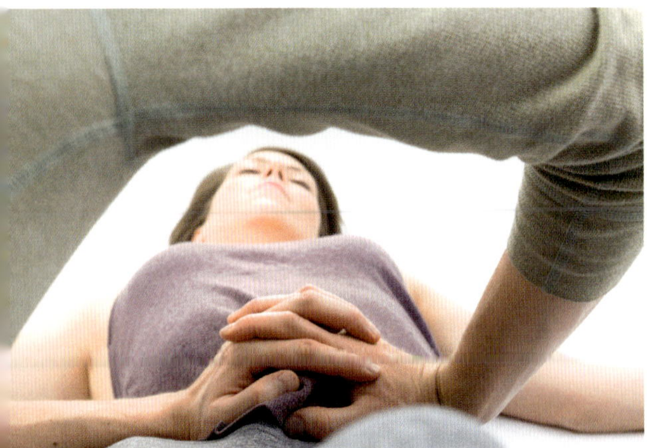

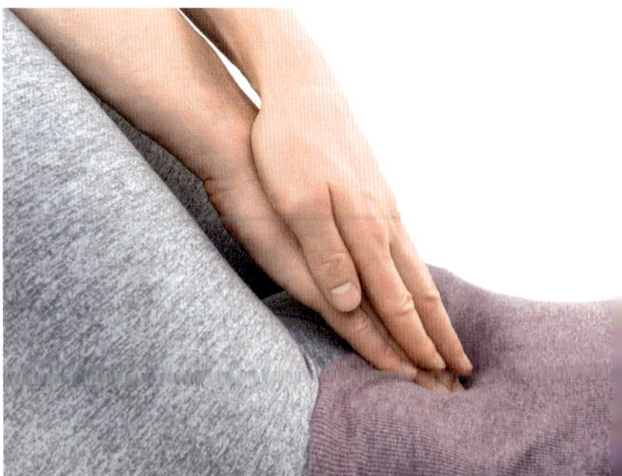

Bauchmassage

Tiefe Entspannung schenken

Wirkung

Die Bauchmassage kann eine tief entspannende und intensive Erfahrung für den Empfangenden sein, wenn sein Vertrauen groß genug ist und er sich darauf einlassen kann. In Thailand wirst du im Zuge einer traditionellen Thai-Massage in den seltensten Fällen eine Bauchmassage bekommen, weil dieser Körperbereich dort als zu intim gilt. Zu meinen Sessions gehört die Bauchmassage optional dazu: Ich gebe sie, wenn sie ausdrücklich gewünscht wird oder körperliche Symptome die Arbeit am Bauch nahelegen. So kann die Bauchmassage beispielsweise dazu beitragen, die Verdauung zu fördern, Spannungen und Krämpfe im Bauchbereich zu lösen und auch in einigen Fällen bei Schmerzen im Lendenwirbelbereich Linderung verschaffen. Um die Bauchmassage zu einer entspannten Erfahrung zu machen, sollte die letzte Mahlzeit des Empfangenden schon mehrere Stunden zurückliegen!

Ausführung

In der normalen Rückenlage sind Bauchdecke und Bauchmuskulatur gestreckt. Für den Empfangenden ist die Bauchmassage angenehmer, wenn du seine Bauchdecke entspannst. Winkle also seine Beine an und gehe in die Beckenschaukel über (siehe Seite 85), während du seitlich neben dem auf dem Boden Liegenden auf einem Kissen sitzt. Die Bauchmassage besteht aus mehreren Einzelschritten.

Du kniest neben deinem Klienten, einen Fuß stellst du auf. Über den Oberschenkel dieses Beines legst du seine Unterschenkel. Wenn es dir angenehm ist, kannst du dabei auch ein Kissen unter dein Gesäß legen.

Einstimmung (siehe Foto oben)**:** Reibe deine Handflächen aneinander und lasse langsam eine oder beide Hände auf die Bauchmitte deines Klienten sinken. Mit seiner Ausatmung gibst du sanft Druck, mit seiner Einatmung hältst du diesen. Wiederhole dies

Fortsetzung auf Seite 135

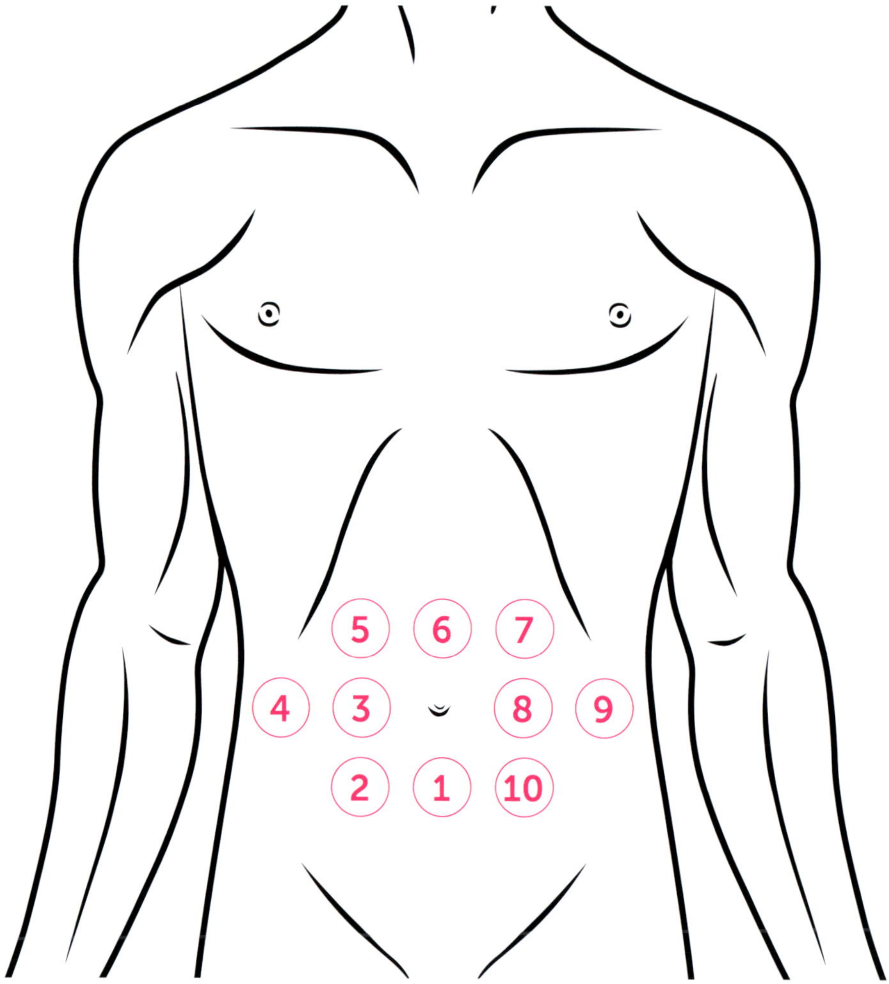

Die zehn Punkte für die Bauchmassage mit Fingerkuppendruck

Fortsetzung von Seite 133

mehrmals. Erschrecke nicht, wenn du nach einiger Zeit ein kräftiges Pochen unter deiner Hand spürst: Das ist die Aorta, die Hauptschlagader im Bauchraum. Halte den Druck ungefähr 5 Atemzüge lang, bevor du mit der „Welle" fortfährst.

Welle (siehe Foto, Seite 132 unten links)**:** Verschränke die Finger ineinander und gib mit dem linken und dem rechten Handballen abwechselnd Druck, sodass eine Wellenbewegung entsteht. Traue dich, dabei auch in den Bauch hineinzuarbeiten.

Fingerkuppendruck (siehe Foto, Seite 132 unten rechts)**:** Nachdem du den Bauchraum auf diese Weise aufgewärmt hast, beginnst du etwas punktueller zu arbeiten. Bringe dazu die Kuppen von Zeigefinger, Mittelfinger und Ringfinger zusammen, sodass eine gerade Fläche entsteht. Wenn du Rechtshänder bist, liegt die rechte Hand unter der linken Hand, die linke führt die Bewegungen, bist du dagegen Linkshänder, ist es entsprechend umgekehrt. Orientiere dich für die Bauchmassage an den 10 Punkten (siehe Abbildung links). Die Punkte liegen jeweils 2 Fingerbreit auseinander. Du beginnst mit Punkt 1, der 2 Fingerbreit unter dem Bauchnabel liegt.

Mit dem Ausatmen des Empfangenden gibst du sanften Druck, bei seiner Einatmung hältst du den Druck, mit der nächsten Ausatmung gehst du sanft ein wenig tiefer ... Du kannst 3 bis 10 Atemzüge bei einem Punkt verweilen – je mehr Zeit du dir lässt, desto tiefer kannst du in den Bauch hineinarbeiten. Arbeite Punkt für Punkt weiter im Uhrzeigersinn (um die Verdauung zu fördern).

Abschluss: Nachdem du an allen Punkten mindestens einmal gearbeitet hast, verabschiedest du dich vom Bauch, indem du noch einmal die „Welle" ausführst oder einfach eine Hand auf dem Bauch ruhen lässt.

Variante

Als alternative Arbeitshaltung zur Beckenschaukel (siehe Seite 85) kannst du auch einfach mehrere Kissen unter die Knie des Empfangenden legen oder seine Füße hüftbreit voneinander entfernt aufstellen und die Knie zur Mitte hin zusammenfallen lassen. Du selbst kommst auf der linken Seite neben dem Empfangenden in den Fersensitz.

Tipp: Arbeite langsam und gleichmäßig mit der Ausatmung des Empfangenden und spüre, wie intensiv der Druck für ihn sein darf.

An den Armlinien und den Händen arbeiten

Bringe den Arm des Empfangenden in einen 90-Grad-Winkel seitlich neben seinen Körper. Polstere Arm und Hand, falls er nicht auf einer ausreichend breiten Massageunterlage liegt, durch eine Decke. Arm- und Handmassage werden zuerst an einem, dann am anderen Arm ausgeführt. Bei Frauen beginnst du links, bei Männern rechts.

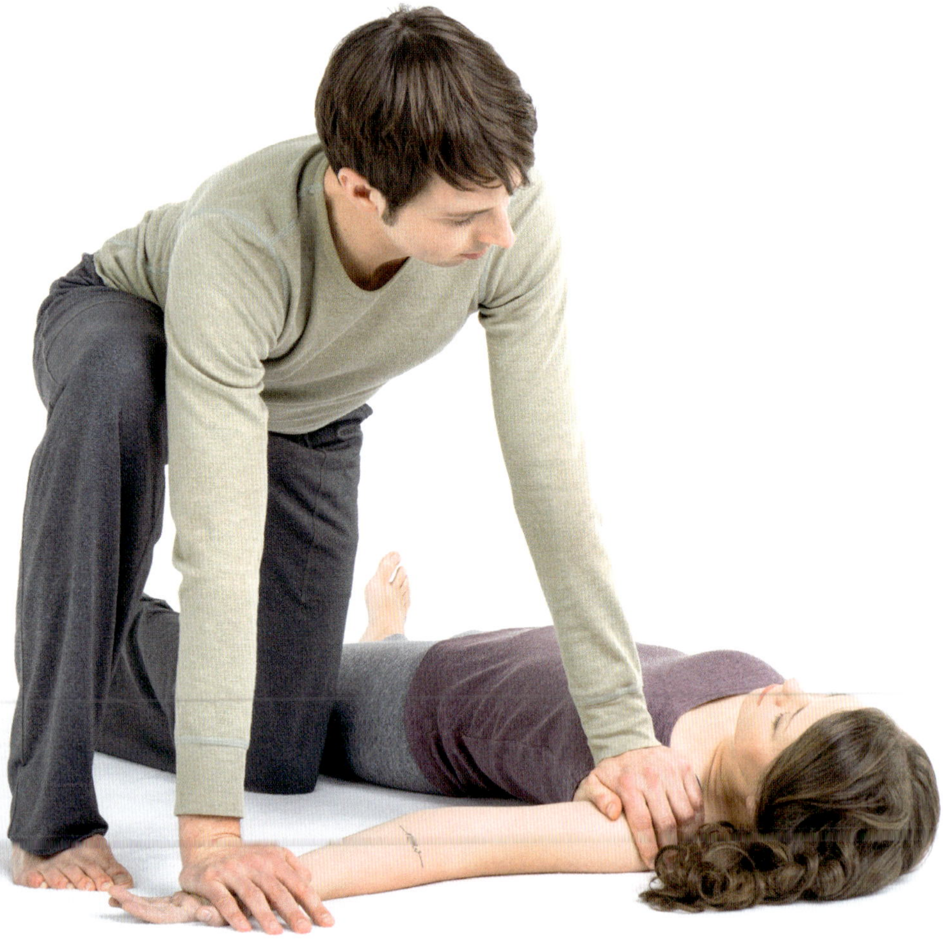

Blutstopp

Die Energie zum Fließen bringen

Wirkung

Der Blutstopp beruhigt und erzeugt ein angenehmes Gefühl von Wärme. Durch den anschließenden Rückfluss des Blutes werden der Arm und vor allem seine Gelenke (Ellbogen und Handgelenk) verstärkt durchblutet. Das ist eine gute Vorbereitung auf die folgenden Drucktechniken.

Ausführung

Für diese und die folgenden Techniken bringe den Arm in einen 90-Grad-Winkel zum Körper. Der Arm liegt in einer Linie mit den Schultern. Platziere dann eine Hand (die dem Klienten nähere) auf dem Ansatz seines Brustmuskels (wie beim Schulter-Assist, Seite 87). Die andere Hand kann auf seinem Handgelenk ruhen, gibt dort jedoch keinen Druck. Bringe mit seinem Ausatem Druck auf den Brustmuskel und halte ihn 20 bis 30 Sekunden lang (auch hier solltest du wieder den Puls spüren können). Löse den Druck anschließend sanft.

Einschränkungen

Nicht bei Bluthochdruck, Herz- und Gefäßerkrankungen ausführen.

Variante

Willst du mehr Druck geben, kannst du beide Hände auch aufeinanderlegen und auf dem Ansatz des Brustmuskels platzieren.

Tipp: Achte darauf, dass sich deine Hand tatsächlich auf dem Ansatz des Brustmuskels (knapp unter dem Schlüsselbein) befindet und nicht zu weit nach außen oder oben, wodurch unangenehmer Druck auf das Schlüsselbein entstehen könnte.

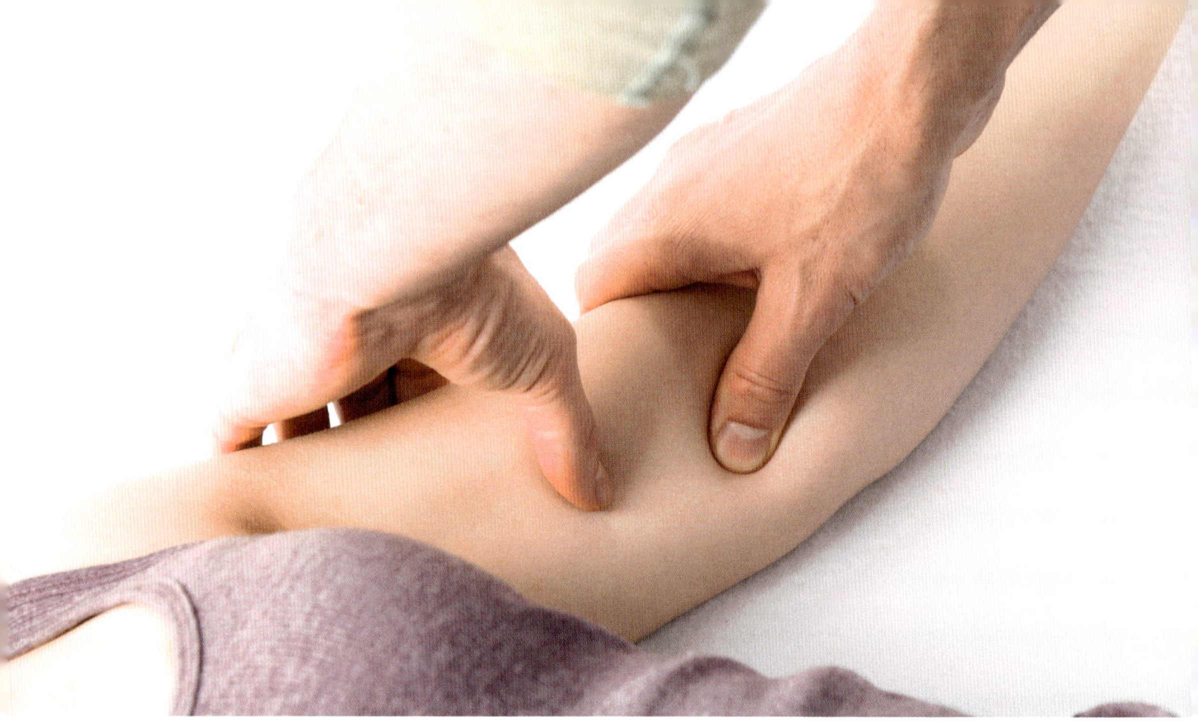

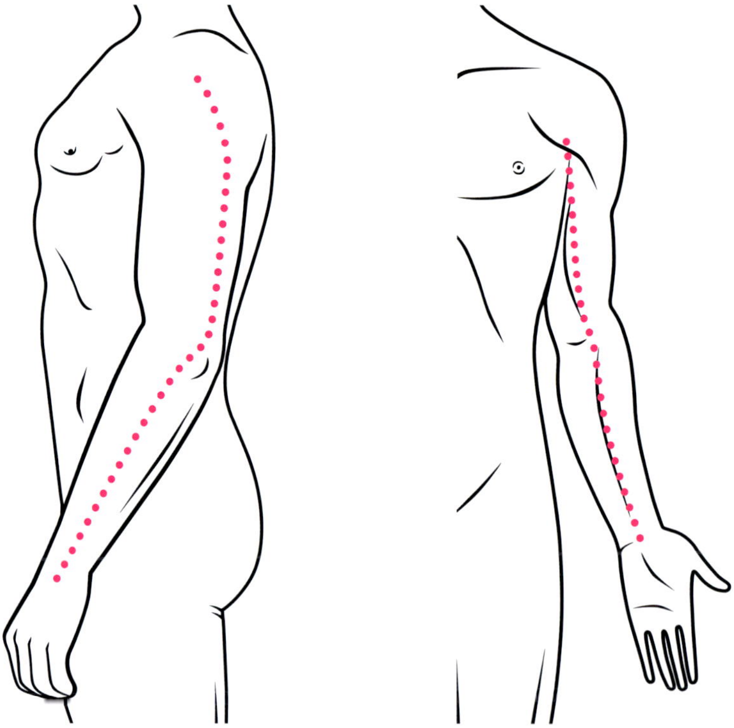

links: Außenlinie des Armes; rechts: Innenlinie des Armes

Armlinien

Handballen-, Daumen- und Fußdruck

Linienverlauf

Am Arm gibt es innen und außen jeweils eine Hauptlinie, auf der du arbeiten kannst. Sie verlaufen auf dem Oberarm direkt unter dem Bizeps. Am Unterarm verlaufen sie innen und außen entlang der Mittellinie und lassen sich als Vertiefung zwischen den beiden Unterarmknochen Elle und Speiche gut ertasten. (Siehe Abbildungen.) Von der Handwurzel läuft sie sternförmig in die einzelnen fünf Finger hinein.

Wirkung

Die Arme und Hände gelten in der Thai-Yoga-Körperarbeit als Verlängerung des Herzens. Die Hände zu massieren hat daher eine beruhigende und herzöffnende Qualität.

Ausführung

Du kannst die Armlinien mit Handballen-, Daumen- und Fußdruck bearbeiten. Zunächst massierst du die Innenlinie (und gleichzeitig die Außenlinie am Oberarm), wobei der Arm des Empfangenden gestreckt ist, seine Handfläche zeigt nach oben. Um anschließend noch die Außenlinie des Unterarmes zu stimulieren, drehst du den Arm, sodass die Handfläche zum Boden zeigt. Hier die unterschiedlichen Techniken im Einzelnen:

Handballendruck (ohne Foto): Platziere eine Hand auf dem Oberarm und eine auf dem Unterarm, deine Finger zeigen Richtung Kopf. Wandere mit abwechselndem Druck 1-mal von innen nach außen, dabei bis zur Hand und wieder zurück.

Beachte: Auf dem Oberarm gibst du diagonalen Druck, auf dem Unterarm

Fortsetzung auf Seite 141

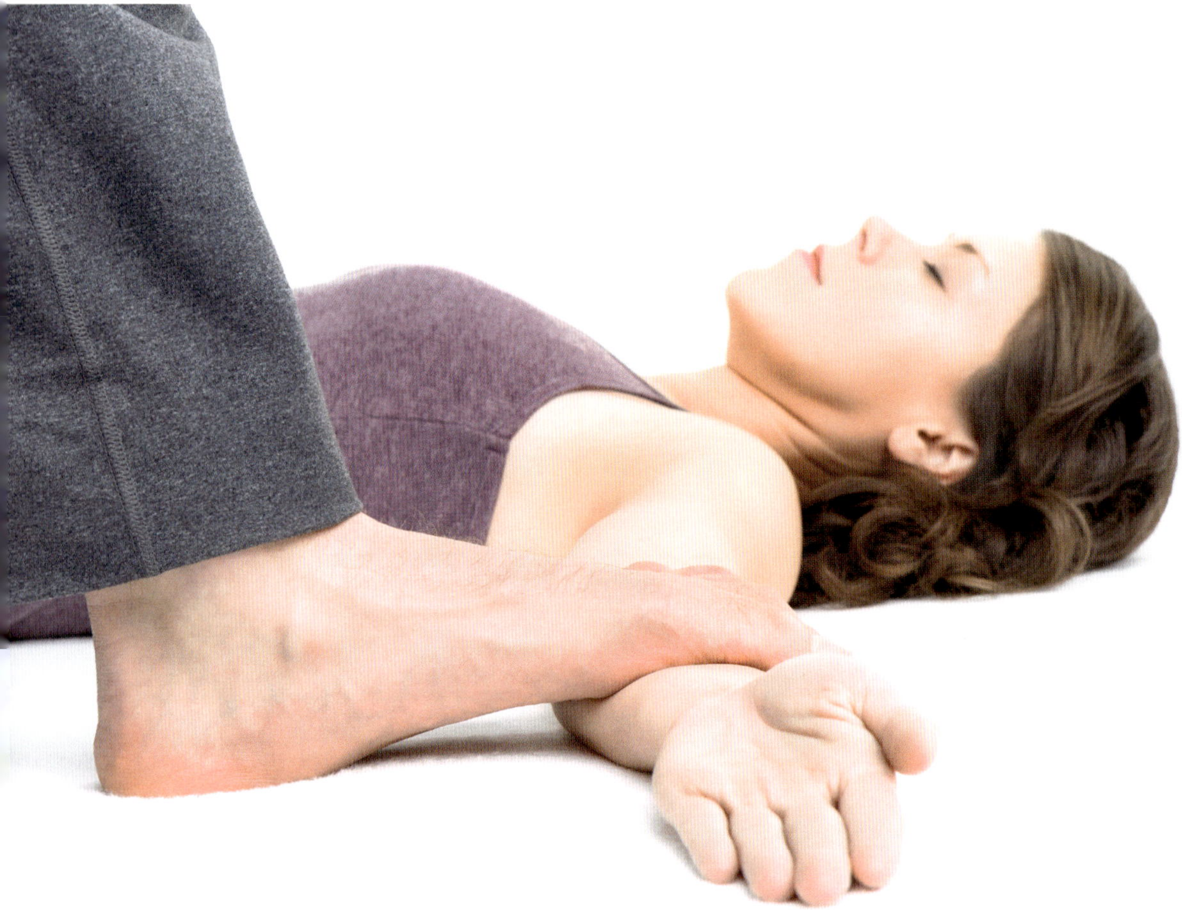

Fortsetzung von Seite 139

senkrecht von oben. Als Arbeitshaltung bietet sich dafür der Ausfallschritt an (wie bei der vorigen Technik „Blutstopp", Seite 99).

Daumendruck (siehe Foto Seite 138): Die Handflächen des Empfangenden schauen nach oben. Wandere an der Armlinie entlang mit abwechselndem Daumendruck von innen nach außen und zurück. Am Oberarm verwendest du dazu den Klauengriff. Dazu drückst du mit dem Daumen von oben und mit den anderen vier Fingern von unten den Muskel zusammen und bearbeitest so Innen- und Außenlinien gleichzeitig. Am Unterarm gibst du einfach Druck von oben.

Fußdruck (siehe Foto links): Die Armlinien lassen sich auch gut mit dem Fuß bearbeiten. Finde dazu einen sicheren Stand und gib mit dem inneren (körpernahen) Fuß Druck, indem du ihn von der Ferse zum Fußballen hin abrollst, wobei du mit dem Fußballen Druck auf die Armlinie gibst. Achte darauf, dass du keinen Druck auf das Ellbogengelenk ausübst. Druck am Handgelenk ist möglich und sehr angenehm, weil auf diese Weise die Hand geöffnet wird. Wie die vorherigen Techniken auch, führst du den Fußdruck zunächst auf der Innenlinie des ganzen Armes und anschließend auf der Außenseite des Unterarms aus.

Variante

Du kannst auch an der Außenlinie des Unterarmes arbeiten, wenn sich der Empfangende in Bauchlage befindet (siehe Kapitel 2, „Thai Yoga in Bauchlage", Seite 145 ff.).

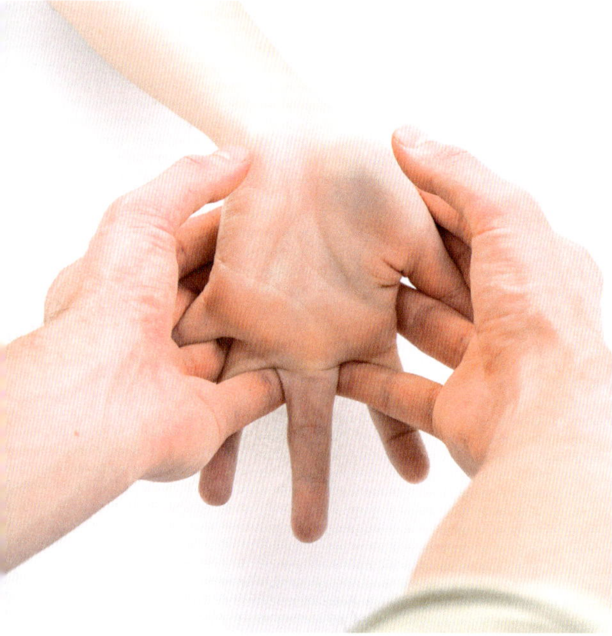

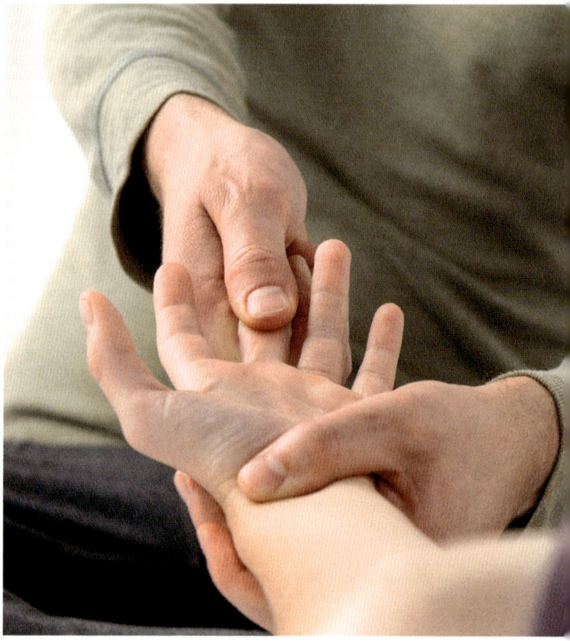

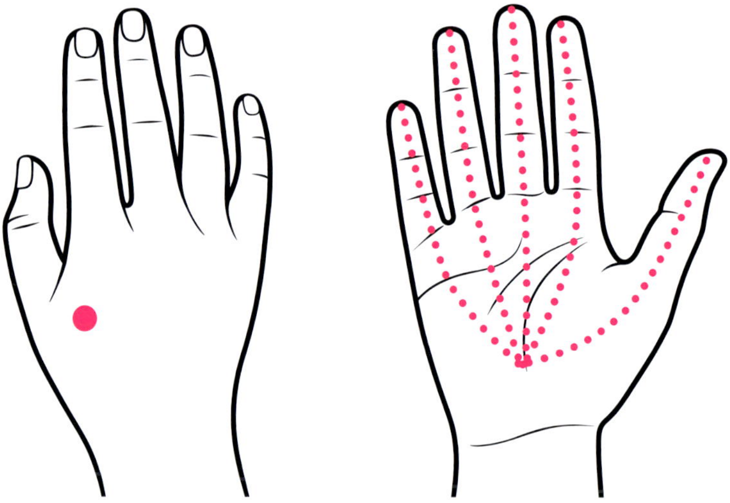

links: Der Akkupressurpunkt *Hegu*; rechts: Die Hand- und Fingerlinien

Handmassage

Eine Wohltat für die Seele

Wirkung

Wir bauen auch in unseren Händen durch die Art und Weise, wie wir sie einsetzen, häufig Spannungen auf (z. B. durch Computerarbeit). Die Hände zu massieren hat – ähnlich wie die Massage an den Armen – eine sehr beruhigende, herzöffnende und fürsorgliche Qualität. Auf den Handflächen befinden sich viele wichtige Akupressurpunkte. Ähnlich wie die Füße sind auch unsere Hände gewissermaßen ein Abbild des gesamten Körpers. Durch die Behandlung dieser Reflexzonen schenkst du dem Empfangenden Entspannung, die in ihrer Wirkung über Arme und Hände hinausgeht.

Ausführung

Komme von der letzten Technik (mit Fußdruck an den Armlinien arbeiten) wieder ins Sitzen und bringe den Arm des Klienten diagonal neben seinen Körper. Greife nun mit deinen kleinen Fingern links und rechts unter den Mittelfinger des Empfangenden, die anderen Finger fächern den Rest der Hand auf (siehe Foto oben links). Gib von unten Druck, sodass der Handteller geöffnet und gedehnt wird.

Deine Daumen können gleichzeitig auf der Handinnenfläche arbeiten, mit sanften Streichbewegungen in Richtung der einzelnen Finger (siehe Abbildung rechts) oder mit sanft kreisendem Druck um die Grundgelenke der Finger herum. Der Punkt *Hegu*, der zwischen Daumen und Zeigefinger liegt (siehe Abbildung links), ist ein sehr wirkungsvoller Akupressurpunkt gegen Kopf- und Zahnschmerzen. Zum Abschluss kannst du mit einer Hand jeden Finger einzeln umgreifen und in einer sanften Schraubbewegung von unten nach oben zu den Fingerspitzen arbeiten (siehe Foto oben rechts).

Wiederhole anschließend die Arm- und Handmassage auf der anderen Seite.

Einschränkungen

An *Hegu* nicht während der Schwangerschaft arbeiten.

Tipp: Ein Tropfen Massageöl oder Lotion macht die Handmassage noch angenehmer.

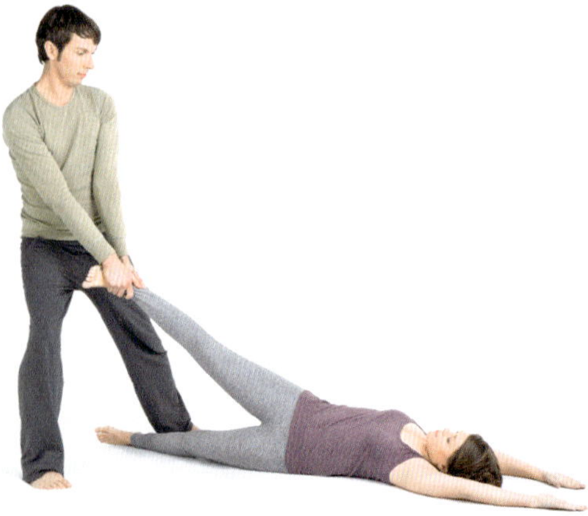

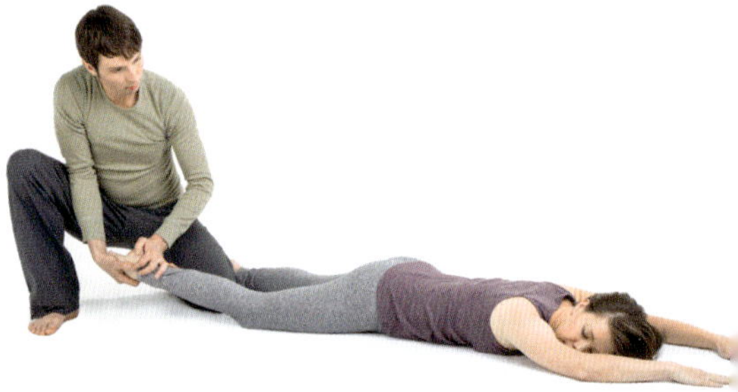

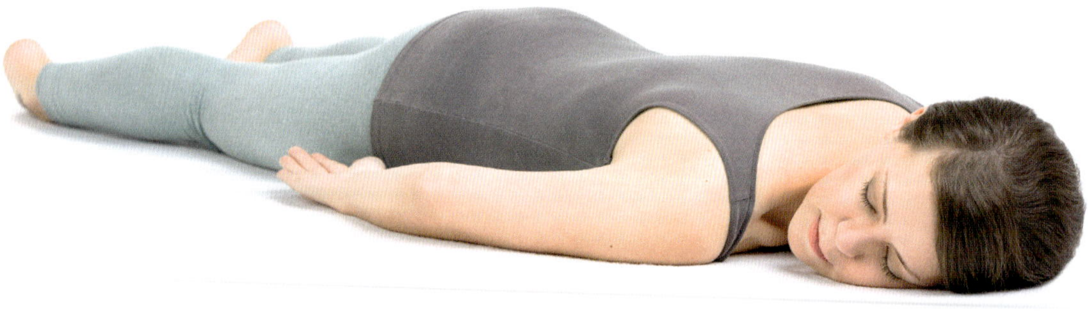

Kapitel 2

Thai Yoga in Bauchlage

In der Bauchlage kannst du die Körperrückseite (Beinrückseiten, Gesäß und Rücken) am besten bearbeiten. Der Kopf des Empfangenden kann dabei gerade bleiben (1. Variante) oder zur Seite gedreht werden (2. Variante). Wenn du dich für die 1. Variante entscheidest, kannst du zusätzlich ein kleines Kissen unter der Stirn deines Klienten platzieren. Bei der 2. Variante kannst du die Haltung für ihn noch angenehmer machen, indem du eine Decke zusammenrollst und diese unter seine Schultern legst (der Hals bleibt dabei frei). So muss sein Kopf weniger stark nach links oder rechts gedreht werden. Bei Schmerzen oder Problemen im unteren Rücken platzierst du eine weitere Rolle unter dem Becken des Klienten. Die Arme liegen entweder neben dem Körper oder nach oben angewinkelt neben dem Kopf. Schwangere sollten nicht in der Bauchlage massiert werden.

Die Thai-Yoga-Sequenz in Bauchlage umfasst:

- Übergang von der Rücken- in die Bauchlage
- An den Füßen und Beinlinien arbeiten
- Am Rücken arbeiten
- Techniken für den Schulter-Nacken-Bereich

Den Empfangenden in die Bauchlage bringen

Die einfachste Variante, den Massagepartner von der Rücken- in die Bauchlage zu bringen (und wieder zurück), besteht darin, ihn zu bitten, sich umzudrehen. Das ist der Übergang, den ich in meinen Behandlungen am häufigsten benutze.

Wenn deine Matte breit genug ist (ansonsten ist es nicht sinnvoll), kannst du dich für folgenden Übergang entscheiden: Bringe die Arme des auf dem Rücken Liegenden ausgestreckt über seinen Kopf. Nimm einen Fuß in die Hand, gib langsam Zug und drehe den Empfangenden dabei langsam auf den Bauch (siehe Fotos oben links und rechts). Anschließend richtest du seinen Körper behutsam aus (siehe Foto unten).

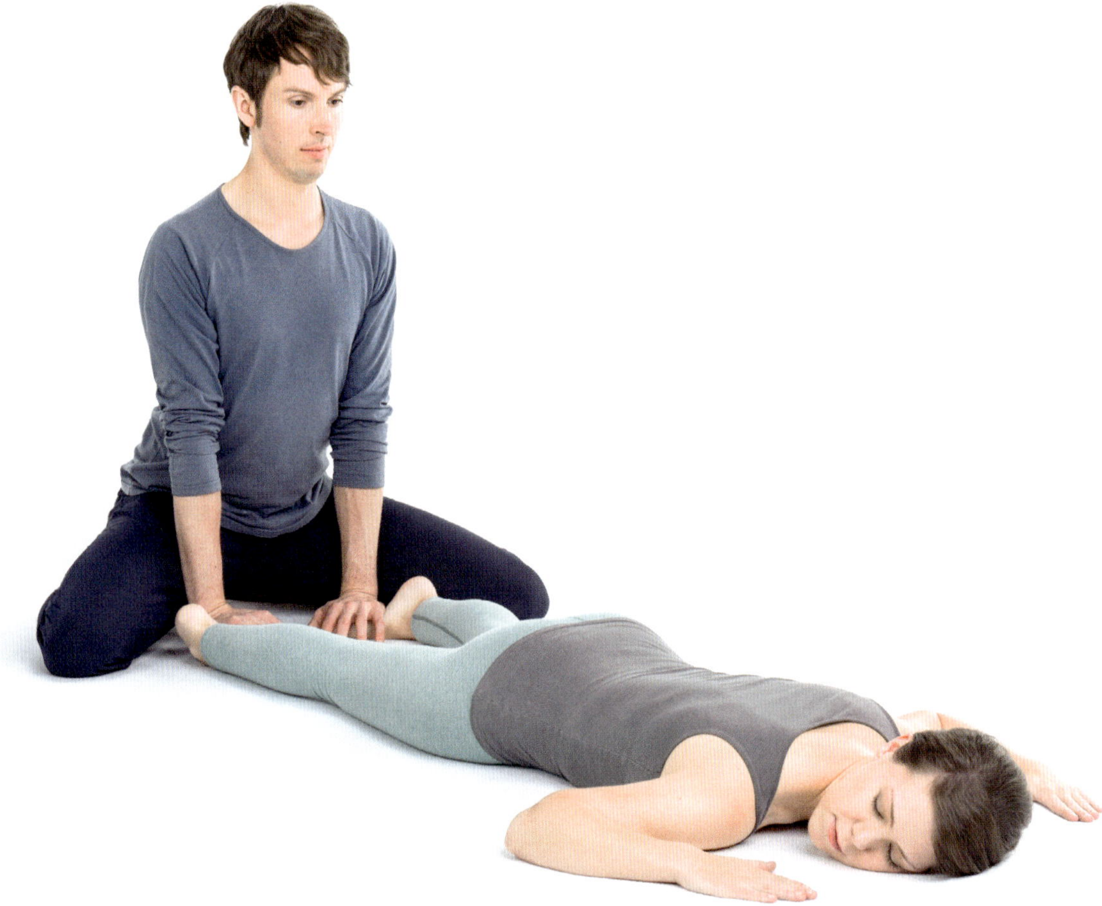

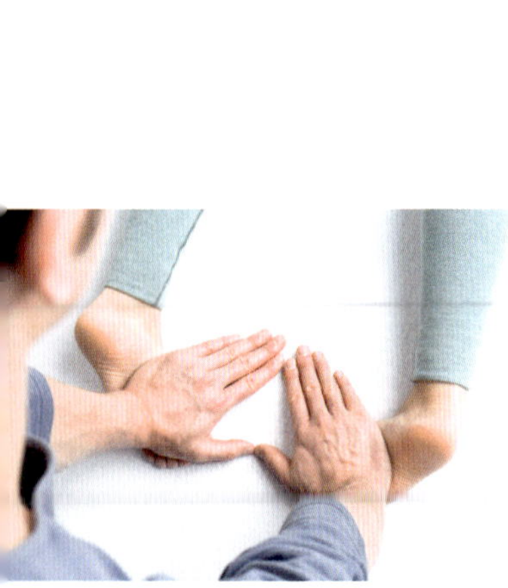

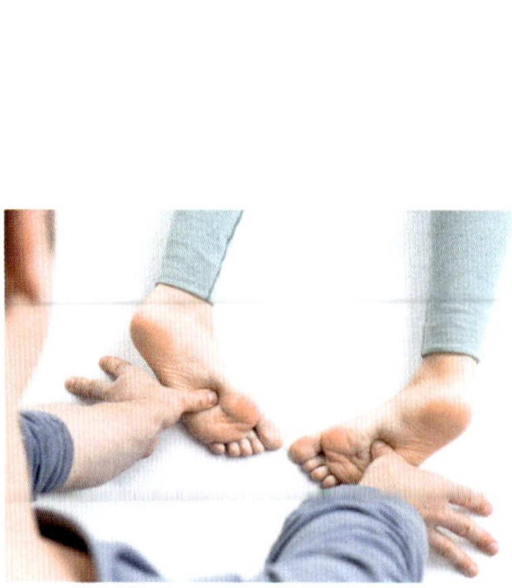

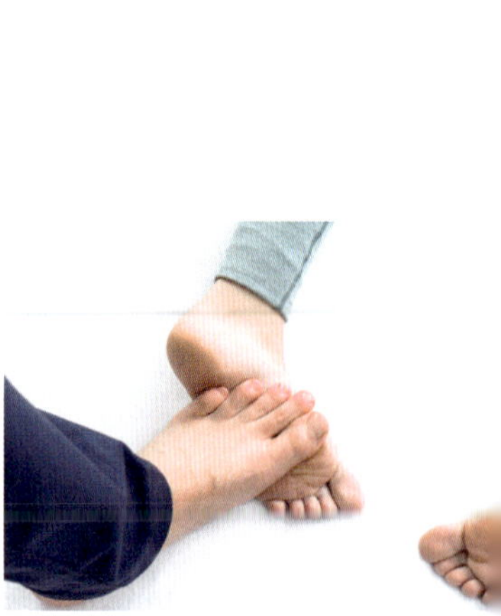

Die Füße begrüßen

Handballen-, Daumen- und Fußdruck

Wirkung

Die Arbeit an den Füßen wirkt sehr entspannend, erdend und beruhigend. Deshalb lohnt es sich, die Fußsohlen des Empfangenden in Bauchlage zu massieren. (Zu den Fußlinien siehe Abbildungen auf den Seiten 72 und 74.)

Ausführung

Du sitzt zu Füßen des Empfangenden im Fersensitz, deine Knie sind geöffnet (siehe Foto oben). Du kannst nun Handballen-, Daumen- und Fußdruck einsetzen. In Bauchlage arbeite ich gern mit gleichzeitigem Druck.

Handballendruck (siehe Foto unten links): Beginne an beiden Füßen parallel mit gleichzeitigem Handballendruck zu arbeiten, deine Finger zeigen nach innen zueinander. Wandere so mit deinen Handballen 1-mal auf der Mittellinie der Füße entlang von den Zehen bis knapp unter die Fersen und wieder zurück. An manchen Stellen kannst du deine Finger zum Massieren auch nach außen drehen.

Daumendruck (siehe Foto unten Mitte): Wandere nun mit Daumendruck auf der Mittellinie der Fußsohlen entlang. Beginne dabei an den Fußballen und arbeite 1-mal bis knapp unter die Fersen und wieder zurück.

Fußdruck (siehe Foto unten rechts): Im Stehen bearbeitest du die Füße des Empfangenden mit deinem Fußballen, indem du deinen Fuß von der Ferse zum Fußballen abrollst. Bei Frauen beginnst du mit dem linken, bei Männern mit dem rechten Fuß. Finde 3 bis 4 unterschiedliche Kontaktpunkte und wechsle dann die Seite.

Tipp: Die Fußsohle kann kräftigen Druck vertragen, wenn dieser langsam und achtsam erfolgt. Achte beim Massieren mit Fußdruck darauf, dass du wirklich nur auf der Fußsohle arbeitest, lasse die Zehen aus.

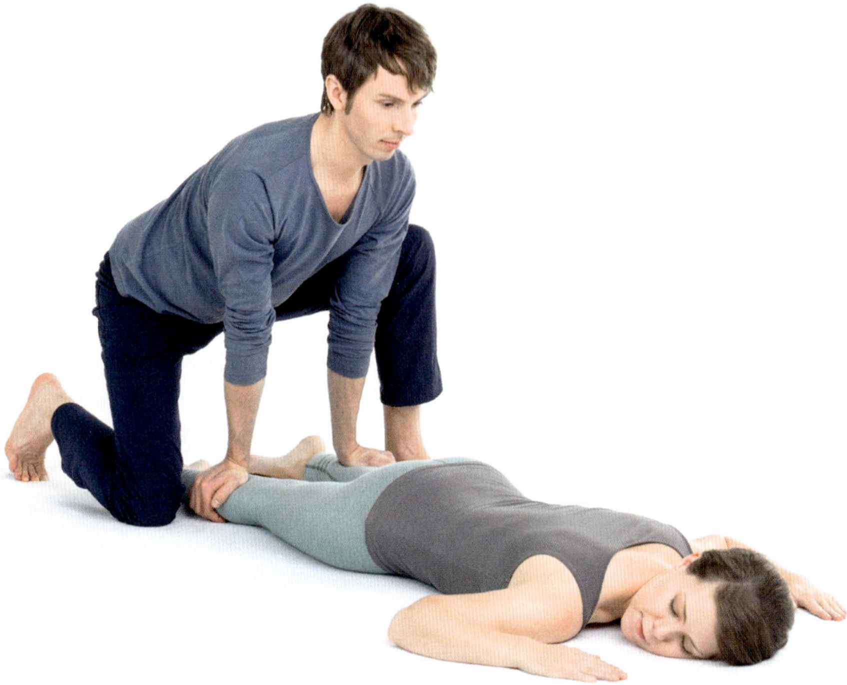

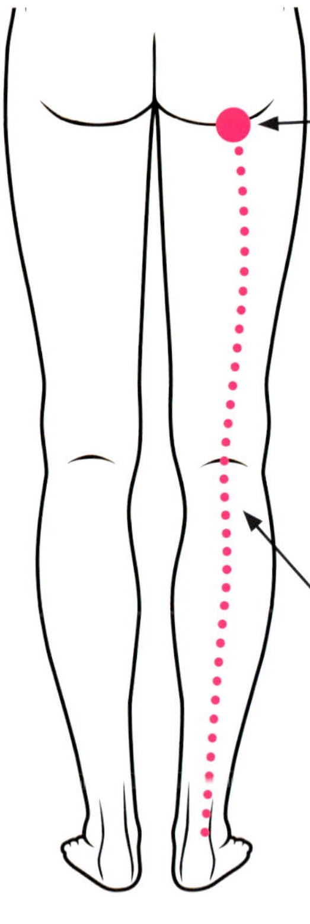
Der Akupressurpunkt
für den unteren Rücken
Die Mittellinie (3. Innenlinie)
auf der Beinrückseite

Beinrückseiten lösen

Handballen- und Daumendruck

Wirkung

Die Mittellinie (3. Innenlinie) auf der Beinrückseite (siehe Abbildung links) steht in enger Verbindung zum Rücken und wird massiert, um Rückenschmerzen und Verspannungen in diesem Bereich des Körpers zu lindern. So kannst du am Rücken des Empfangenden arbeiten, ohne seinen Rücken zu berühren. Das ist eine Art Warm-up vor der eigentlichen Rückenmassage. Direkt unter dem Sitzbeinknochen befindet sich ein wichtiger Akupressurpunkt gegen Schmerzen im unteren Rücken.

Ausführung

Richte dich ein wenig auf, stelle einen Fuß auf und arbeite mit gleichzeitigem Handballendruck parallel an beiden Beinen 1-mal die 3. Innenlinie nach oben bis knapp unter das Gesäß und wieder zurück. Gib *keinen* Druck auf die Kniescheibe, sondern lege einfach deine Hand darauf. Auch knapp unter und über der Kniescheibe solltest du vorsichtig mit der Druckintensität sein. Falls der Empfangende Knieprobleme oder sensible Knie hat, kannst du unangenehme Druckempfindungen am Knie verringern, indem du eine zusammengerollte Decke unter seine Fußknöchel legst.

Variante

Als Variante kannst du auch mit gleichzeitigem Daumendruck arbeiten. Wandere auch hier mit deinen Händen die Mittellinie an der Rückseite der Beine entlang von unten nach oben zum Gesäß und zurück. Unter dem Gesäß kannst du diagonalen Druck unter die Sitzbeinknochen geben und damit die Akupressurpunkte für den unteren Rücken stimuliere. (Siehe Abbildung links.)

Tipp: Die Waden sind bei manchen Menschen sehr verspannt. Sei hier mit der Druckintensität besonders achtsam – insbesondere beim Daumendruck. Die Rückseiten der Oberschenkel dagegen können mehr Druck vertragen.

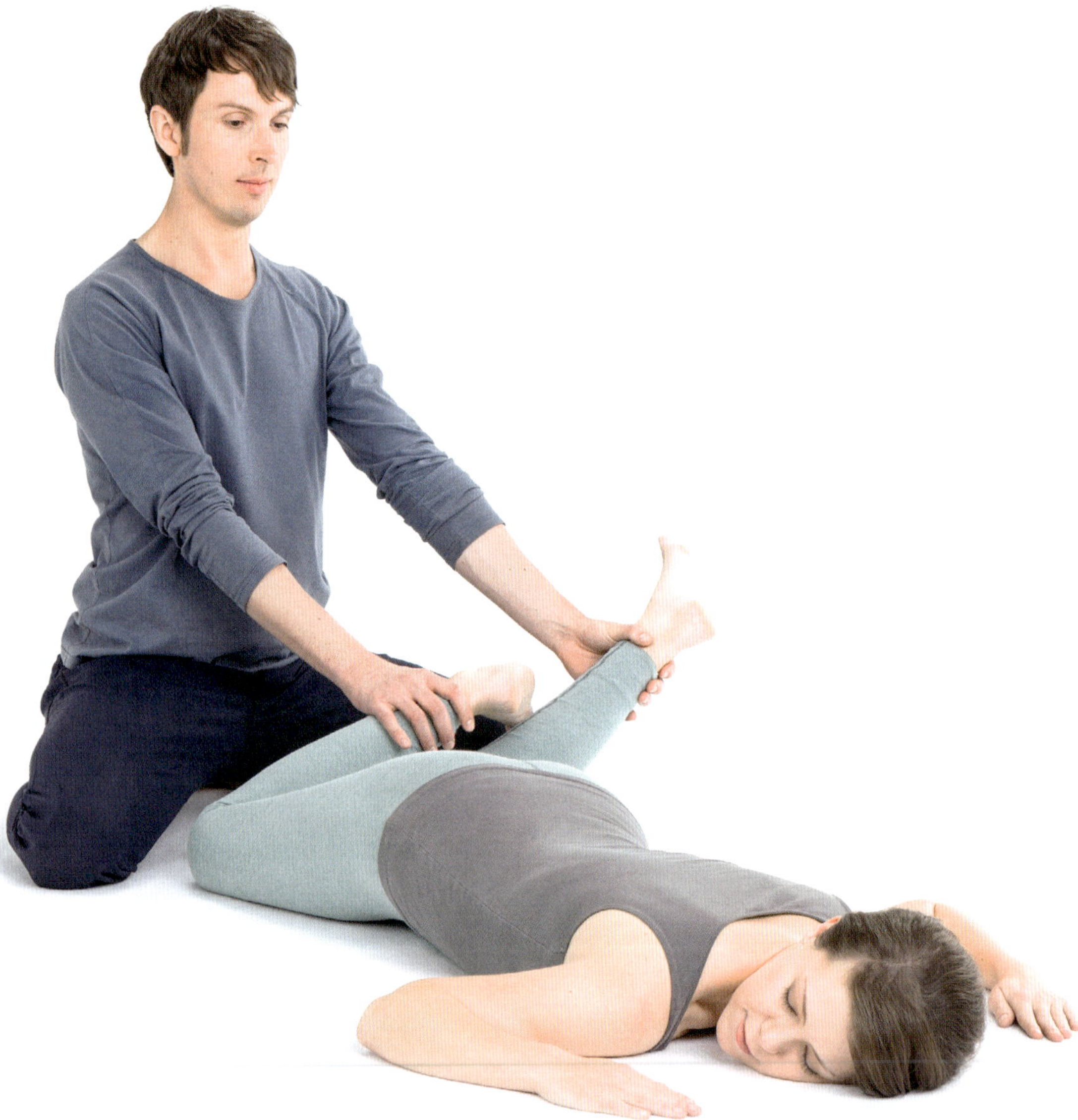

Scheibenwischer

Die Hüften und den unteren Rücken lockern

Wirkung

Der Scheibenwischer ist ein sehr sanfter Twist (eine Drehbewegung der Wirbelsäule), der die Hüften des Empfangenden mobilisiert und seinen unteren Rücken entspannt.

Ausführung

Du sitzt wieder im Fersensitz zu Füßen des Empfangenden und bringst seine Unterschenkel in einen 90-Grad-Winkel zum Boden nach oben. Halte die Füße an den Fesseln und lasse dann die Unterschenkel sanft abwechselnd nach links und nach rechts sinken.

Wiederhole diese Bewegung 2- bis 3-mal.

Tipp: Diese Technik kannst du als Yogalehrer auch als Hilfestellung bei deinen Schülern anwenden, beispielsweise als neutralisierende Bewegung nach Rückbeugen.

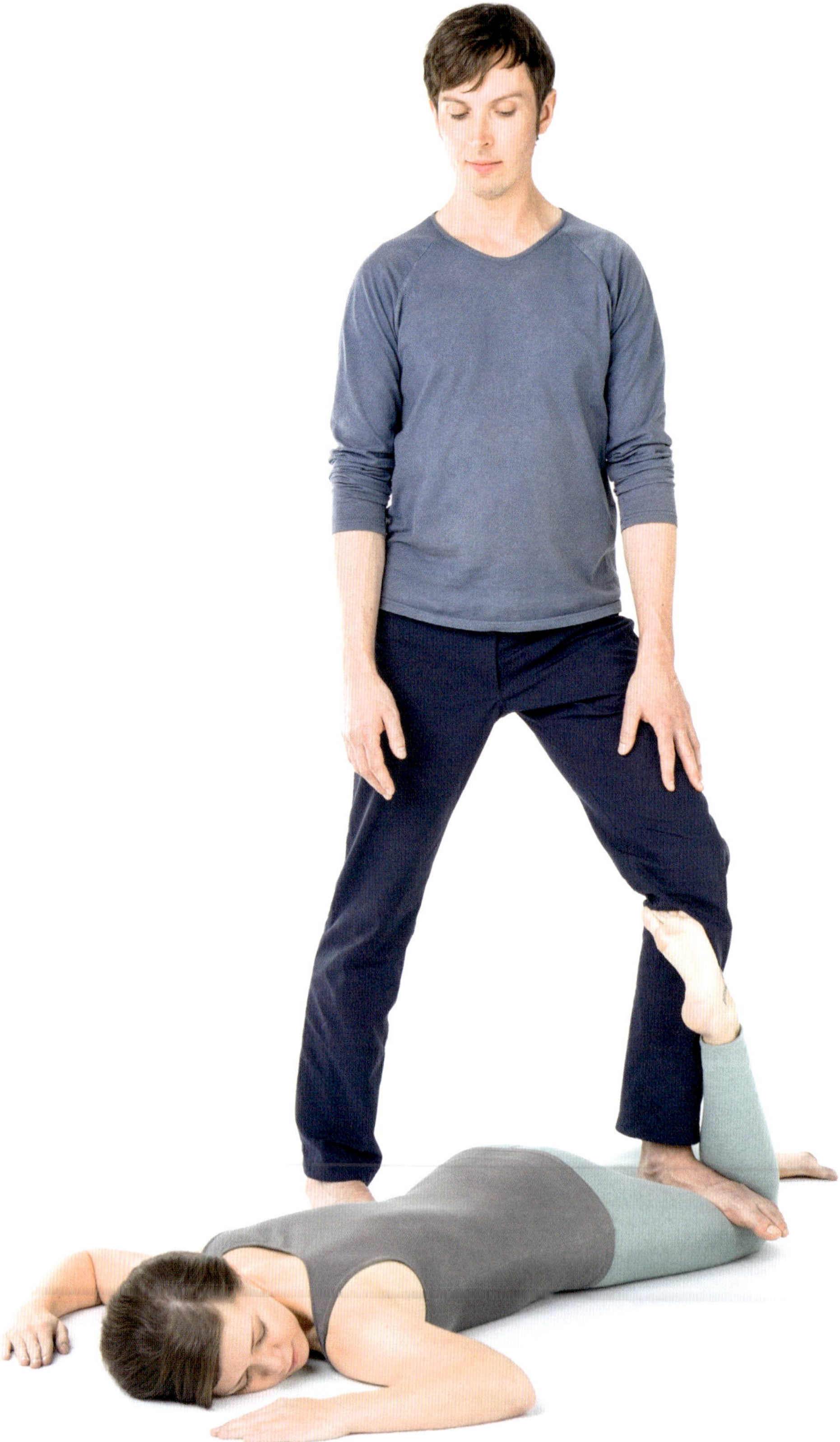

Oberschenkeldruck

Entspannt mit deinen Füßen massieren

Wirkung

Ich persönlich massiere sehr gern mit den Füßen, denn so kann ich ohne Anstrengung mein Körpergewicht einsetzen. Für den Empfangenden fühlt sich Fußdruck sehr erdend an. Diese Technik hilft, Spannungen an der Rückseite seines Oberschenkels zu lösen.

Ausführung

Stelle dich auf eine Seite neben den Empfangenden. Setze einen Fuß in die Kniekehle des Beines, das weiter von dir entfernt liegt, beuge sein Knie und „wickele" seinen Unterschenkel um deinen. Falls er herauszurutschen droht, kannst du ihn mit der Hand leicht festhalten. Wandere nun 1-mal die Rückseite des Oberschenkels mit deinem Fuß entlang von unten nach oben zum Gesäß und wieder zurück.

Anschließend wechselst du die Seite und massierst das andere Bein mit dieser Technik.

Variante

Wenn du möchtest, kannst du aus dieser Position heraus nach der Massage eines Beines auch gleich die entsprechende Gesäßhälfte mit Fußdruck massieren.

Tipp: Je länger und breiter du stehst, desto tiefer ist dein Schwerpunkt und desto stabiler ist dein Stand. Das ist der Grund dafür, warum du am weiter entfernt liegenden und nicht an dem Bein direkt vor dir arbeitest. Halte deinen Rücken gerade. Wenn du eine stabile Position gefunden hast, brauchst du nicht mehr nach unten zu schauen und kannst den Kopf in eine Linie mit dem Körper bringen.

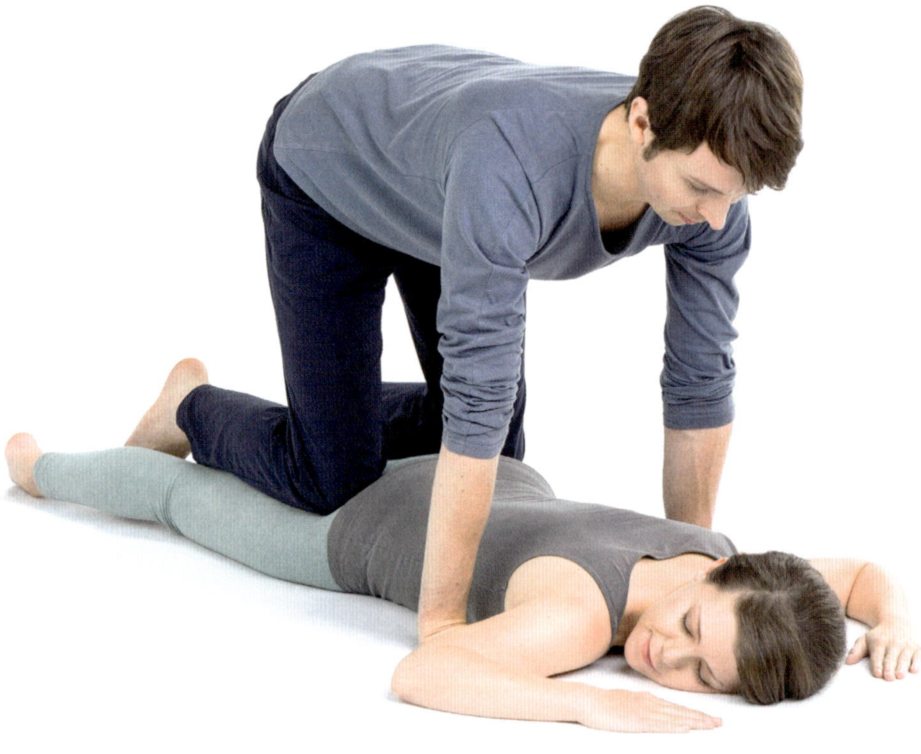

Kniedruck

Das Gesäß entspannen

Wirkung

Dies ist eine gleichermaßen einfache wie wirkungsvolle Technik, um die Gesäßmuskulatur (*Musculus gluteus maximus* u. a.) zu lockern.

Ausführung

Du kniest links und rechts auf dem Gesäß des Empfangenden (siehe Foto). Beschreibe mit deinen Knien langsame Kreise – 3-mal im Uhrzeigersinn und 3-mal gegen den Uhrzeigersinn. Anschließend veränderst du die Position deiner Knie ein wenig und kreist erneut.

Variante

Bei dieser Technik haben meine Fußspitzen normalerweise Kontakt zum Boden. Willst du mehr Druck ausüben, kannst du die Füße auch vom Boden lösen.

Tipp: Mit den Knien Druck auf das Gesäß auszuüben mag sich im ersten Augenblick etwas befremdlich anhören, doch für den Empfangenden ist diese Technik, wenn sie achtsam ausgeführt wird, ein tolles Gefühl. Entspanne dich also und hab Freude daran!

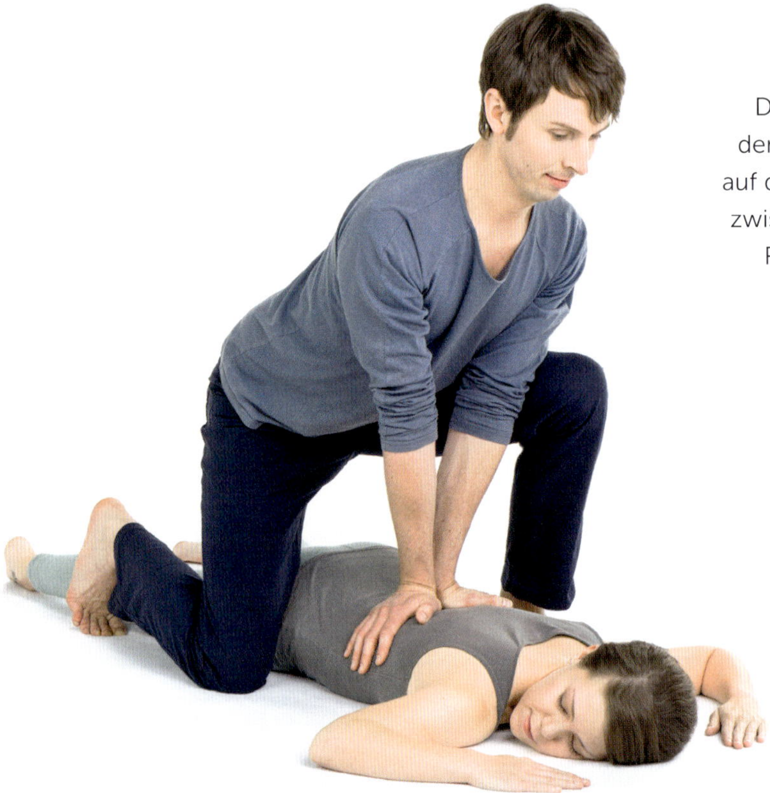

An den Rückenlinien arbeiten

Die Abbildung unten zeigt den Verlauf der Energielinien auf dem Rücken. Linie 1 verläuft zwischen Wirbelsäule und den Rückenstreckern. Linie 2 verläuft direkt auf dem Muskel

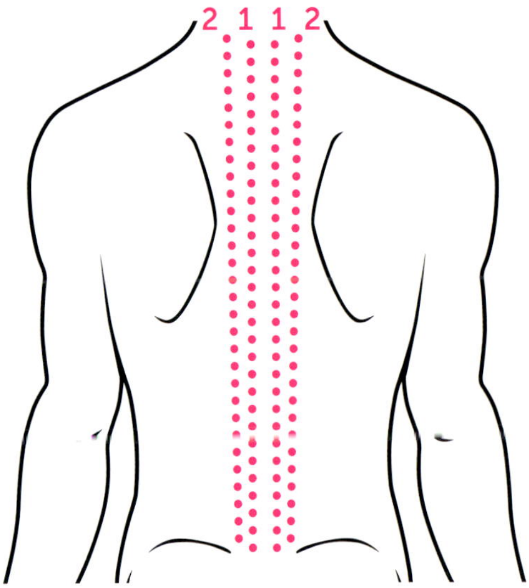

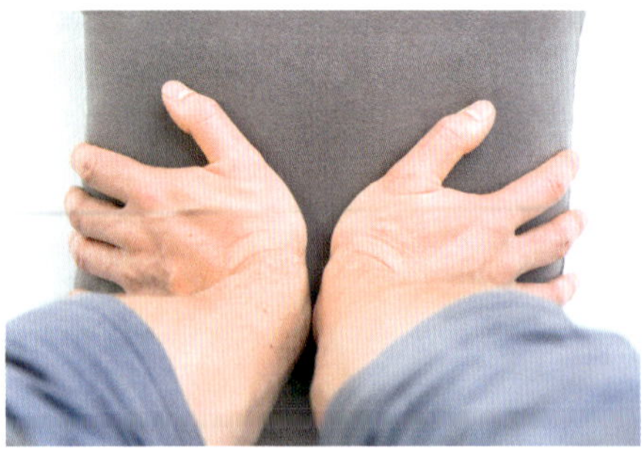

links: Die Energielinien auf dem Rücken

Den Rücken lösen

Handballen- und Daumendruck

Wirkung

Die Arbeit an den Rückenlinien empfiehlt sich bei Rückenschmerzen und Verspannungen des Rückens und des Schulter-Nacken-Bereichs. Je nach Grad der Verspannung können diese Linien mehrmals und mit intensiverem Druck bearbeitet werden.

Ausführung

Du befindest dich kniend über dem Rücken des Empfangenden, der Fuß eines Beines ist aufgestellt (siehe Foto oben), oder du kniest etwas tiefer auf dem Oberschenkel direkt unter dem Gesäß. Am Rücken kannst du auf unterschiedliche Weise arbeiten:

Abwechselnder Handballendruck: Deine Hände liegen auf gleicher Höhe neben der Wirbelsäule, die Fingerspitzen zeigen nach außen. Lass deine Hände mit abwechselndem Handballendruck 1-mal den Rücken hinauf und wieder hinunter wandern. *Achtung:* Bearbeite nur den mittleren und den oberen Rücken bis knapp unter den Schulterblättern. Im Bereich des unteren Rückens sollte *kein* Druck ausgeübt werden. Mit dieser Technik arbeitest du gleichzeitig an der 1. und 2. Energielinie des Rückens.

Gleichzeitiger Handballendruck: Arbeite nun mit gleichzeitigem Handballendruck beim Ausatmen des Empfangenden, die Startposition der Hände bleibt die gleiche.

Gleichzeitiger Daumendruck: Nach dem Handballendruck massierst du die 1. Rückenlinie rechts und links neben der Wirbelsäule (siehe Abbildung links) mit gleichzeitigem Daumendruck. Hier kannst du auch den Bereich des unteren Rückens und den oberen Rücken zwischen den Schulterblättern – einen Teil, den du mit Handballendruck schwer erreichen kannst – miteinbeziehen.

Tipp: Um den Schulter-Nacken-Bereich zu bearbeiten, wanderst du kniend oder mit einem aufgestellten Bein in Richtung Kopf des Empfangenden.

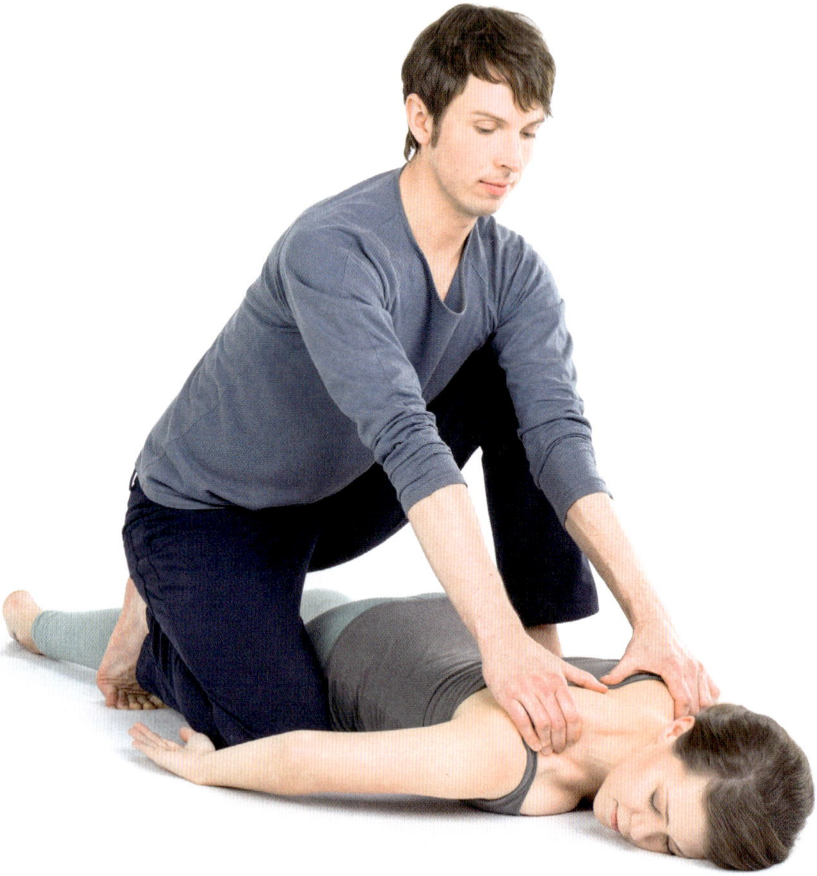

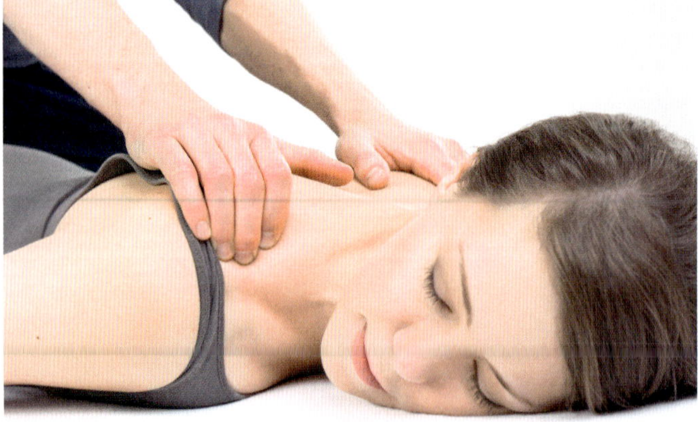

Fingerzug

Den großen Nackenmuskel entspannen

Wirkung

Diese Übung ähnelt dem Nackenzug in Rückenlage (siehe Seite 91). Durch den Zug deiner Fingerkuppen löst du Spannungen im großen Nackenmuskel (*Musculus trapezius*) des Empfangenden.

Ausführung

Lege deine Fingerkuppen links und rechts auf den großen Nackenmuskel deines Klienten. Lehne dich mit seiner Ausatmung zurück und setze dein Körpergewicht ein, um über deine Fingerkuppen Druck auf den *Trapezius* auszuüben. Gib abwechselnd Druck auf die Finger der rechten und der linken Hand.

Variante

Eine intensivere Abwandlung als der abwechselnde Nackenzug ist es, mit beiden Händen gleichzeitig zu ziehen.

Tipp: Wie beim Nackenzug in Rückenlage kannst du die Druckintensität variieren, je nachdem, wie stark du die Finger beugst.

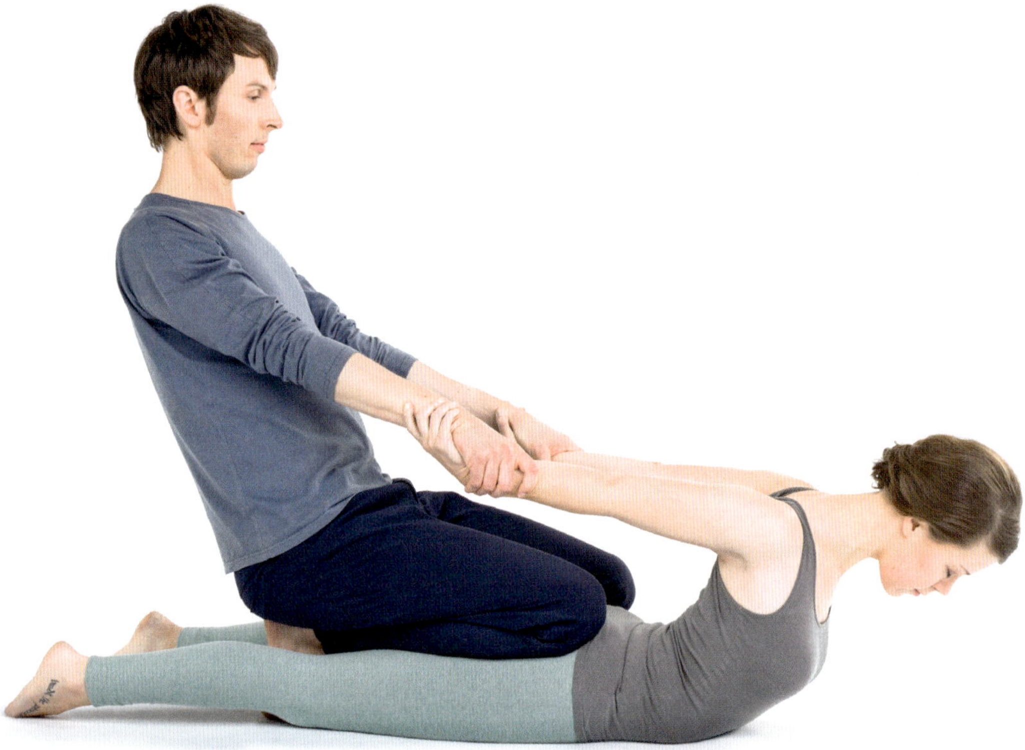

Kobra

Brustkorb und Herzraum öffnen

Wirkung

Eine der bekanntesten Thai-Massage-Übungen ist die Kobra. Die passive Variante der bekannten *Asana* (Yogaposition) aus dem Yoga dehnt ebenfalls die Körpervorderseite des Empfangenden (Bauchmuskeln, Hüftbeuger, Brustmuskeln und Zwischenrippenmuskeln). Die Atmung wird angeregt und die Verdauung wird gefördert.

Ausführung

Du kniest auf dem Gesäß oder ein wenig weiter unten auf den Oberschenkeln des Empfangenden, deine Zehen sind aufgestellt. Greife die Handgelenke des Empfangenden und bitte ihn, deine Handgelenke ebenfalls zu greifen und tief einzuatmen. Mit seiner folgenden Ausatmung lehnst du dich langsam nach hinten und ziehst den Empfangenden nach oben in die Kobra-Position. Halte die Position kurz und löse sie dann sanft wieder auf.

Einschränkungen

Nicht bei Bandscheibenvorfällen oder akuten Schmerzen in der Lendenwirbelsäule anwenden.

Tipp: Um die Schultern noch ein wenig weiter zu öffnen und mehr Länge für die Rückbeuge zu erzeugen, kannst du vor dem Nach-hinten-Ziehen mit der Einatmung die Schultern des Empfangenden leicht nach vorn schieben und sie in der Ausatmung in einer kreisenden Bewegung zurückbringen. Das ist deutlich angenehmer für die Schultern und ermöglicht eine tiefere Dehnung des Brustkorbs.

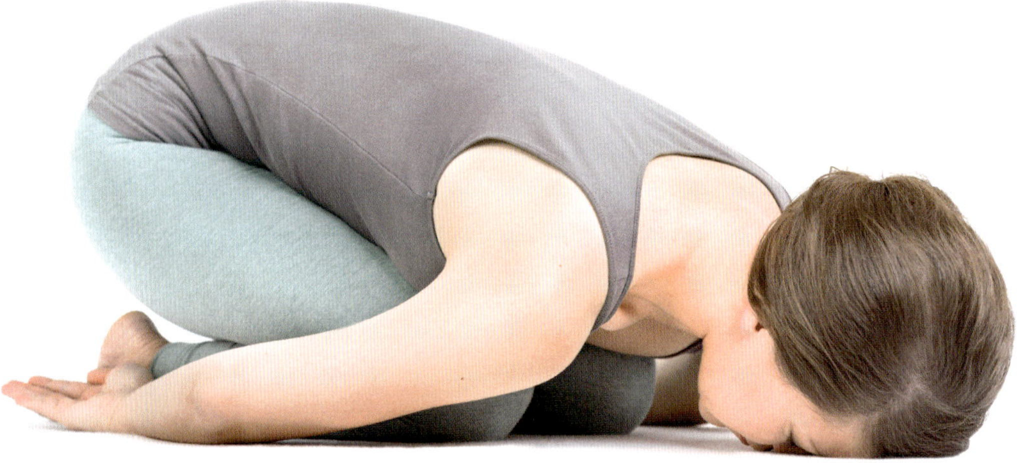

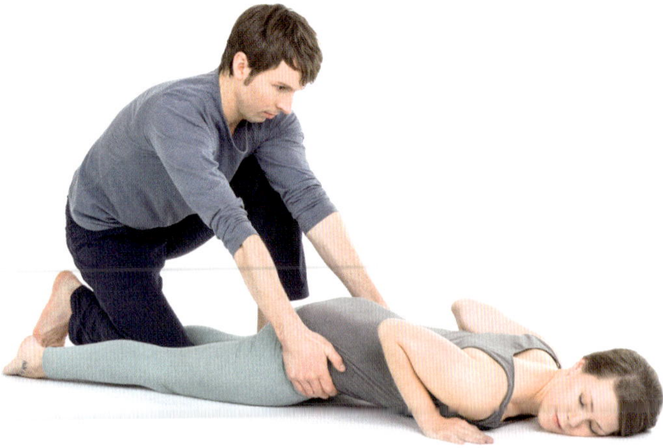

Kapitel 3

Thai Yoga in Kindeshaltung

Die Kindeshaltung ist eine gute Gegenposition zur Kobra und dem Liegen in Bauchlage. Aus dem Kniesitz mit leicht geöffneten Knien – so entsteht Platz für den Oberkörper – lässt der Klient seinen Oberkörper zwischen die Beine auf den Boden sinken, bis die Stirn aufliegt. In dieser Position werden Rücken, Halsmuskulatur und Teile des Gesäßes gedehnt. Wenn es dem Empfangenden schwerfällt, das Gesäß ganz auf die Fersen sinken zu lassen, kann eine zusammengerollte Decke zwischen Fersen und Gesäß oder unter der Stirn platziert werden.

Die Thai-Yoga-Sequenz in Kindeshaltung umfasst:

- Übergang aus der Bauchlage in die Kindeshaltung
- Techniken für den Rücken und den Schulter-Nacken-Bereich

Den Empfangenden in die Kindesstellung bringen

Du stellst die Hände des auf dem Bauch liegenden Empfangenden links und rechts neben seinen Schultern auf. Bitte ihn nun, aktiv in die Hände zu drücken, während du sein Becken von hinten an seinen Hüftknochen mit gestreckten Armen in Richtung Füße ziehst. Du selbst befindest dich dazu in einem Ausfallschritt und lehnst dich mit deinem Körpergewicht zurück (siehe Foto unten).

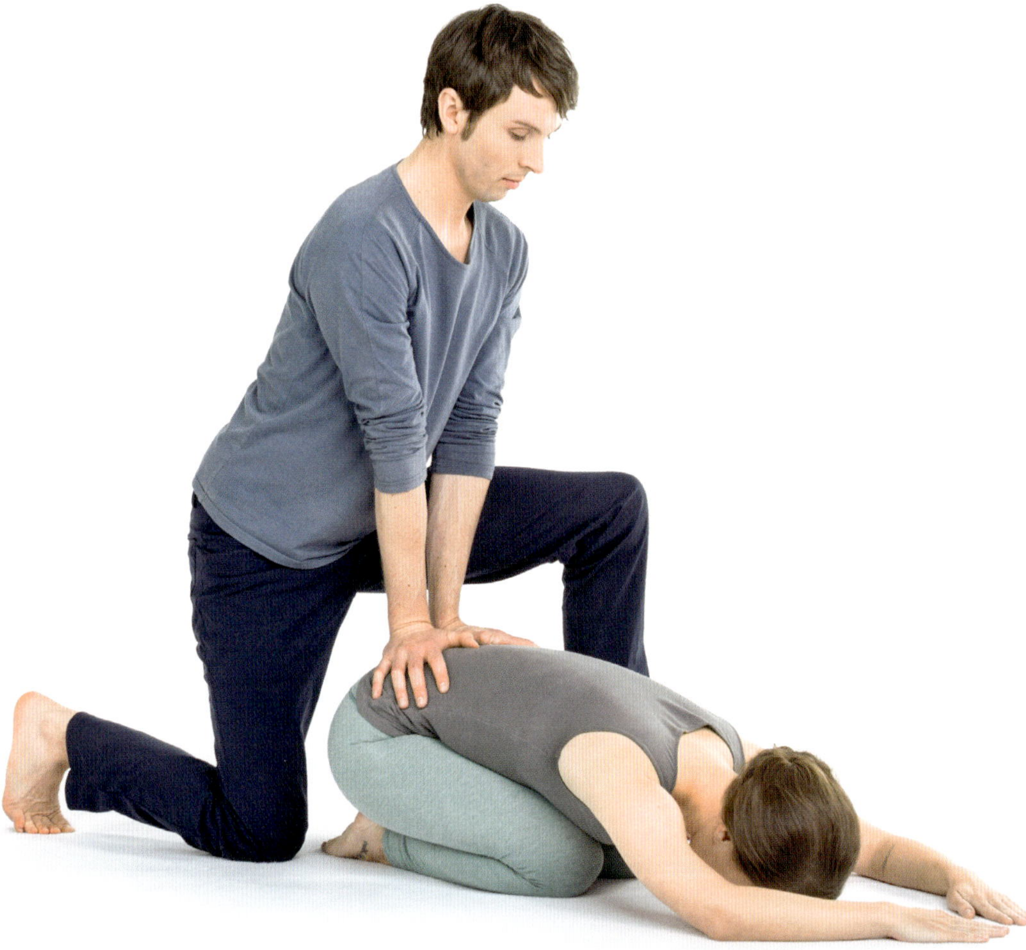

Kindeshaltung-Assist

Das Sakrum erden

Wirkung

Diese Technik öffnet den unteren Rücken des Empfangenden und ist daher eine besonders geeignete Gegenposition nach Rückbeugen (wie beispielsweise Kobra, Seite 161). Du kannst sie auch gut als Assist während einer Yogastunde anwenden.

Ausführung

Platziere deine Handballen auf dem Kreuzbein (*Sakrum*) des Empfangenden. Deine Finger zeigen dabei nach außen. Gib mit der Ausatmung des Empfangenden langsam Druck.

Variation

Den gleichen Effekt wie beim Handballendruck kannst du erreichen, wenn du dich mit deinen Sitzbeinknochen rücklings auf das *Sakrum* setzt. Diese Variante ist natürlich intimer und setzt ein gewisses Vertrauensverhältnis zwischen Gebendem und Empfangendem voraus.

Tipps: Am Kreuzbein kannst du im Gegensatz zu manch anderen Stellen ruhig dein volles Körpergewicht einsetzen und musst nicht allzu vorsichtig mit der Druckintensität sein, weil auch recht kräftiger Druck für den unteren Rücken als sehr angenehm empfunden wird.

In dieser Position kannst du ebenfalls (wie in der Bauchlage) den Rücken lösen. Bearbeite hierfür die Rückenlinien (siehe Abbildung Seite 156)) mit Handballendruck und Daumendruck und löse den Nacken mit dem Fingerzug. Die Ausführung ist identisch mit den Techniken wie in der Bauchlage beschrieben – einziger Unterschied: Den Handballendruck kannst du in der Kinderhaltung auch im Bereich des unteren Rückens ausführen.

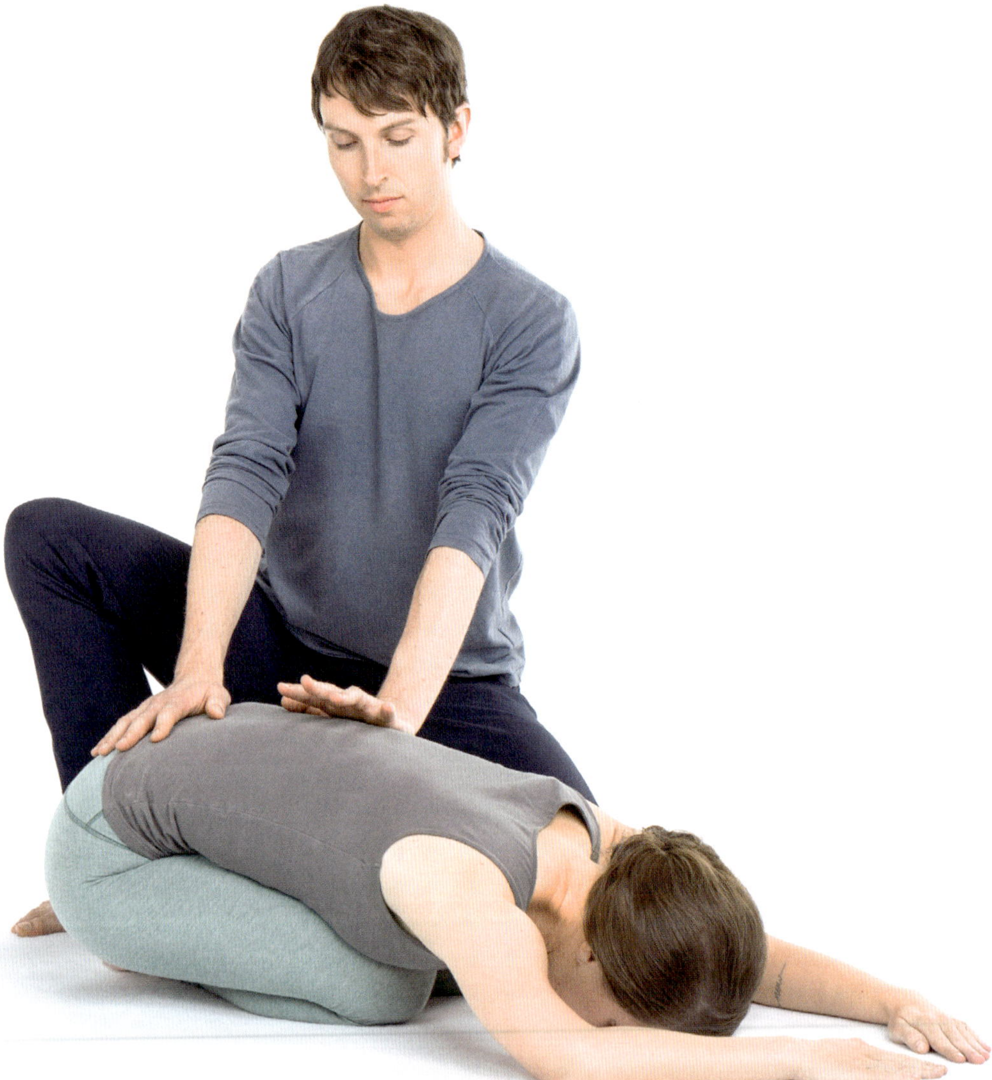

Schwingbewegung

Eine sanfte Einladung loszulassen

Wirkung

Die Schwingbewegung lockert sanft den Körper des Empfangenden und beruhigt das vegetative Nervensystem.

Ausführung

Du befindest dich seitlich neben dem Empfangenden in einer hockenden Position. Lasse eine Hand auf dem Kreuzbein des Empfangenden ruhen. Deine andere Hand bringt seinen Körper von der Seite her in eine schwingende Bewegung (siehe Foto).

Arbeite 1-mal von unten nach oben und wechsle anschließend die Seite.

Variation

Du kannst dich auch hinter dem Empfangenden platzieren und die Schwingbewegung initiieren, indem du abwechselnd mit Unterarmen und Händen links und rechts einen sanften Impuls gibst.

Tipp: Experimentiere mit Geschwindigkeit und Druckimpuls. Jeder Körper hat seinen ganz eigenen Rhythmus. Ziel dieser Technik ist es, den Körper des Empfangenden in eine sanfte Schwingung zu versetzen.

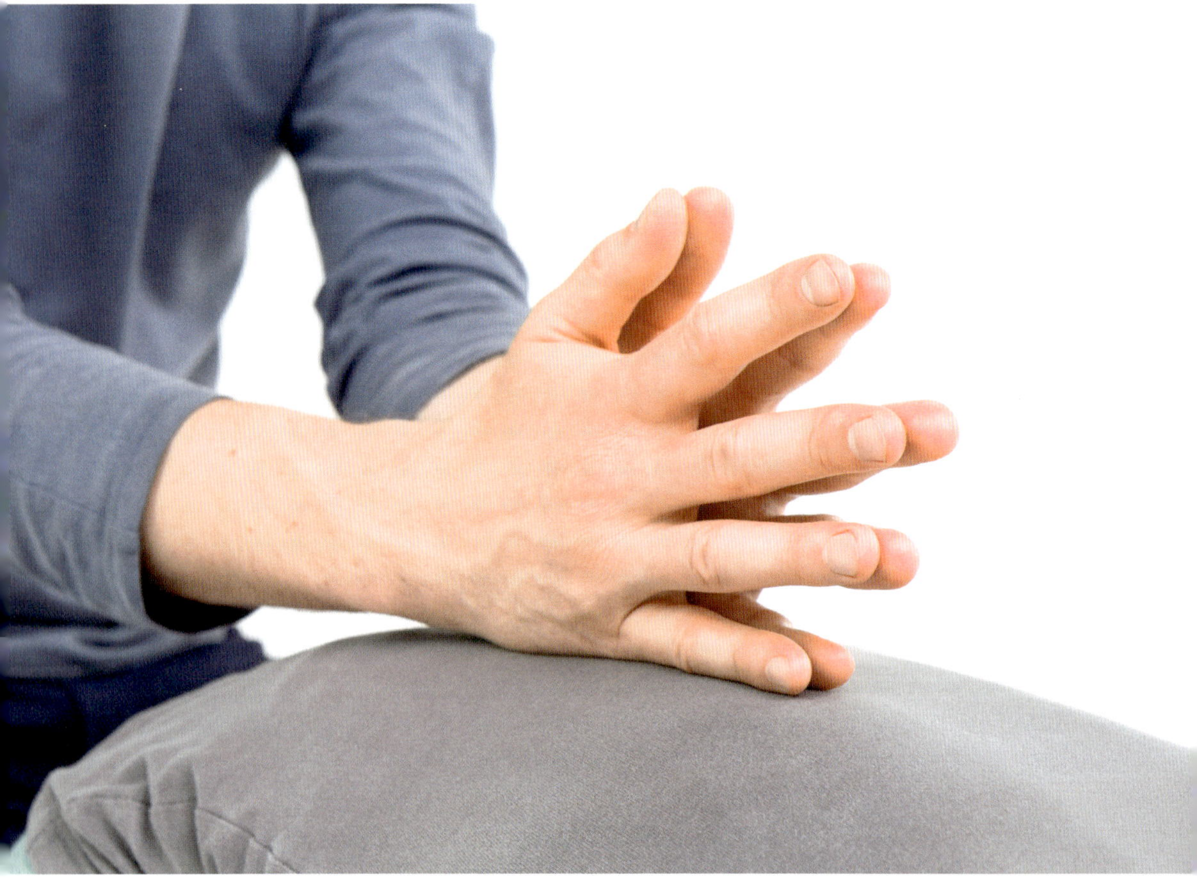

Ausklopfen

Die Handkanten tanzen lassen

Wirkung

Das Ausklopfen mit den Handkanten ist eine typische Thai-Massage-Technik. Durch die weiche Klopfbewegung wird die Rücken- und Nackenmuskulatur gelockert und stärker durchblutet.

Ausführung

Lege deine Handflächen zusammen. Handballen und Fingerkuppen berühren sich leicht. Aus dem entspannten Handgelenk klopfst du nun den Rücken links und rechts neben der Wirbelsäule vorsichtig aus.

Tipp: Lass deine Handgelenke ganz locker. Das typische Klacken kommt durch die Finger zustande, die beim Klopfen aufeinanderprallen und sich wieder lösen ... Um dieses Geräusch zu erreichen, musst du ein klein wenig Luft zwischen den einzelnen Fingern lassen und diese ganz entspannt halten (siehe Foto).

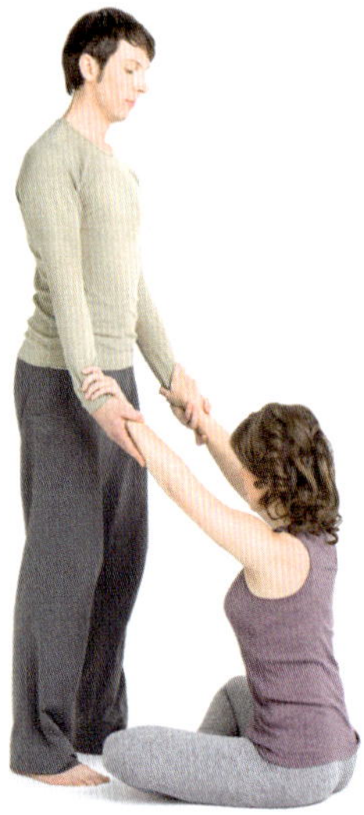

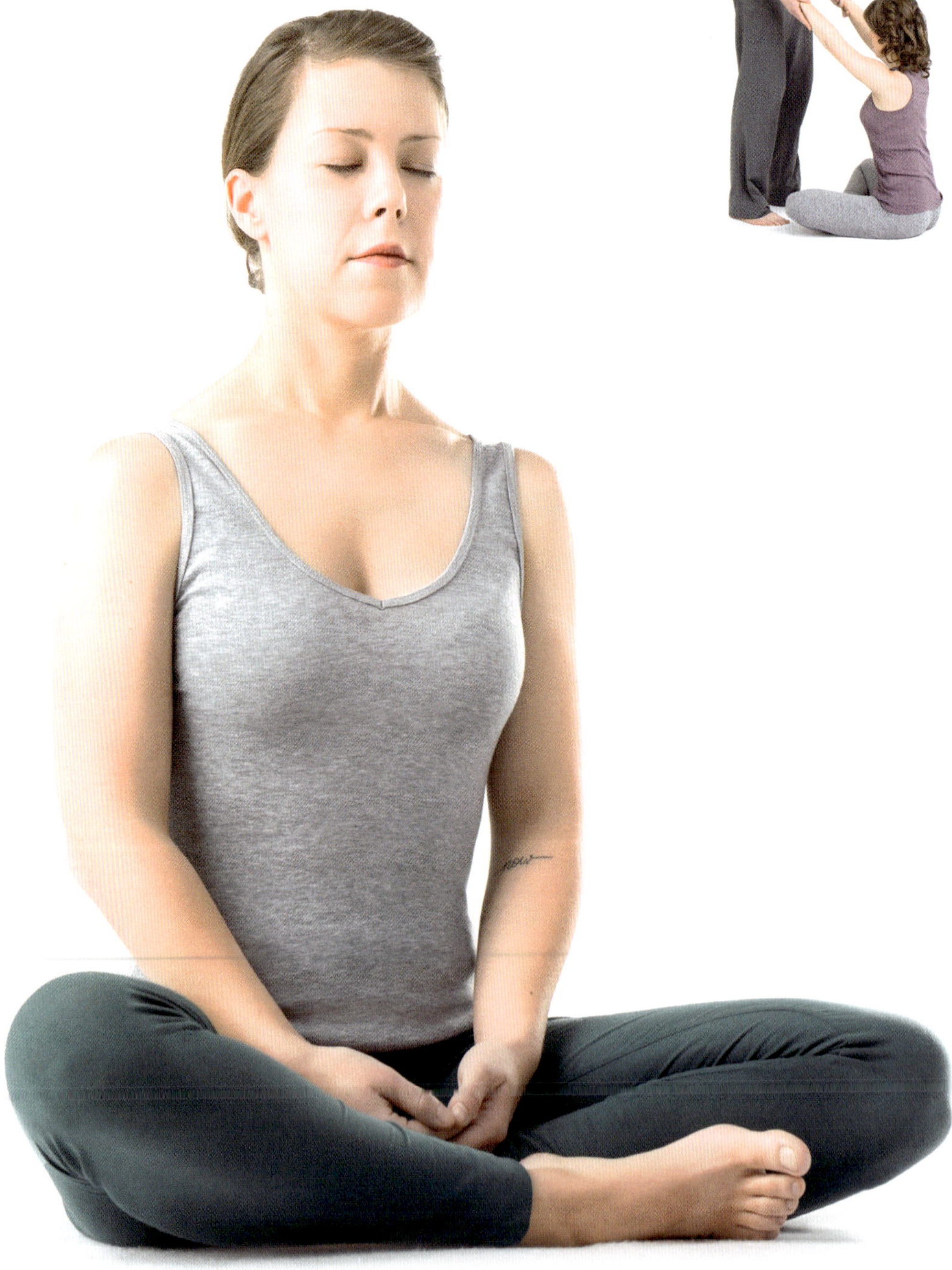

Kapitel 4

Thai Yoga in sitzender Position

Techniken im Sitzen sind gut dazu geeignet, Verspannungen im Schulter-Nacken-Bereich zu lösen. Für die meisten Empfangenden ist es angenehmer, auf einem oder zwei Kissen als direkt auf dem Boden zu sitzen. Wenn der Schneidersitz unbequem ist, kann auch der Fersensitz gewählt werden. Sollte der Empfangende gar nicht auf dem Boden sitzen können, kannst du diese Sequenz auch auf einem Stuhl ausführen. In diesem Fall musst du möglicherweise einzelne Techniken anpassen oder auslassen, bei denen es dann für dich schwierig ist, direkt von oben mit deinem Körpergewicht zu arbeiten.

Tipp: Um die sitzenden Positionen für den Empfangenden angenehmer zu machen, solltest du deine Knie beugen und damit seinen Rücken unterstützen, sodass er sich anlehnen kann. Dadurch muss sich der Empfangende nicht aus eigener Kraft aufgerichtet halten, was auf Dauer anstrengend sein würde.

Die Thai-Yoga-Sequenz in sitzender Position umfasst:

- Übergänge ins Sitzen
- Techniken für Arme, Rücken, Schulter-Nacken-Bereich und Flanken

Den Empfangenden aus der Rückenlage in die sitzende Position bringen

Führe die Vorbeuge (Seite 131) aus. Von hier aus gehst du mit deinen Füßen einfach zurück und ziehst den Empfangenden nach oben in die sitzende Position.

Den Empfangenden aus der Kindeshaltung in die sitzende Position bringen

Du stehst hinter dem Empfangenden, greifst ihm von hinten unter die Schultern und ziehst ihn sanft nach oben in den Fersensitz. Wenn du nicht im Fersensitz arbeiten möchtest, kannst du ihn bitten, sich in den Schneidersitz umzusetzen und ihm dazu auch ein Sitzkissen anbieten.

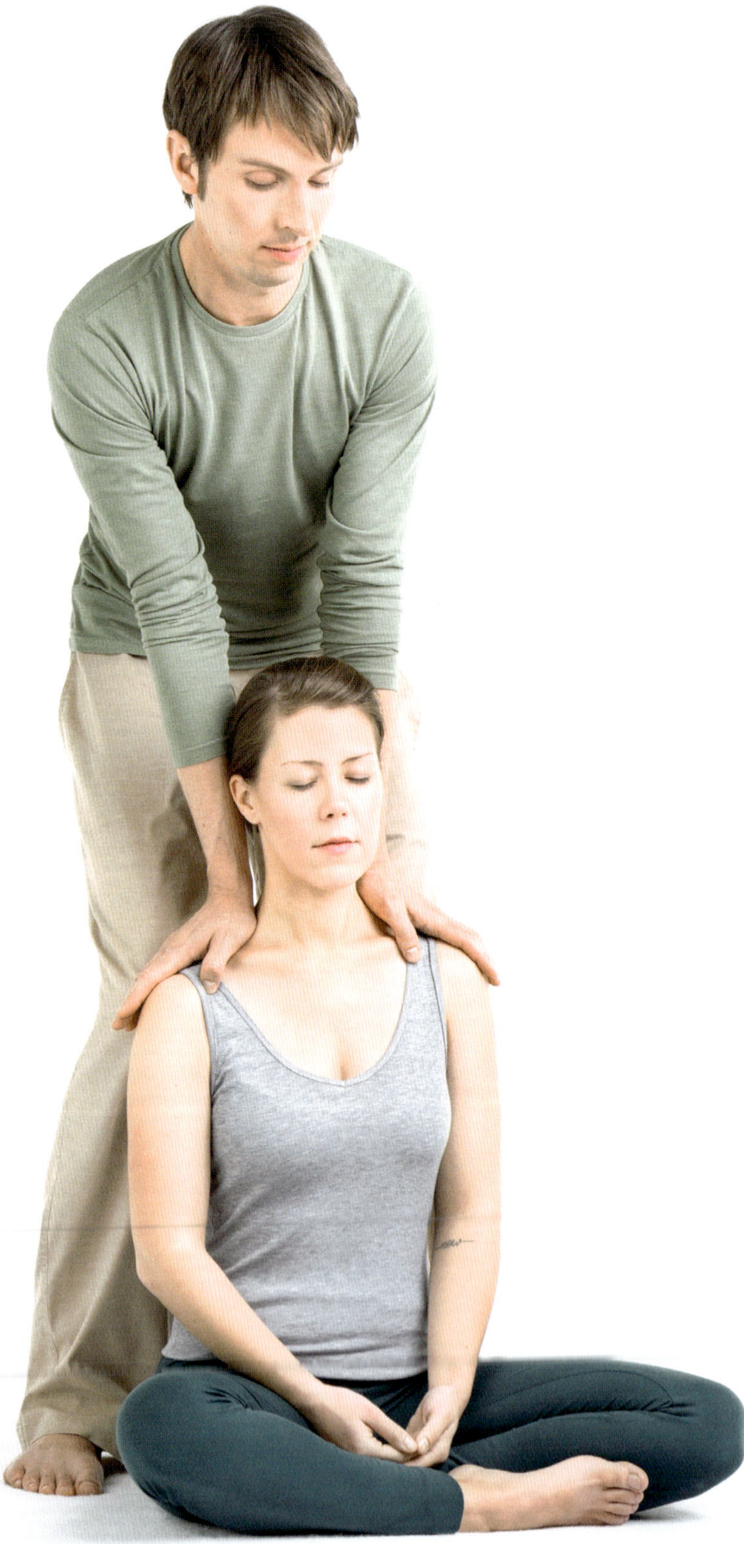

Katzentritt

Den Nackenmuskel lösen

Wirkung

Verspannungen im Schulter-Nacken-Bereich sind weit verbreitet. Fast alle Klienten, die zu mir kommen, haben Spannungen im großen Nackenmuskel (*Musculus trapezius*). Der Katzentritt ist eine einfache und zugleich effektive Technik, diese zu lösen.

Ausführung

Du stehst hinter dem Empfangenden, legst deine Hände auf den großen Nackenmuskel und drehst dabei deine Finger nach außen, zu seinen Schultern hin. Beginne nun, abwechselnd dein Gewicht von links nach rechts zu verlagern und so den *Trapezius* zu massieren.

Variante

Alternativ zum abwechselnden Handballendruck kannst du hier auch gut mit abwechselndem Daumendruck arbeiten. Körpermechanik und Arbeitshaltung bleiben für dich dieselbe.

Tipp: Die verspanntesten Stellen liegen erfahrungsgemäß nah am Hals. Um diesen Bereich besser zu massieren, kannst du deine Finger auch zu dir drehen. So kommst du mit deinen Handballen noch näher an den Hals heran.

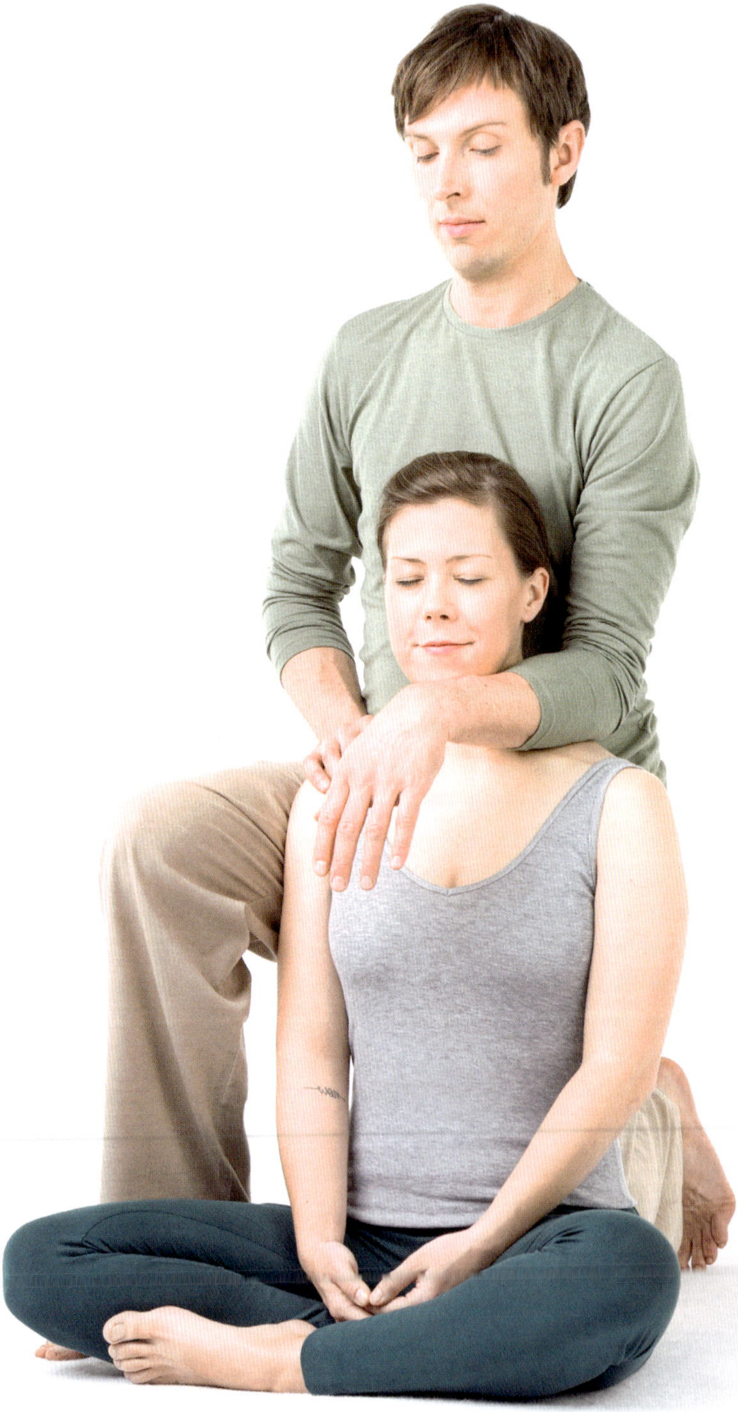

Ellbogendruck

Hartnäckige Nackenverspannungen schmelzen lassen

Wirkung

Bei wirklich hartnäckigen Verspannungen kommst du mit Handballen- und Daumendruck irgendwann an eine Grenze. Der Ellbogendruck ist ein großartiges Werkzeug, um intensiveren Druck zu erzeugen, ohne dich als Gebender dabei zu überanstrengen.

Ausführung

Bringe ein Knie zum Boden, den Fuß des anderen Beines stellst du auf und platzierst deinen Ellbogen auf dem Nackenmuskel des Empfangenden. (Bei Frauen beginnst du auf der linken Seite, bringst also dein linkes Knie zum Boden, den linken Ellbogen auf ihre linke Schulter, beim Mann umgekehrt.) Erzeuge mit der Ausatmung der vor dir sitzenden Person Druck, indem du deine Schulter über dein Ellbogengelenk bringst. Arbeite langsam und sei vorsichtig mit der Druckintensität.

Spüre, wie lange du diese Technik anwenden möchtest. Wechsle dann die Seite.

Variante

Falls der Empfangende größer ist als du oder auf einem Kissen sitzt, lege ein Kissen unter dein Knie, um im richtigen Winkel arbeiten zu können. Alternativ kannst du bei dieser Technik auch stehen. Du solltest in jedem Fall in der Lage sein, deine Schulter über dein Ellbogengelenk zu bringen, um mit deinem Körpergewicht zu arbeiten.

Tipp: Mit dem Ellbogen kannst du starken Druck aufbauen. Bleibe die gesamte Zeit über in Kontakt mit dem Empfangenden, arbeite mit dem Atem des Empfangenden und steigere die Intensität langsam und schrittweise. Achte auch darauf, dass die Hand des Armes, mit dem du arbeitest, entspannt bleibt, um keine zusätzlichen Spannungen aufzubauen.

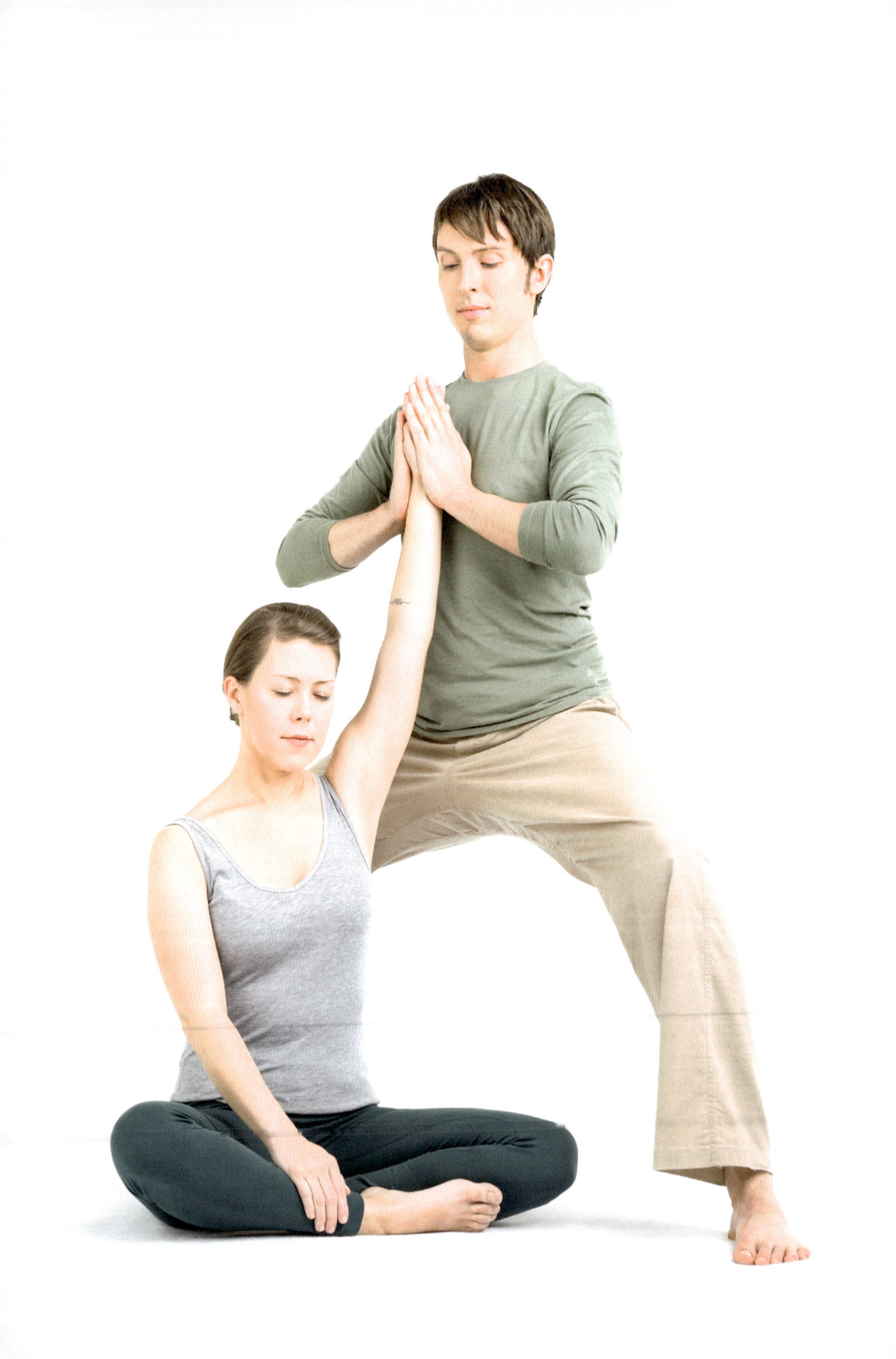

Gebetsstretch

Schulter, Arm und Handgelenk dehnen

Wirkung

Der Gebetsstretch ist eine wunderbare Dehungstechnik, um Arm-, Schulter- und Handgelenk zu lösen und Länge in diesen Bereich, der sich z. B. durch Büro- und Computerarbeit häufig eng und fest anfühlt, zu bringen.

Ausführung

Bei Frauen beginnst du mit dem linken, bei Männern mit dem rechten Arm. Führe den Gebetsstretch und die folgende Übung (Armkreise) nacheinander zuerst auf einer Seite aus, dann auf der anderen.

Du stehst schräg neben dem Empfangenden, die Füße weit auseinander, und gehst ein wenig in die Knie. Nimm die Hand des Empfangenden und komme in eine tiefe Stellung. Platziere deine Handballen unter seinem Handgelenk und drücke sie sanft zusammen. Beim Ausatmen des Empfangenden streckst du deine Beine und bringst deinen Körper langsam in eine aufgerichtete Position, um seinen Arm zu dehnen. Du nimmst also die Kraft für die Dehnung aus deinen Beinen und nicht aus deinen Armen.

Schließe noch die Armkreise (siehe folgende Technik) an, bevor du zur anderen Seite wechselst.

Tipp: Wenn ich während einer Behandlung einen Arm oder ein Bein des anderen anhebe, passiert es häufig, dass mein Gegenüber versucht mitzuhelfen. Das ist nett gemeint, für den Prozess der Entspannung und des Loslassens aber eher hinderlich. In solchen Fällen schaukele ich den Arm zunächst sanft, bevor ich die Gebetsdehnung ausführe.

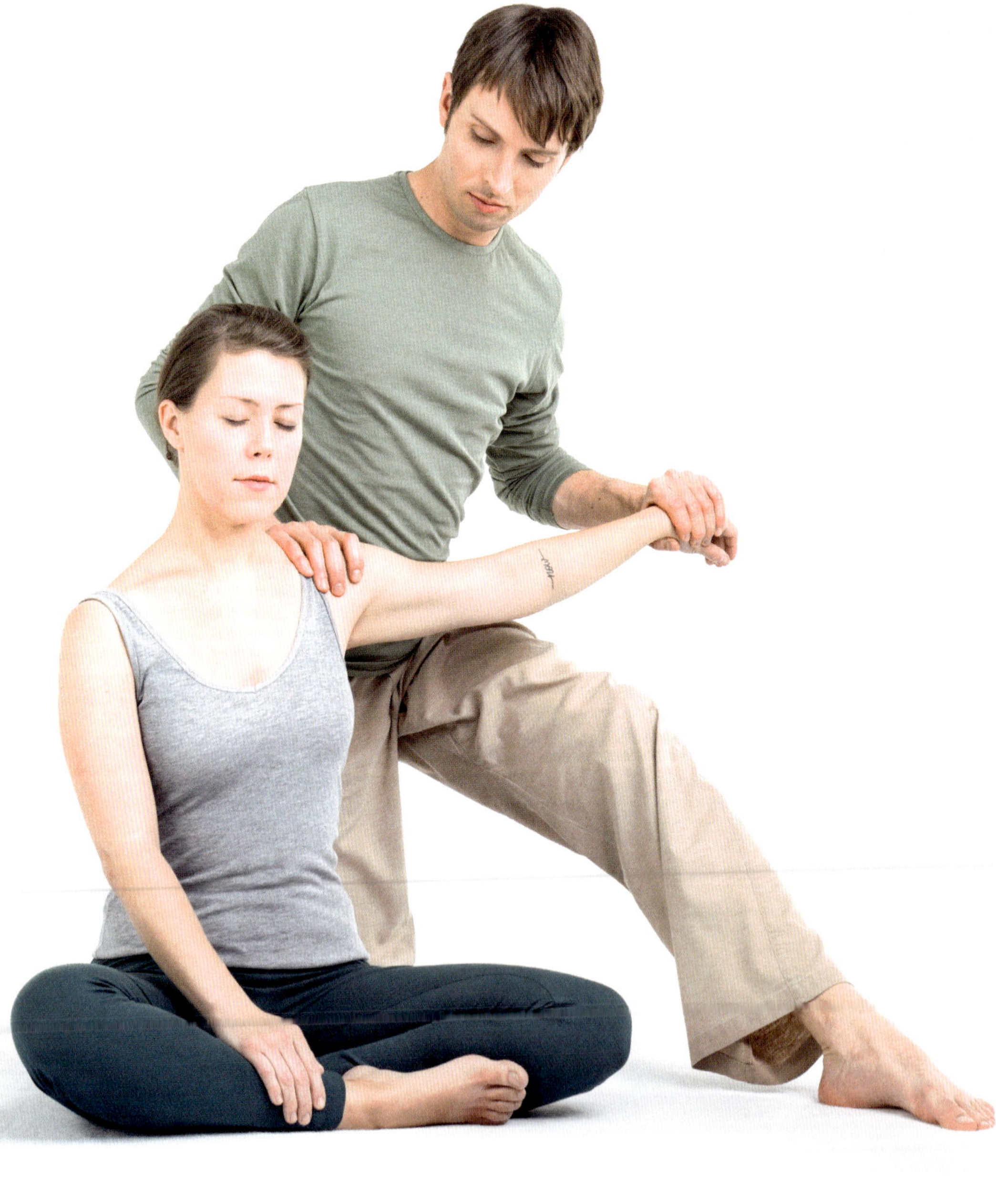

Armkreise

Das Schultergelenk lockern

Wirkung

Mit Armkreisen kannst du die Schulter des Empfangenden sanft mobilisieren. Gleichzeitig bekommst du bei der Ausführung ein Gefühl für die Beweglichkeit des Schultergelenks und eventuelle Einschränkungen.

Ausführung

Komme in einen Ausfallschritt (siehe Foto) und lege deine rechte Hand auf die linke Schulter des Empfangenden. Deine linke Hand hält sein Handgelenk und zieht sanft nach außen. Nun beginnst du langsam, große Kreise mit dem Arm zu beschreiben – 3-mal im Uhrzeigersinn und 3-mal gegen den Uhrzeigersinn.

Anschließend wiederholst du den Gebetsstretch und die Armkreise auf der anderen Seite.

Tipp: Achte bei dieser Technik darauf, dass du die Kreise wirklich aus deiner Körpermitte heraus ausführst, d. h., dass du nicht allein mit deinem Arm arbeitest, sondern deinen gesamten Körper in die Kreisbewegung mit einbringst.

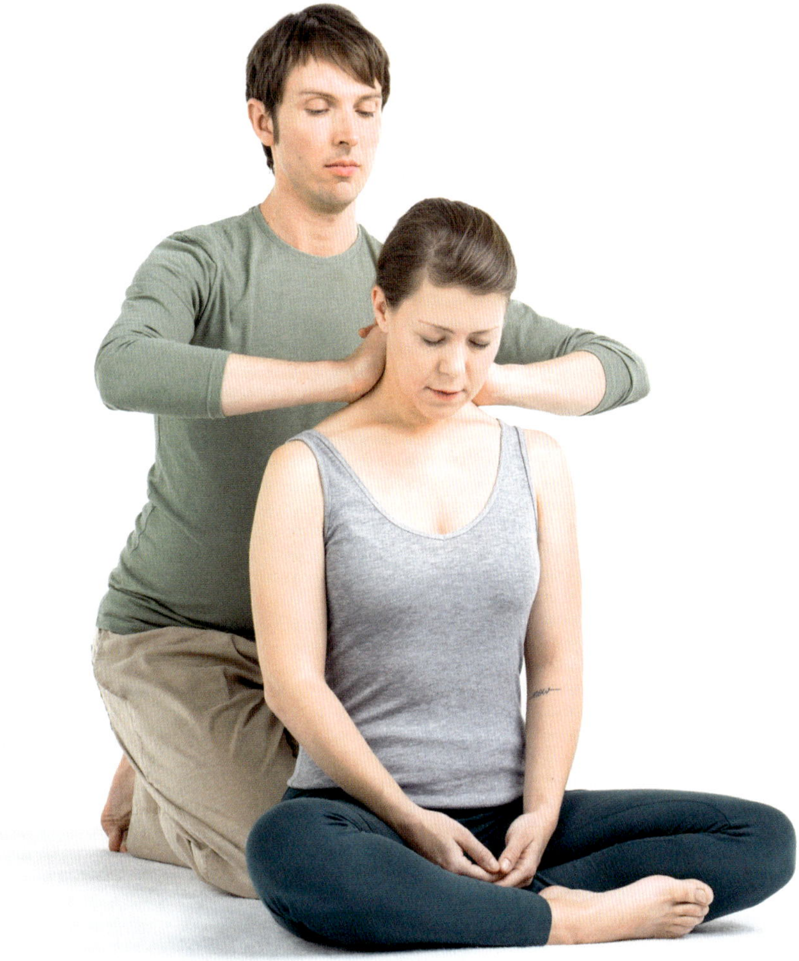

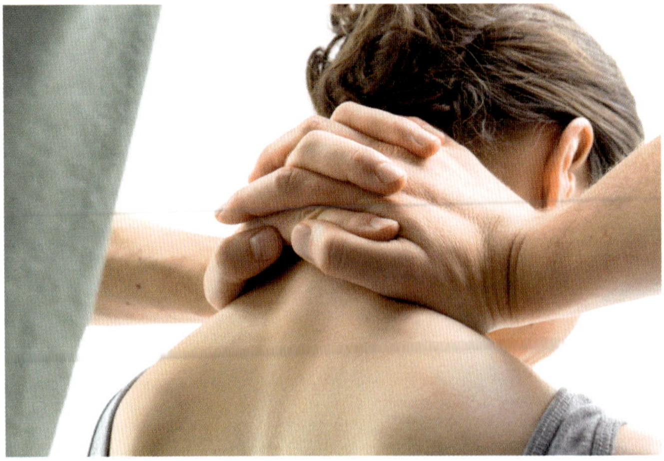

Nackenpresse

Verspannungen am Hals lösen

Wirkung

Die Nackenpresse ist eine sanfte Möglichkeit, Spannungen im oberen Teil der großen Nackenmuskeln und der tief liegenden Nackenmuskulatur zu lösen.

Ausführung

Komme hinter den Empfangenden – entweder im Kniesitz (siehe Foto oben) oder mit einem aufgestellten Fuß. Welche Arbeitshaltung für dich besser geeignet ist, hängt von deiner Größe und der des Klienten ab. Beuge den Kopf des Empfangenden vorsichtig nach vorn. Verschränke deine Finger, lege deine Hände mit den Daumen nach unten auf den Nacken des vor dir Sitzenden und übe mit den Handballen sanften Druck auf seinen Hals aus (siehe Foto unten). Wandere mit deinen Händen von unten in Richtung Schädelansatz und wieder zurück.

Je nach Bedarf kannst du die Nackenpresse auch mehrmals wiederholen.

Variante

Für intensiveren Druck kannst du auch anstelle mit den Handballen gleichzeitig mit beiden Daumen arbeiten. Dabei bleiben deine Finger verschränkt und du bringst die Hände leicht über den Hals, sodass nur noch deine Daumen auf der Halsmuskulatur aufliegen.

Tipp: Sei achtsam mit der Druckintensität. Der Hals ist ein Bereich des Körpers, an dem viele Menschen verspannt sind. Baue keinen zu hohen Druck auf.

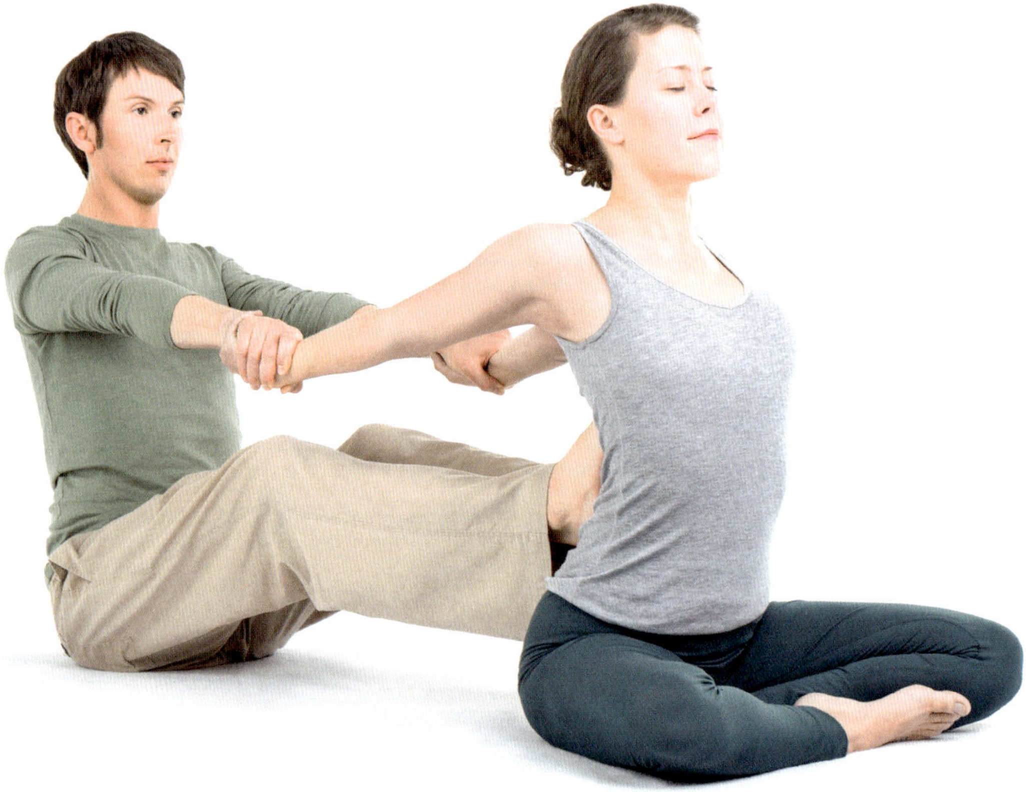

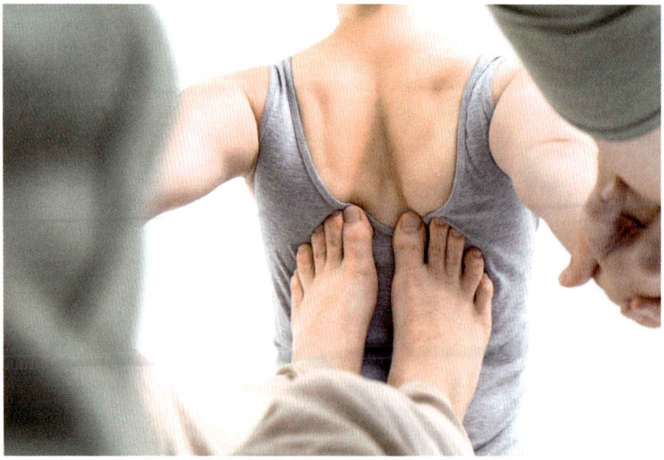

Herzöffner

Mit den Füßen den Rücken massieren

Wirkung

Ich liebe den Herzöffner und unterrichte ihn gern im Rahmen meiner Workshops und Ausbildungen, weil er leicht zu erlernen und sehr effektiv ist. Mit dieser Technik kannst du die Rückenmuskulatur (große Rückenstrecker u. a.) lockern, die Schultern öffnen und den großen Brustmuskel effektiv dehnen.

Ausführung

Komme nun in einen Schneidersitz ungefähr eine Beinlänge hinter dem Empfangenden. Du greifst seine Handgelenke und bittest ihn, deine Handgelenke ebenfalls zu greifen. Platziere beide Füße auf dem unteren Rücken links und rechts neben der Wirbelsäule des vor dir Sitzenden. Während du sanften Zug auf die Arme gibst, gibst du abwechselnd Druck mit dem linken und dem rechten Fuß und wanderst so 1-mal den Rücken bis unter die Schulterblätter herauf und wieder herunter (siehe Foto oben).

Variante

Für eine intensivere Schulteröffnung kannst du auch einen Fuß zwischen die Schulterblätter setzen und sanften Zug geben. Um den Bereich der Brustwirbelsäule mehr zu öffnen, stelle beide Füße knapp unter die Schulterblätter und gib gleichzeitigen Druck (siehe Foto unten).

Tipp: Finde den geeigneten Abstand, in dem deine Beine fast durchgestreckt sind. Achte darauf, dass der Empfangende entspannt gerade sitzen kann und du ihn durch die Zugbewegung nicht allzu stark nach hinten ziehst.

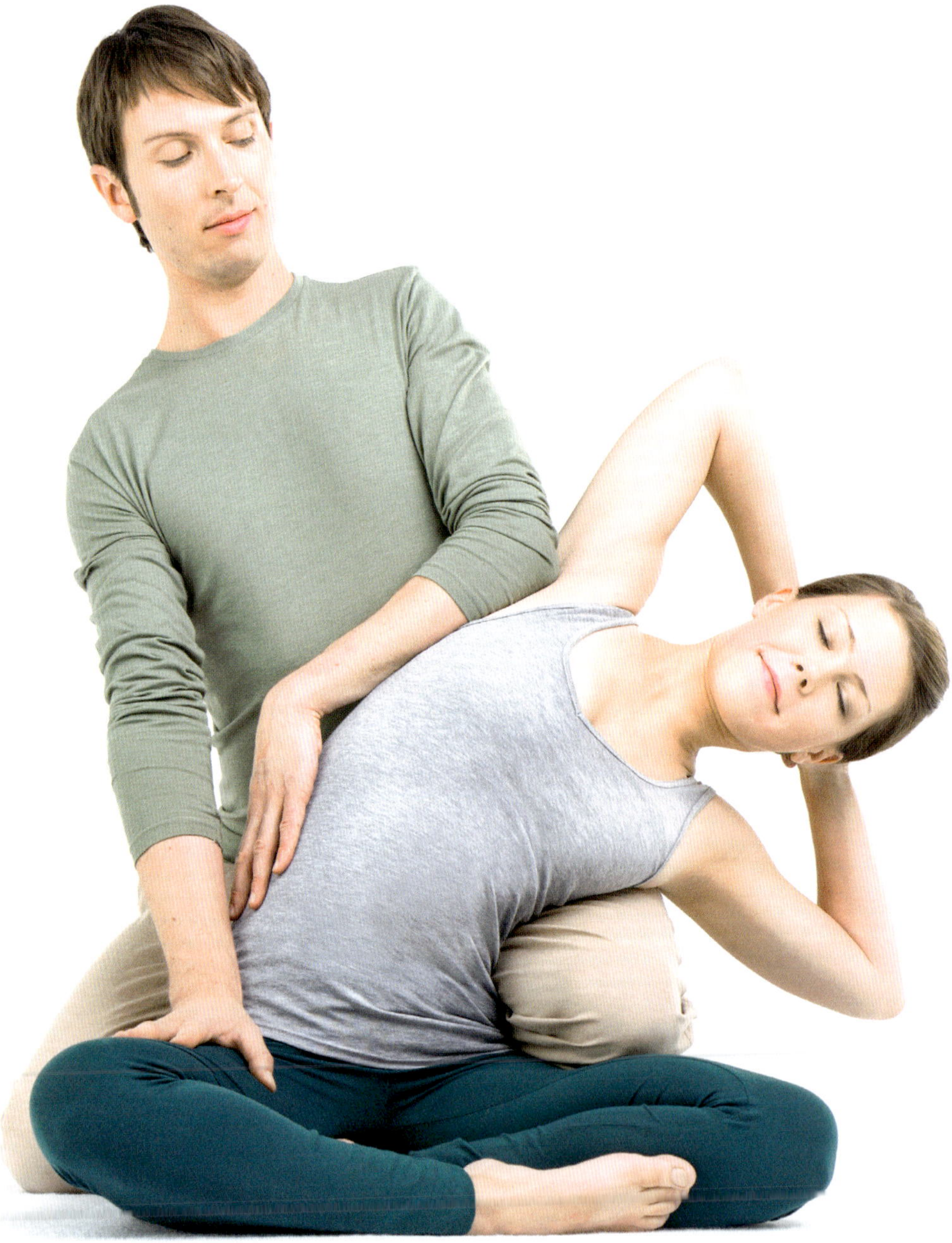

Seitbeuge

Die Flanken dehnen

Wirkung

Eine Technik, die sich besonders gut anfühlt, ist die Seitbeuge. Viele Yogaübende sind überrascht, wie viel tiefer sie in die Seitbeuge kommen, wenn sie passiv gedehnt werden, im Gegensatz zur aktiven Seitbeuge im Yogaunterricht. Auf anatomischer Ebene öffnet die Seitbeuge die Flanken, dehnt den Rumpfneige-Muskel (*Musculus quadratus lumborum*) und die Zwischenrippen-Muskeln.

Ausführung

Bei Frauen beugst du zuerst nach links, bei Männern zuerst nach rechts. Platziere dein linkes Knie auf dem linken Oberschenkel des Empfangenden und neige seinen Oberkörper mit deinem linken Unterarm nach links über dein Knie, während deine rechte Hand seinen gegenüberliegenden Oberschenkel nahe der Hüfte auf dem Boden fixiert (siehe Foto). Beim Ausatmen des Empfangenden verstärkst du die Seitdehnung, indem du dich vorsichtig mit deinem Körpergewicht gegen seine Flanke lehnst.

Halte diese Position einige Atemzüge und wechsle dann die Seite.

Tipp: Achte darauf, dass du den Druck wirklich gegen die Flanken und nicht gegen Arm oder Schulter des Empfangenden gibst, weil sich das unangenehm anfühlt.

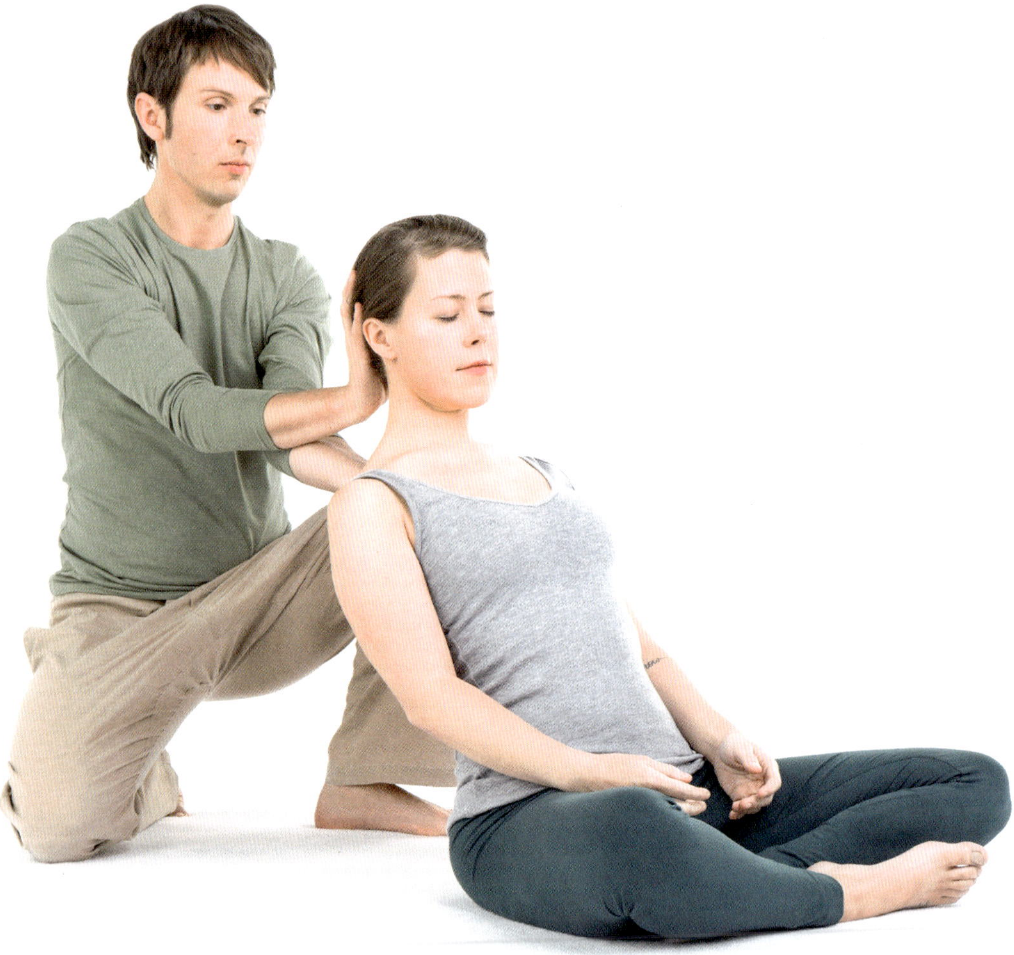

Kapitel 5

Abschluss der Thai-Yoga-Session

Eine Thai-Yoga-Session schließe ich bevorzugt im Liegen in der Rückenlage ab. Das ist die Haltung, die dem Empfangenden die tiefste Entspannung ermöglicht und in der er gut nachruhen – und manchmal sogar einschlafen – kann.

Alternativ zum Abschluss in Rückenlage ist es auch möglich, die Thai-Yoga-Session im Sitzen zu beenden. Dazu kannst du den Nacken ausklopfen (siehe „Ausklopfen", Seite 169). Dieser Abschluss ist deutlich aktivierender. Der Klient wird im Gegensatz zum Abschluss im Liegen weniger in eine Tiefenentspannung gebracht, was sich beispielsweise anbietet, falls er nach der Massage noch arbeiten muss.

Im Normalfall bietet sich jedoch der Abschluss im Liegen mit einer Gesichtsmassage an.

Die letzte Sequenz der Thai-Yoga-Session umfasst:

- Übergang ins Liegen
- Den Nacken strecken
- Gesichtsmassage
- Verabschiedungsritual

Den Empfangenden in die liegende Position bringen

Um den Empfangenden wieder in Rückenlage zu bringen, stützt du seinen Hinterkopf mit einer Hand, deine Finger zeigen nach oben. Die andere Hand legst du zwischen seine Schulterblätter, die Finger zeigen nach unten (siehe Foto). Ziehe den Empfangenden sanft zu dir hin und bringe ihn langsam und kontrolliert in die Rückenlage. Anschließend streckst du seine Beine aus.

Für die letzten Techniken und den Abschluss im Liegen kannst du den Empfangenden gern zudecken, damit er nicht friert. Finde selbst einen bequemen Sitz hinter seinem Kopf.

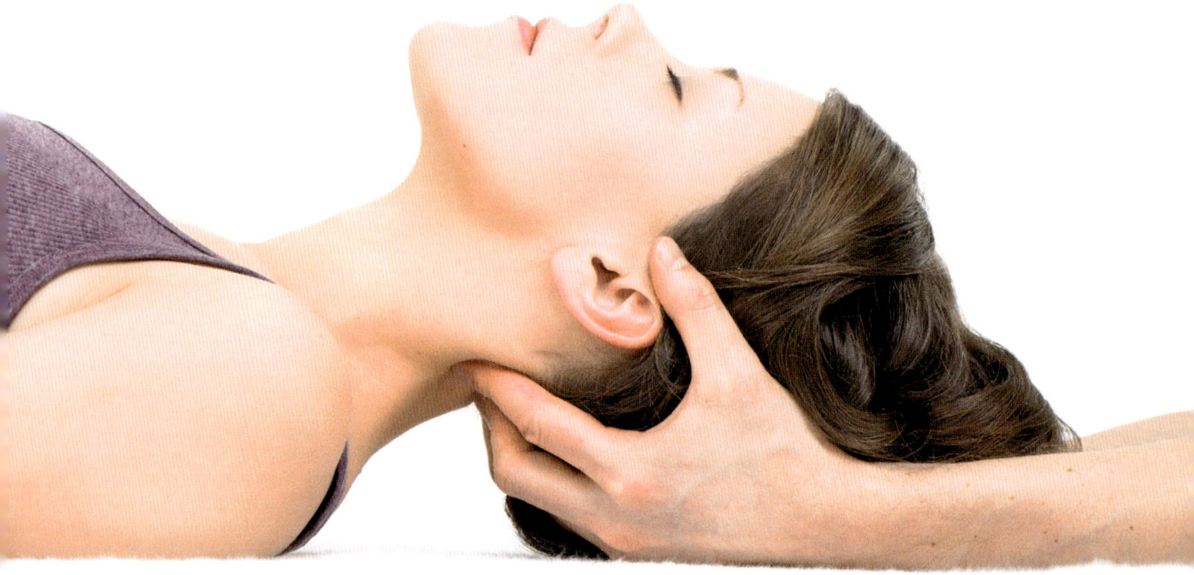

Nackenzug

Die Halswirbelsäule sanft strecken

Wirkung

Diese sanfte Nackendehnung hat eine Reihe von positiven Wirkungen: Die Halswirbelsäule des Empfangenden wird gestreckt und gleichzeitig wird in der gesamten Körperrückseite Länge geschaffen. Außerdem wird sanfter Druck auf die Punkte ausgeübt, an denen die Nackenmuskeln am Schädel ansetzen. Sie sind effektive Triggerpunkte bei Nackenverspannungen und Kopfschmerzen.

Ausführung

Bringe deine Hände wie eine Schale unter dem Kopf des Empfangenden zusammen. Die Fingerkuppen ruhen am Ansatz des Schädels und deine Hände liegen bequem auf dem Boden auf (siehe Foto). Mit dem Ausatem des Empfangenden gibst du sanft Zug, streckst damit seine Halswirbelsäule und gibst gleichzeitig Druck mit deinen Fingern.

Wiederhole dies 3- bis 4-mal.

Variante

Du kannst die Position der Finger am Schädelansatz immer wieder leicht variieren und neue Stellen finden, die du mit der Ausatmung bearbeitest.

Tipp: Hebe den Kopf langsam und achtsam an und bringe ihn nach Ausführung der Technik auch wieder behutsam zurück zum Boden.

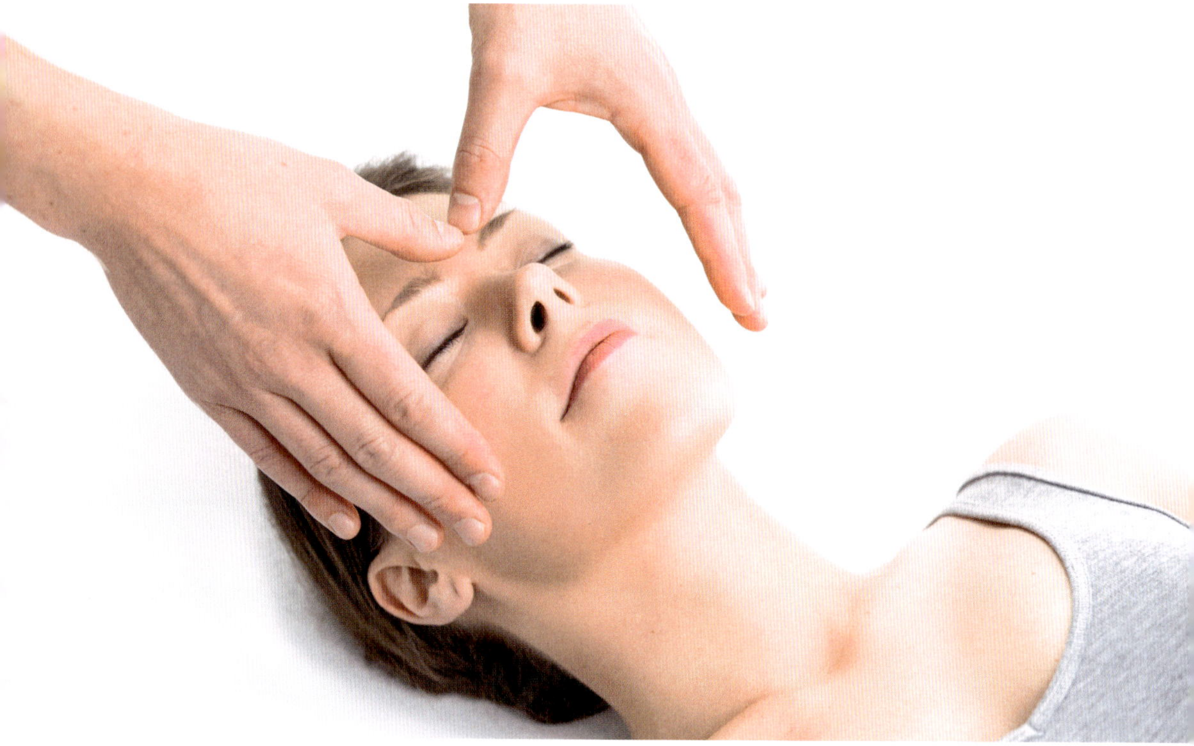

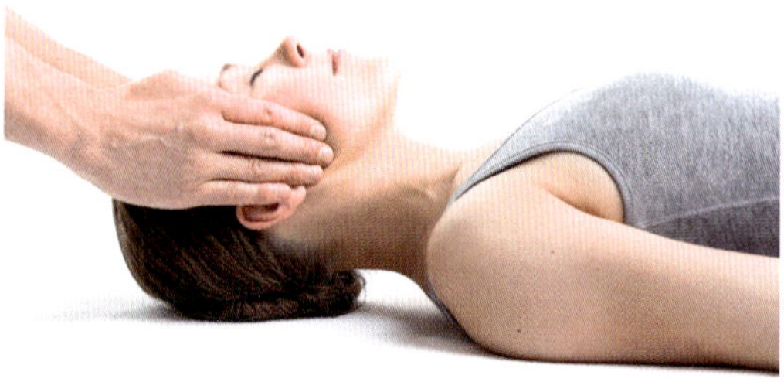

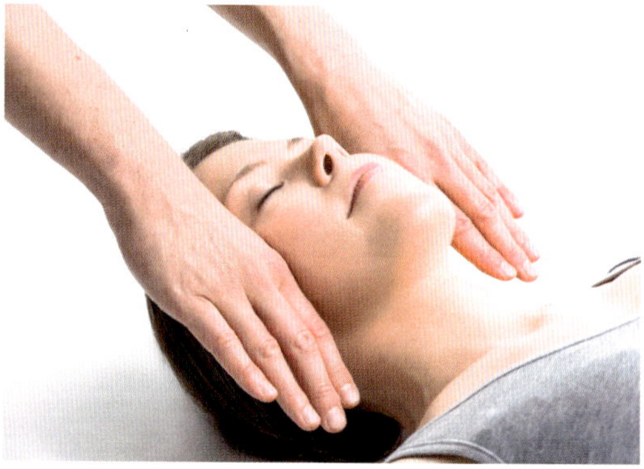

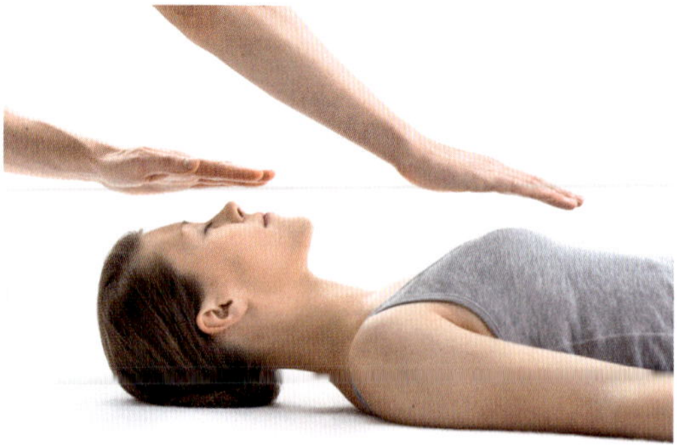

Gesichtsmassage

Tiefe Entspannung schenken

Wirkung

Die Gesichtsmassage ist der perfekte Abschluss für deine Thai-Yoga-Session. Die meisten meiner Klienten lieben sie, denn sie ist äußerst entspannend und hilft u. a. auch bei Einschlafproblemen. Zudem fördert die Gesichtsmassage die Durchblutung von Gesichts- und Kopfhaut und hat damit einen sichtbaren Beauty-Effekt. Sie ist also „Naturkosmetik", im wahrsten Sinne des Wortes.

Ausführung

Den Beginn und die Richtung der streichenden Massagebewegungen kannst du der Abbildung auf Seite 192 entnehmen. Du kannst die Gesichtsmassage mit oder ohne Öl ausführen. Am besten fragst du den Empfangenden vorher, ob eventuelle Unverträglichkeiten bestehen, falls du ein ätherisches Öl verwendest. Wichtig ist, dass alle Bewegungen sehr langsam und achtsam ausgeführt werden. Viel Druck ist nicht nötig. Gehe bei der Gesichtsmassage in folgenden Schritten vor:

1 Streiche mit beiden Daumen parallel vom Dritten Auge (1 Daumenbreit über dem Punkt in der Mitte zwischen beiden Augenbrauen) 6-mal über den Augenbrauen nach außen in Richtung Schläfen (siehe Foto oben und folgende Seite).
2 Streiche dann mit beiden Daumen 6-mal auf den Augenbrauen nach außen in Richtung Schläfen.
3 Streiche insgesamt 6-mal (3-mal mit dem rechten und 3-mal mit dem linken Daumen) vom Dritten Auge zur Nasenspitze.
4 Platziere beide Daumen zwischen Nase und Oberlippe. Streiche von hier aus 6-mal an den Wangenknochen entlang nach außen.
5 Greife mit den Kuppen beider Daumen und Zeigefinger das Kinn. Drücke sie sanft zusammen und streiche von hier aus 6-mal nach oben in Richtung Kiefergelenk.

Fortsetzung auf Seite 193

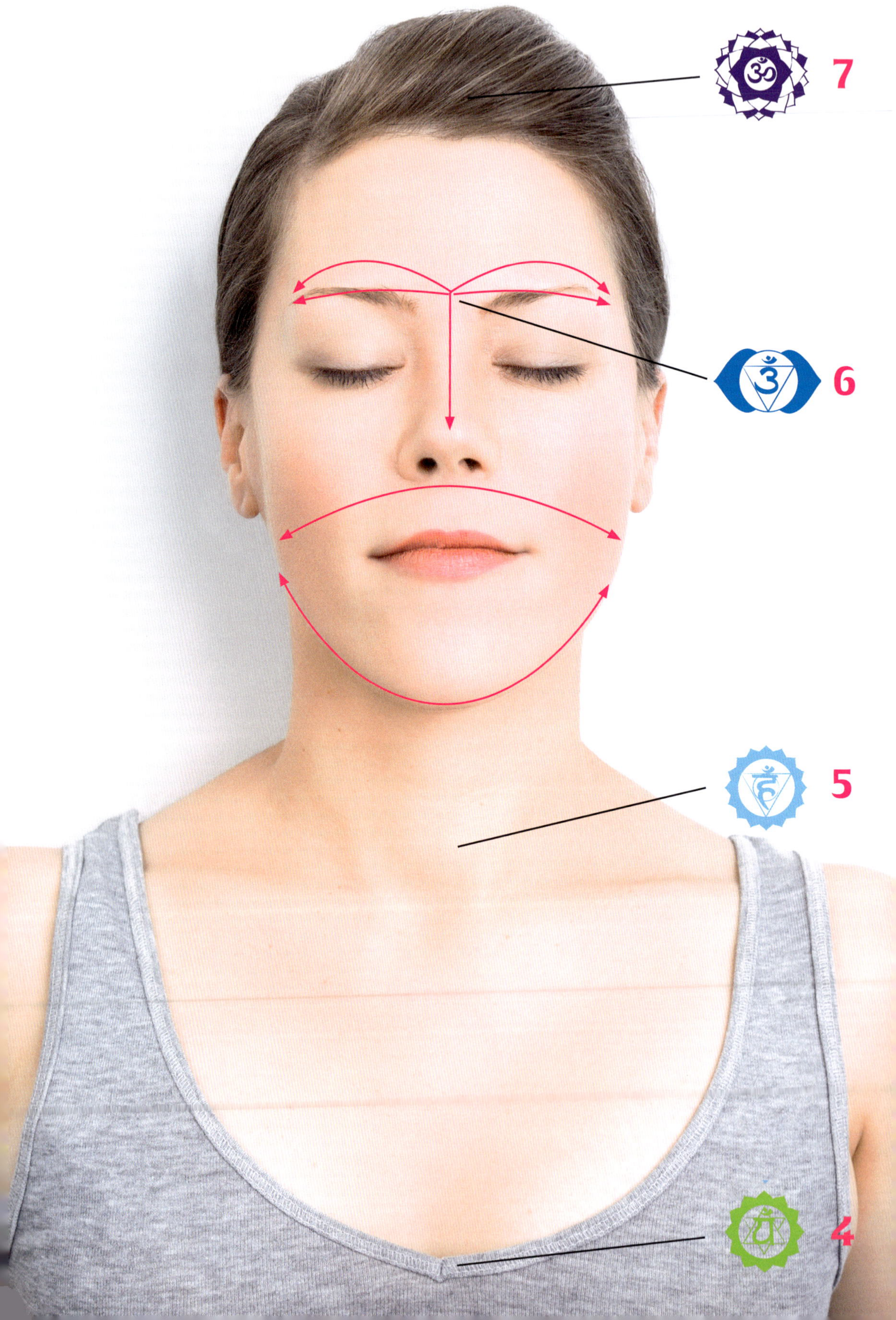
7
6
5
4

Abschluss der Thai-Yoga-Session

Fortsetzung von Seite 191

6 Lege die Kuppen von Zeigefinger, Mittelfinger und Ringfinger auf die Kiefermuskeln. Um diesen zu lockern, kreist du langsam 3-mal in die eine und 3-mal in die andere Richtung (siehe Foto Seite 190 Mitte links).
7 Klappe deine Daumen ein und massiere mit den weichen Innenkanten deiner Hände die Schläfen. Kreise 3-mal im Uhrzeigersinn und 3-mal gegen den Uhrzeigersinn (siehe Foto Seite 190 Mitte rechts).
8 Lege Daumen auf Daumen auf die Krone des Kopfes (der Sitz des 7. Chakras). Gib sanften Druck und halte diesen ½ Minute lang (siehe Foto links).
9 Lege deinen linken Mittelfinger auf das Dritte Auge (6. Chakra) und den rechten Mittelfinger auf das Brustbein (4. Chakra). Gib sanften Druck nach unten und halte diesen ebenfalls ½ Minute lang (siehe Foto links).
10 Löse den Kontakt, bleibe aber noch mit deinen Händen in der Nähe des Kopfes und der Brust (siehe Foto Seite 190 unten).

Variante

Anstatt die Struktur dieser Gesichtsmassage zu nutzen, kannst du auch intuitiv an Kopf und Gesicht arbeiten. Erlaubt ist alles, was sich für den Empfangenden gut anfühlt.

Tipp: Versuche deine Hände behutsam vom Körper des Empfangenden zu lösen. Meine Klienten berichten häufig, dass sie das Gefühl haben, ich würde sie immer noch berühren, obwohl ich den physischen Kontakt schon lange gelöst habe. Vielleicht gelingt es dir auch, deine Finger so langsam zu lösen, dass der Empfangende kaum bemerkt, dass du ihn nicht mehr berührst.

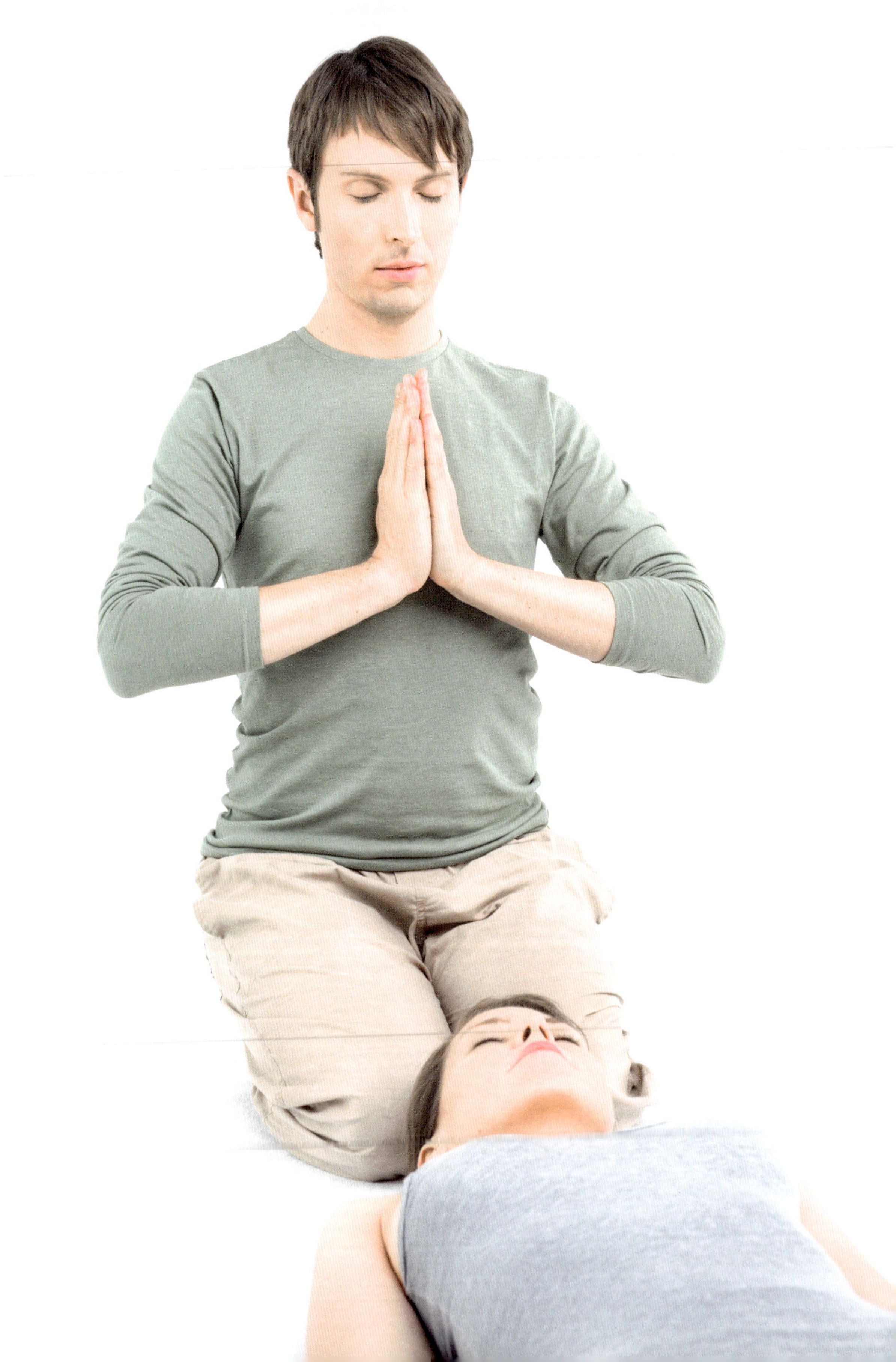

Verabschiedungsritual

Dem Gegenüber danken

Lege als Gebender deine Handflächen vor deinem Herzen zusammen. Bedanke dich mit dieser traditionellen Geste des *Namasté* (einem ursprünglichen, indischen Gruß, der die wertvolle Essenz in dir selbst und jedem anderen Wesen anerkennt) bei dem Empfangenden für sein Vertrauen, dass er dir entgegengebracht hat, in dem er sich von dir berühren ließ.

Je nach Dauer und Intensität der Session lasse ihn noch 5 bis 10 Minuten nachruhen.

Der heilige Tanz – Eine Thai-Yoga-Session geben

„Mein Aha-Erlebnis beim Thai Yoga verdanke ich einem glücklich Zufall: Nach der Ausbildung machte ich mir vor jeder Session Notizen, die ich griffbereit neben dem Empfangenden liegen hatte. Doch an einem Tag hatte ich meine Unterlagen vergessen und war deshalb gezwungen, intuitiv zu arbeiten. Das funktionierte besser als je zuvor. Ich erkannte, dass meine Berührungen angenehmer und sicherer wurden, je mehr ich den Wunsch nach Sicherheit und all meine Konzepte aufgab und mich stattdessen traute, auf mein Gefühl zu hören."
(Barbara Gründel)

In einer Thai-Yoga-Bodywork-Session sollte idealerweise der ganze Körper mit einbezogen werden. Um angemessen tief arbeiten zu können und die einzelnen Techniken nicht zu schnell anwenden zu müssen, empfehle ich dir eine Mindestdauer von 1½ bis 2 Stunden. Natürlich sind auch kürzere Anwendungen möglich, sie bieten aber nicht das Erlebnis einer derartig vollständigen Session.

Die Grundidee von *Thai Yoga. Körper und Seele berühren* ist es weniger, dir *die eine einzig wahre* Sequenz für eine Thai-Yoga-Session zu liefern, es will dich vielmehr dazu inspirieren, deinen eigenen Tanz zu tanzen. Es kommt nicht auf die Quantität, sondern auf die Qualität der Berührung an. Du musst in einer Session nicht alle Techniken anwenden. Ich möchte dich dazu ermutigen, den Fokus weniger auf die Menge der angewendeten Techniken als vielmehr auf Achtsamkeit und Langsamkeit zu legen.

Mein Wunsch war es, dir hier ein breites Spektrum an Berührungen an die Hand zu geben. Natürlich kannst du die Sequenz einfach in der angegebenen Reihenfolge ausführen, das wird dir am Anfang vielleicht Sicherheit schenken. Dafür solltest du jedoch mindestens 2 Stunden, wahrscheinlich aber eher 2½ bis 3 Stunden einkalkulieren.

Viele meiner Ausbildungsteilnehmer setzen sich anfangs sehr unter Druck, alles richtig machen zu wollen: Sie wollen nach kurzer Zeit alle Techniken in der von mir vorgeschlagenen Reihenfolge anwenden können. Wenn du nach der Lektüre dieses Buches auch das Gefühl hast, dich überfordert zu fühlen, weil du dir die Reihenfolge schwer merken kannst, habe ich eine gute Nachricht: Die Reihenfolge ist gar nicht so wichtig, wie du vielleicht denkst. Den Empfangenden wird es nicht stören, wenn du zwei Techniken vertauschst. Was er jedoch spüren wird, ist, ob deine Körpermechanik stimmt, ob du präsent und mit deinem Herzen dabei bist.

Folgende Punkte helfen dir dabei, deine Thai-Yoga-Behandlung zu geben:

- Beginne an den Füßen, um die Energie nach oben zu bringen, und schließe mit der Kopfmassage oder im Sitzen ab.

- Arbeite an allen Linien von unten nach oben und wieder zurück.
- Bei mehreren Wiederholungen beginne zunächst sanft und steigere die Intensität langsam.
- Die Beinlinien sind wichtig, um den Körper des Empfangenden auf tiefere Dehn- und Drucktechniken vorzubereiten.
- Bauchmassage und Arme sind optional.
- Plane genügend Zeit für einen ruhigen Abschluss und das Nachruhen ein (5 bis 10 Minuten).

Wichtige Hinweise

Wenn du eine Thai-Yoga-Session gibst, möchtest du dem Empfangenden ein Rund-um-Wohlfühl-Erlebnis bieten. Dies bedarf einiger Vorbereitung. Du bist dabei nicht nur für die Session selbst verantwortlich, sondern auch für den Rahmen, der deinem Klienten hilft loszulassen. Dazu zählen beispielsweise die Temperatur des Raumes und eine entspannte Atmosphäre. Im Folgenden findest du einige Tipps zum Drumherum, die dir helfen, einen für dich und den Empfangenden angenehmen und stimmigen Rahmen zu gestalten:

Temperatur

Damit sich der Empfangende entspannen kann, ist es wichtig, dass es die gesamte Zeit über warm genug ist. Anders als bei einer Yogapraxis, bei der man selbst aktiv wird, kühlt man aus, wenn man längere Zeit auf dem Boden liegt und sich dabei entspannt. Daher solltest du den Behandlungsraum vor einer Thai-Yoga-Behandlung in jedem Fall gut heizen. Empfehle deinem Klienten, nicht zu kurze und dünne Kleidung zu tragen. Nach der Fußmassage, die du besser am nackten Fuß ausführst, kannst du dem Empfangenden wieder seine Socken anziehen. Teile des Körpers, an denen du gerade nicht arbeitest, kannst du während der Session bedecken.

Tipp: Eine Investition, die ich dir sehr empfehlen kann, ist der Kauf einer Heizdecke. Meine Klienten lieben das Gefühl, auf einer warmen Unterlage zu liegen. Und eine Heizdecke hat zwei entscheidende Vorteile: Anders als eine Decke, mit der du den Empfangenden zudeckst, stört sie dich nicht bei der Arbeit. Und im Gegensatz zur Raumheizung, die die Temperatur sowohl für Gebenden als auch Empfangenden erhöht, profitiert von einer Heizdecke in erster Linie dein Klient. Wenn die Temperatur des Raumes nämlich zu hoch ist, kannst du als Gebender während einer Behandlung leicht ins Schwitzen geraten.

Die Matte

Um mit Thai Yoga zu beginnen, brauchst du nicht gleich zwangsläufig eine professionelle Matte. Ein dickerer Teppich oder ein Futon reichen aus. Zur Not gehen auch mehrere Yogamatten, die du übereinanderlegst. Wenn du häufiger Sessions geben möchtest, würde ich dir jedoch die Anschaffung einer professionellen Bodenmatte empfehlen. Diese ist zum einen bequemer für den Empfangenden, schont aber auch deine Knie, da du während einer Session häufig kniest.

Laken, Kissen und Decken

Achte darauf, stets genug saubere Laken, Kissen und Decken griffbereit zu haben. Für die Rückenlage empfiehlt sich ein dünnes Kissen für den Kopf. Eine Rolle für die Knie kann bei Schmerzen im unteren Rücken und für Schwangere hilfreich sein. Decken brauchst du nicht nur zum Zudecken, du kannst gefaltete oder gerollte Decken auch als Kissenersatz verwenden, falls gerade kein Kissen in passender Größe vorhanden ist.

Musik

Passende Musik hilft dem Empfangenden, während einer Session loszulassen. Grundsätzlich empfehle ich den Einsatz von ruhiger Hintergrundmusik ohne Gesang. Ich bevorzuge dabei Stücke, die einen Klangteppich erzeugen. Unter „Musikempfehlungen für eine Thai-Yoga-Session" (Seite 204) habe ich dir meine persönliche Lieblingsmusik für Thai-Yoga-Behandlungen zusammengestellt.

Tipp: Musik kann für dich eine weitere praktische Zusatzfunktion haben. Wenn du häufiger die gleiche Playlist verwendest, weißt du ungefähr, wann welches Stück kommt. Dadurch hast du eine zeitliche Orientierung, ohne auf die Uhr schauen zu müssen.

Wasser und Tee

Halte für deinen Klienten stets Wasser und Tee griffbereit. Ein warmer Tee hilft ihm anzukommen und ist stets ein schönes Ritual, um das Vorgespräch zu beginnen. Ein Glas Wasser oder eine Tasse Tee kann auch ein angenehmer Ausklang sein. Weise den Empfangenden darauf hin, dass er nach der Massage genug trinkt, weil eine Thai-Yoga-Session die Tätigkeit des Lymphsystems anregt und entgiftend wirkt.

Uhr

Gerade am Anfang wird es dir schwerfallen, die Zeit während einer Session im Gefühl zu haben. Eine Armbanduhr oder ein kleiner Wecker in der Nähe sind daher hilfreich. Für den Empfangenden sollten Uhren jedoch möglichst unsichtbar sein, denn du möchtest ja einen Raum der Entspannung und Zeitlosigkeit erschaffen. Eine große sichtbare oder tickende Uhr würde deinen Klienten eher stören.

Papiertücher

Eine kleine Box mit Papiertüchern kann hilfreich sein – aus hygienischen Gründen und falls die Körperarbeit bei dem Empfangenden eine emotionale Reaktion hervorruft.

Öle

Normalerweise wird in einer Thai-Yoga-Session kein Öl verwendet. Für Hände und Gesicht nehme ich jedoch gern ein Massageöl, weil ich hier mit Streichbewegungen auf der Haut arbeite. Frage deinen Klienten vorher am besten, ob der Einsatz von Öl gewünscht ist. Manche Leute mögen es einfach nicht, und es gibt Menschen, die auf bestimmte Öle allergisch reagieren.

Checkliste vor einer Session:

- Raum geheizt?
- Tee gekocht?
- Klientenfragebogen ausgedruckt?[25]
- Matte und Kissen einsatzbereit?
- Musik einsatzbereit?
- Uhr für dich als Gebenden sichtbar?
- Öl für Gesichtsmassage griffbereit?

Ein paar Worte zum Schluss

Ich hoffe, ich konnte dich durch *Thai Yoga. Körper und Seele berühren* dazu inspirieren, diese Methode auszuprobieren und selbst zu erfahren, wie es ist, durch deine Hände liebende Güte zu schenken. Ich hoffe, dass deine Entdeckungsreise in die Welt der Berührung jetzt beginnt und dich stark verändert und so reich beschenkt, wie es mir geschehen ist. Ich wünsche dir, dass Thai Yoga auch dein Leben sowie auch das Leben derjenigen Menschen, die du noch berühren wirst, auf vielfache Weise bereichern wird. Worte allein können die persönliche Erfahrung nicht ersetzen. Deshalb ist es meine Bitte und Einladung an dich, einfach anzufangen und loszulegen. Wie ich zu Beginn beschrieben habe, ist Technik nur eine der vier Säulen der Thai-Yoga-Körperarbeit. Eine, die von Anfängern verständlicherweise die meiste Aufmerksamkeit bekommt. Doch erinnere dich daran, dass in der Körperarbeit das *Wie* entscheidender ist als das *Was*. Deine Achtsamkeit, deine Fähigkeit, den Empfangenden zu spüren, und deine Hingabe sind es, die die eigentliche Qualität deiner Berührung ausmachen.

Wichtiger als dass du perfekt bist, ist es, dass du authentisch bist. Mach dir keine

Gedanken darüber, ob du alles richtig machst, sei einfach mit dem Herzen dabei. Erlaube dir, still zu werden, dann können Wunder geschehen. Es geht nicht darum, dass du irgendetwas Außergewöhnliches leisten musst. Im Gegenteil: Vertraue einfach und versuche dich selbst nicht allzu wichtig zu nehmen. Dann kann die Magie der Berührung ihre Wirkung tun und du wirst zum Werkzeug der Liebe, die ohne Anstrengung durch dich zum anderen fließen darf.

Viel Freude dabei,
Tobias

Anhang

Mein Dankeschön an dich: kostenlose Thai-Yoga-Videos

Als Leser dieses Buches kannst du dich kostenlos zum Videoportal anmelden. Dort erwarten dich

- viele Tipps,
- die Thai-Yoga-*Asana*-Sequenz als Vorbereitung und
- eine Selbstmassagesequenz.

Besuche dazu die Webseite *www.leserbereich.thaiyoga.de.*

Anmerkungen

1 Die Entspannung am Ende einer Yoga-Stunde.

2 Siehe Bob Haddad: „The Vinaya Pitaka: Stories About Jivaka Kumarabhacca", in Bob Haddad (Hrsg.), *Thai Massage & Thai Healing Arts*, Seite 190 f.

3 Eine ausführliche Darstellung des *Wai Khru* inklusive Lautschrift zum Rezitieren von Bob Haddad findest du unter „Om Namo ... What? The Thai Massage Wai Khru", in Bob Haddad (Hrsg.), ebenda, Seite 226–240.

4 Siehe C. Pierce Salguero: „Common Myths Associated with Thai Massage", in Bob Haddad (Hrsg.), ebenda, Seite 26 f.

5 Siehe Kam Thye Chow: *Thai Yoga Massage*, Seite 13 f.

6 Asokanandas Bücher findest du im Literaturverzeichnis, Seite 203 f.

7 In Thailand ist es beispielsweise üblich, den Klienten am Ende der Massage in einer ruckartigen Bewegung zu „twisten" (ein Twist ist eine Drehbewegung der Wirbelsäule). Das erzeugt ein lautes Knacken, das spektakulär wirkt. Leider habe ich es bisher noch nie erlebt, dass sich die Praktizierenden vor der Behandlung nach möglichen Kontraindikationen – beispielsweise einem Bandscheibenvorfall – erkundigen, was ich nicht nur für unachtsam, sondern schlicht für grob fahrlässig halte.

8 Der Kognitionsforscher Paul Watzlawick erzählt in seinem Bestseller *Anleitung zum Unglücklichsein* zum Thema „selbsterfüllenden Prophezeiung" seine „Geschichte vom Hammer": Ein Mann möchte sich von seinem Nachbarn einen Hammer ausleihen. Aus Unsicherheit erfindet er in seinen Gedanken allerlei Gründe, warum dieser ihm den

Hammer möglicherweise nicht geben möchte. Am Ende klingelt er an der Tür und schreit den Nachbarn an: „Behalten Sie Ihren Hammer, Sie Rüpel!"

9 Indem sie sich beispielsweise durch Fernsehen, den Konsum legaler oder illegaler Drogen, Arbeitssucht, Sexsucht usw. ablenken.

10 Siehe Cem Ekmekioglu und Anita Ericson: *Der unberührte Mensch. Warum wir mehr Körperkontakt brauchen*

11 Hertenstein, Matthew J.; Keltner, Dacha; App, Betsy; Bulleit, Brittany A., und Ariane R. Jaskolk: *Touch Communicates Distinct Emotions*

12 Siehe Paul Watzlawick: *Man kann nicht nicht kommunizieren. Ein Lesebuch*

13 Siehe Cyndie Dale: *Der Energiekörper des Menschen,* Seite 307 ff.

14 Siehe Asokananda: *Die Kunst der traditionellen Thai Massage*, Seite 6

15 Diesen Prozess kannst du unterstützen, indem du deutlich machst, dass Gefühle im geschützten Raum einer Thai-Yoga-Session willkommen sind. Manchmal mag die Berührung etwas im Empfangenden auslösen, was ihn weinen lässt. Nun sollte er nicht das Gefühl haben, bewertet zu werden. Mir persönlich zeigt der Ausdruck von Gefühlen, dass der Empfangende mir vertraut und sich innerlich öffnet.

16 Siehe Ulf Pape: *Praxis Thai-Massage*, Seite 17

17 Siehe auch *www.hara-awareness.de*.

18 Als angeborenes Verhalten ist der eigentlich „Milchtritt" genannte „Katzentritt" sehr häufig bei Katzenbabys zu beobachten. Auch ältere Katzen zeigen dieses Verhalten noch, obwohl sie es gar nicht mehr brauchen.

19 Dies hängt damit zusammen, dass in der feinstofflichen Anatomie die linke Körperseite als weiblich und die rechte Körperseite als männlich betrachtet wird.

20 Ein Assist ist eine Hilfestellung, die der Yogalehrer seinem Schüler gibt, damit dieser tiefer in einer Haltung (*Asana*) ankommen kann.

21 Siehe Anmerkung 3

22 Die Plantarfaszie *Aponeurosis plantaris* ist eine Sehnenplatte im Bereich der Fußsohle.

23 Die Hüfte kann als Kugelgelenk sowohl nach außen als auch nach innen, nach vorn und hinten geöffnet, d. h. gedehnt werden.

24 Von lateinisch *adducere*, „hinführen", „hinziehen". Adduktoren sind Muskeln zum Heranziehen eines Körpergliedes.

25 Den Klientenfragebogen findest du unter „Die Beziehung zwischen Gebendem und Empfangendem", Seite 50 f.

Literaturverzeichnis

Asokananda (Harald Brust): *Die Kunst Traditioneller Thai Massage.* VVB Laufersweiler Verlag, Gießen 2000

Asokananda (Harald Brust): *Traditionelle Thai Massage für Fortgeschrittene. Die Kunst Traditioneller Thai Massage Band 2.* VVB Laufersweiler Verlag, Gießen 2000

Asokananda (Harald Brust): *Yoga der Achtsamkeit. Ein buddhistischer Pfad für Körper und Geist.* VVB Laufersweiler Verlag, Gießen 2000

Bartens, Werner: *Wie Berührung hilft. Warum Frauen Wärmflaschen lieben und Männer mehr Tee trinken sollten.* Knaur Verlag, München 2014

Chow, Kam Thye: *Thai Yoga Massage. Eine dynamische Therapie für körperliches Wohlbefinden und geistige Energie.* AT Verlag, Aarau/Schweiz 2005

Dale, Cyndie: *Das Handbuch der Energiemedizin. Der Energiekörper des Menschen in der Praxis.* Lotos Verlag, München 2014

Dale, Cyndie: *Der Energiekörper des Menschen. Handbuch der feinstofflichen Anatomie.* Lotos Verlag, München 2005

Ekmekioglu, Cem, und Anita Ericson: *Der unberührte Mensch. Warum wir mehr Körperkontakt brauchen.* Kindle Edition 2013

Evans, Howard: *A Myofascial Approach to Thai Massage. East Meets West.* Churchill Livingston, London/England 2009

Frank, Tobias: „Die Kraft der Berührung", in *Yoga Journal*, Ausgabe 5/2013, S. 38 f.

Haddad, Bob (Hrsg.): *Thai Massage & Thai Healing Arts. Practice, Culture and Spirituality.* Findhorn Press, Forres 2013

Henderson, *Robert: Emotion and Healing in the Energy Body. A handbook of subtle energies in massage and yoga.* Healing Arts Press, Rochester 2015

Hertenstein, Matthew J., Keltner, Dacha; App, Betsy; Bulleit, Brittany A., und Ariane R. Jaskolk: *Touch Communicates Distinct Emotions.* Siehe unter *http://socrates.berkeley.edu/~keltner/publications/hertenstein.2006.pdf*

Hörman, Kurt Zyprian: *Fühlen ist klüger als Denken. Mit Intuition die richtigen Entscheidungen treffen.* J. Kamphausen Verlag, Bielefeld 2011

Kornfield, Jack: *Meditation für Anfänger. CD mit 6 geführten Meditationen für Einsicht, innere Klarheit und Mitempfinden.* Arkana Verlag, München 2007

Ladewig, Patrick Colin: *Traditionelle Thaimassage erlernen. Ein Handbuch.* Pro Business, Berlin 2011

Lütz, Hans: *Thai-Yoga-Massage. Mehr als nur Basics.* Verlag Hans Lütz, Bonn 2012

Osho: *Das Buch der Heilung. Von der Medizin zur Meditation.* Allegria Verlag, Kandern 2004

Pape, Ulf: *Praxis Thai-Massage.* Sonntag Verlag, Stuttgart 2009

Sheldrake, Rupert: *Der siebte Sinn des Menschen. Gedankenübertragung, Vorahnungen und andere unerklärliche Fähigkeiten.* Fischer Verlag, Frankfurt 2006

Theelen, Rudolf, und Nicole Wetzler: *Nuad Thai. Grundlagen und Praxis der Traditionellen Thai-Massage.* Pflaum Verlag, München 2003

Watzlawick, Paul: *Anleitung zum Unglücklichsein.* Piper Verlag, München 2009

Watzlawick, Paul: *Man kann nicht nicht kommunizieren. Das Lesebuch.* Hogrefe Verlag, Göttingen 2015

Würzburger, Anando, und Amiyo Ruhnke: *Body Wisdom. Entspannungsübungen und Selbstmassagetechniken für jeden Tag.* Droemer Knaur Verlag, München 1997

Wynne, Abby: Energy Healing. *Unlock your Potential as a Healer and Bring Healing into Your Everyday Life.* Hay House Basics, London 2015

Musikempfehlungen für eine Thai-Yoga-Session

Gregg Braden: *The Divine Name*
Georg Deuter: *Hands of Light*
Georg Deuter: *Kyosan*
PC Davidoff: *Raku*
Stuart Jones: *Pure Calm*
Sri Ravi Shankar: *Sacred Chants of Shiva*
Jai Uttal: *Lovelands*
Klaus Wiese: *Tariqa*
Klaus Wiese: *The Mystic Dance*
W. M. Zapp: *Om*

Dank

Ich bedanke mich bei all den Empfangenden und Menschen, die an meinen Ausbildungen teilgenommen haben – sie waren meine wichtigsten Lehrer –, und bei allen inspirierenden Menschen, bei denen ich Thai Yoga lernen durfte. Ich bedanke mich bei meiner Liebsten Suva Schachner für ihre Unterstützung bei der Entstehung dieses Buches. Bei Benjamin Kurtz, Andrea Huson und Bibi Holzweber für die wunderbaren Fotos, die wir gemeinsam gemacht haben. Bei Kurt Liebig fürs Layout und die Erstellung der Grafiken. Bei Dirk Grosser, der mich dazu ermutigte, beim Schreiben meine eigene Stimme zu finden. Bei Martina Klose für den Feinschliff am Text und ihr aufmerksames Auge. Bei Christina Wittkop, ohne deren Unterstützung dieses Buch vielleicht niemals entstanden wäre, und bei Beate Meyer, die dieses Buch durch ihr anatomisches Wissen bereichert hat. Und nicht zuletzt bei Hans Nietsch und dem Hans-Nietsch-Verlag für das große Vertrauen in mich und unser gemeinsames Projekt.

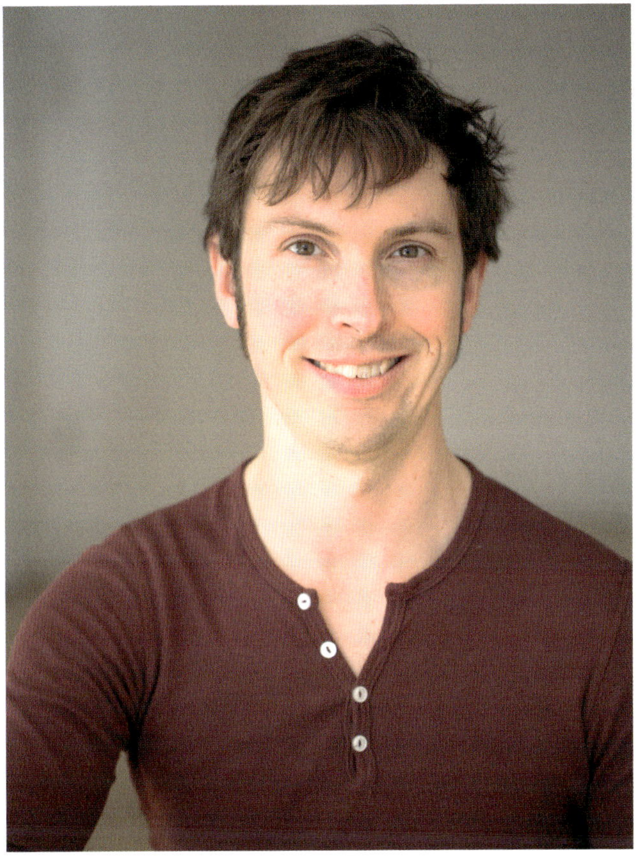

Über den Autor

Tobias Herzenswunsch ist es, Menschen dazu zu bringen, sich häufiger achtsam zu berühren. Er ist bekannt als Autor aus dem *Yoga Journal*, für seinen Blog „Loslassen leicht gemacht", zudem ist er ein gefragter Yogalehrer mit Dutzenden Workshops im In- und Ausland, Ausbildungen und Konferenzen. In seinem Unterricht vermittelt er seinen Schülern, Yoga passiv zu genießen – in Form von Thai Yoga und *Flying Bodywork*. Seine Klassen zeichnen sich durch Klarheit, Authentizität, Humor und Tiefe aus. Gleichzeitig lädt er Menschen ein, ihrer Intuition zu vertrauen und sich wirklich zu spüren.

www.thaiyoga.de
www.*flyingbodywork.de*
Blog: *www.loslassen-leicht-gemacht.de*

4. Auflage Dezember 2023

Textbearbeitung: Dirk Grosser
Redaktion und Lektorat: Martina Klose
Korrektorat: Petra Westermann
Fotos: Benjamin Kurtz, Nicole Wahl (Porträt Seite 205)
Gestaltung: Kurt Liebig
Druck: Dimograf Sp z o.o., Bielsko-Biała/Polen

Hans-Nietsch-Verlag
Industriestraße 20
64380 Roßdorf

www.nietsch.de
info@nietsch.de

ISBN 978-3-86264-378-3